Cupping

刮痧拔罐治百病

Scraping

王强虎◎编著

百病妙方 名医亲证 改善显著

高质低价 省时省心 简单易懂

百病妙方 全 名医亲证

中国科学技术出版社

·北京·

图书在版编目（CIP）数据

刮痧拔罐治百病/王强虎编著. —北京：中国科学技术出版社，2018.8（2024.6重印）
ISBN 978-7-5046-8008-2

Ⅰ.①刮… Ⅱ.①王… Ⅲ.①刮搓疗法②拔罐疗法 Ⅳ.①R244

中国版本图书馆CIP数据核字（2018）第070310号

策划编辑 崔晓荣 卢紫晔
责任编辑 齐 放
装帧设计 长天印艺
责任校对 蒋宵宵
责任印制 李晓霖

出 版 中国科学技术出版社
发 行 中国科学技术出版社有限公司
地 址 北京市海淀区中关村南大街16号
邮 编 100081
发行电话 010-62173865
传 真 010-62173081
网 址 http://www.cspbooks.com.cn

开 本 720mm × 1000mm 1/16
字 数 245千字
印 张 17.5
版 次 2018年8月第1版
印 次 2024年6月第2次印刷
印 刷 北京长宁印刷有限公司
书 号 ISBN 978-7-5046-8008-2/R · 2244
定 价 45.00元

内容提要

本书介绍了人体五脏六腑、人体经络等基本知识，重点介绍了刮痧、拔罐的基本内容及使用工具，还有施治手法、部位、时机、适应证、禁忌证、常用刺激部位和穴位、取穴方法、选穴配方原则，最后详细介绍了各种常见病的刮痧、拔罐治疗方法。本书内容简单易学，科学实用，是广大家庭防病治病、养生保健、强身健体的保健读本。

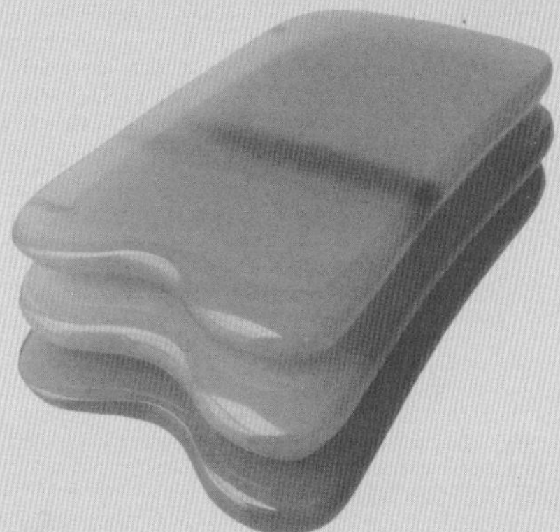

前　言

刮痧、拔罐历史悠久，是我国古老的中医民间疗法。作为传统的医学诊治方法，在实际治疗过程中，其疗效显著、不良反应少，而且，这些优点已被古今中外的临床医疗实践证实，是非常有效的治病方法，在国际上也享有盛誉，深受患者的推崇和喜爱。

刮痧一般用光滑的硬物器具或刮痧板等工具在人体皮肤特定部位进行反复摩擦等一些良性的物理刺激，通过刮拭人体皮肤表面的特定经络，造成皮肤表面瘀血点、瘀血斑点状出血，从而改善局部气血循环，以达到祛除邪气，活血散瘀、疏解理气、清热解毒、开窍益神等功效。

拔罐疗法是以罐装器物利用燃烧、挤压等方法排除罐内空气，使罐体吸附于体表特定部位，产生刺激，形成局部充血或瘀血现象，而达到防病强身健体的一种治疗方法。施者可根据患者病情选用不同的拔罐手法，会起到很好的辅助治疗作用。特别是对失眠、疲劳综合征、亚健康、颈椎病、肩周炎、腰椎病等常见疾病有很好的缓解和治疗效果。

本书教给你简便、实用又有效的防病、保

健、治疗方法，如掌握让潜藏疾病无所遁形的刮痧、拔罐法，学会扶正人体阳气，祛除体内寒邪、淤滞的刮痧、拔罐法，认识内病外治的施治法。这些疗法简单易学，疗效显著，不仅适用于身体不适的人，也适合亚健康状态的人群。现在，你只需一步一步跟着书中的讲解，就可以进行自我诊断和养生保健。无论有无医学基础，都可以轻松入门，为自己、为家人解决及时之需，治疗身体之疾。

编　者

目　录

一、刮痧疗法通气血

二、拔罐疗法保健康

三、刮痧拔罐常用的经络穴位

四、常见内科疾病刮痧拔罐疗法

五、常见外科病刮痧拔罐疗法

六、常见儿科病刮痧拔罐疗法

七、常见妇科病刮痧拔罐疗法

八、常见男科病刮痧拔罐疗法

九、常见皮肤病刮痧拔罐疗法

一

刮痧疗法通气血

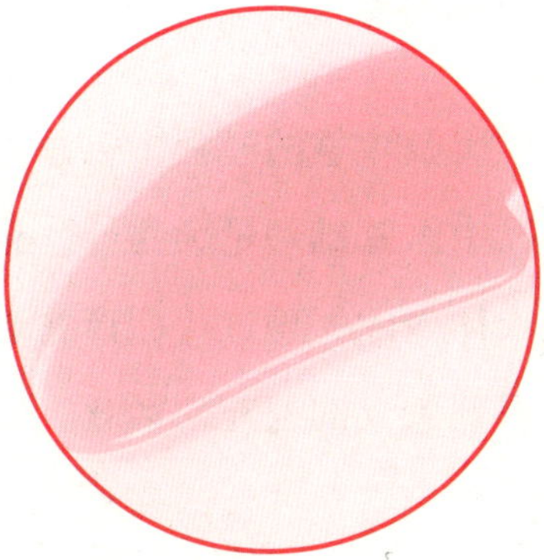

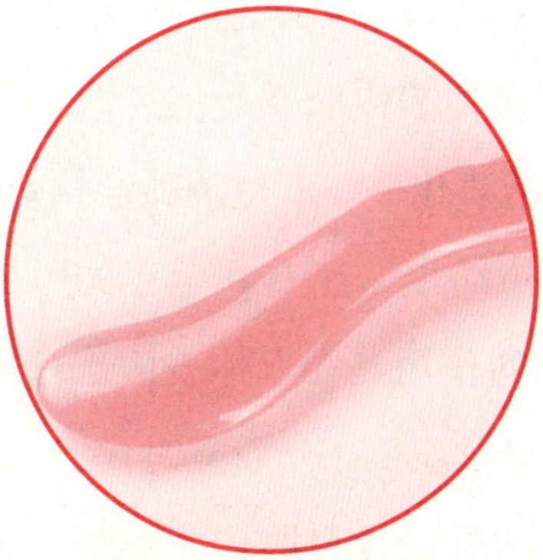

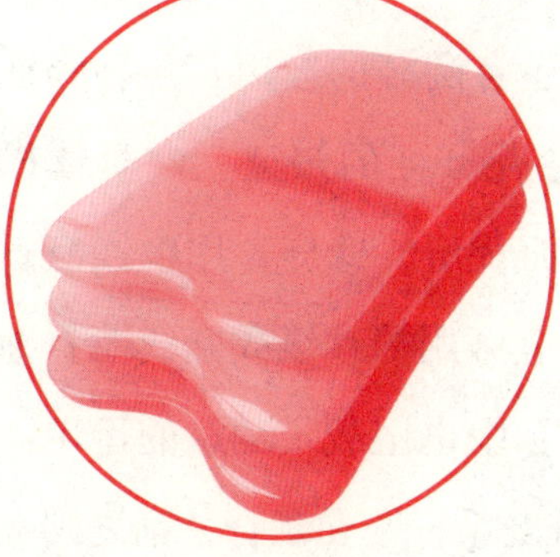

刮痧疗法的起源发展

刮痧治病是长期以来，我国劳动人民在与疾病做斗争的过程中，总结出来的一套独特而又行之有效的治疗方法。它以中医基础理论为指导，施术于皮肤、经络、穴位和病变部位，把阻滞在人体内的病理性代谢产物通过皮肤排泄出来，使病变的器官、组织及细胞得到氧气的补充而活化，从而预防疾病，促进机体康复。

刮痧疗法是指应用光滑的硬物器具或手指、金属针具、瓷匙、古钱币、玉石片等，蘸上食用油、凡士林、白酒或清水，在人体表面特定部位，反复进行刮、挤、揪、捏、刺等物理刺激，造成皮肤表面淤血点、淤血斑（痧痕），通过刺激体表皮肤及经络，改善人体气血流通，从而达到扶正祛邪、调节阴阳、活血化瘀、清热消肿、软坚散结等功效。

刮痧疗法起源于远古时期，已有几千年的历史。砭石是大家所熟悉的最原始的刮痧工具，它的作用是在人体表面进行压、刮、划、刺等操作。据考古资料记载，砭石最早应用于新石器时代。

刮痧治病的记录起初见于《扁鹊传》。到了唐朝，人们就运用萱麻来刮治疾病。发展到明代，刮痧治病的记录更加详尽、具体。《医学正传》中记载："治痧证，或先用热水蘸搭臂膊而以萱麻刮之，甚者针刺十指出血，或以香油灯照视胸背，有红点处皆烙之。"这种刮痧法在中医古籍中又称"戛掠"。古人注解说："戛，历刮也。"可见，戛就是刮的意思。到了清代，不仅刮痧操作方法更加详尽，而且还有刮痧的运用及各种痧证的辨证。郭志邃在《痧胀玉衡》中就记载有各种痧证的辨证。在具体操作上，"刮痧法，背脊颈骨上下，又胸前胁肋面背肩，臂痧，用铜钱蘸香油刮之，或用刮舌抿子蘸香油刮之；头额，腿上痧用棉纱线或麻线蘸香油刮之。"吴师机在《理瀹（yue）骈（pian）文》中也记载了刮痧的运用："阳痧腹痛，莫妙以瓷汤匙蘸香油刮脊，盖五脏之系，咸在于脊，刮之则邪气随降，病自松解。”此外，刮痧疗法还见于《松峰说疫》《串雅外编》《七十二种痧证救治法》《养生镜》及《验方新编》等书中。

在刮痧疗法中，有刮痧、放痧、扯痧、淬痧、拍痧等不同治疗方法，这些刮痧方法至今仍然应用于临床实践，广泛流传于民间。如灯火灸（淬痧疗法）治疗腮腺炎具有效果佳、疗程短、经济等优点。操作是用灯芯草蘸油，点燃后，对准角孙穴烧燃，一接触到皮肤就立刻离开，往往可以听到十分清脆的爆响声。操作手法要快，其动作要求和施术方法与淬痧疗法完全相同。

17世纪至20世纪初，刮痧疗法不但在民间广泛流传、应用，而且开始被医学界不少名家所重视，治疗范围不断扩大，方法不断改进，其工具也日益丰富多样，并得到广泛的普及。常用刮法有：羚羊角刮法、瓷器刮法、手指刮法、木针刮法、刮舌抿子刮法、盐刮法、棉线刮法、铜币刮法等。

20世纪60年代初，我国中医研究人员对刮痧疗法进行继承及整理，出版了《刮痧小册子》。改革开放后，随着国家政策的调整，中医学也得到了发展。刮痧疗法逐渐与现代医学结合，得到了长久的发展。

中国台湾地区著名预防医学专家吕季儒教授在前人基础上不断改进，创造出经络刮痧法。在吕季儒教授循经走穴刮痧疗法的基础上，一些中医界有识之士不仅丰富了刮痧的内容，而且将生物全息医学理论运用于刮痧实践中，总结出刮拭局部器官的不同区域，达到治疗全身疾病的刮痧方法，称为全息刮痧疗法。将刮痧疗法推进到一个更新的发展阶段。

由于历史上的各种原因，刮痧这种实用技术过去常常被看作医道小技，难登大雅之堂。近几年来，维护人体自然生态、无不良反应、疗效确切的绿色疗法越来越受到欢迎，刮痧疗法也受到社会的广泛青睐，成为一种自我保健、家庭医疗的济世良法，逐步发展成为一门独特的临床保健治疗学科。

刮痧的保健治疗功效

刮痧对机体的作用大致分为两类：一是预防保健；二是治疗疾病。其作用机制为：

1. 排毒

（1）利尿排毒：通过刮拭肾经、膀胱经等部位，并在治疗前后各饮一杯温开水，可产生良好的利尿排毒作用。

（2）发汗排毒：应用具有发汗解表作用的挥发性刮痧油进行刮痧按摩，能促使毛孔开张、汗液排泄，加快新陈代谢，以利于体内毒素、废物的排出。

（3）清理毒素：刮痧疗法能使血管、神经受到刺激，血管扩张，局部组织充血，血液及淋巴液循环加快，巨噬细胞吞噬作用及转运能力增强，从而加速对体内毒素、废物的清理。

2. 散瘀

（1）舒筋通络：刮痧是消除疼痛和肌肉紧张痉挛的有效方法，主要机制为：

①刮痧能加强局部血液循环，使局部温度升高。

②刮痧直接刺激提高了局部组织的痛阈。

③紧张或痉挛的肌肉通过刮痧的作用得以舒展，从而解除紧张痉挛，消除疼痛。

（2）活血化瘀：刮痧能促进被刮拭部位血液循环，增加组织的血流量。

3. 祛邪

（1）清热解毒：通过刮拭，可使体内邪气通达于体表，排出体外，达到清热解毒的作用。

（2）温经散寒：刮拭作用产生的温热刺激，可以加速血运，使毛孔开张，寒邪透出。

（3）消炎止痛：刮痧后出现的出痧反应形成一种自体溶血现象，称溶血反应。这种良性刺激，可以使免疫功能增强，提高机体抵御疾病的能力。

4. 调整

（1）调整阴阳：刮痧疗法运用腧穴配伍及刮拭手法调和阴阳，使机体恢复“阴平阳秘”的状态。

（2）信息调整：刮痧疗法作用于体表特定部位，产生相应的生物信息，通过信息传递系统输入有关脏器，对失常的生物信息加以调整，从而起到调整病变脏器功能的作用。

（3）调节神经：刮痧疗法通过神经作用于大脑，调整大脑兴奋与抑制状态，维持内分泌系统平衡。

刮痧常用的工具

刮痧常见的工具主要有两大类。

1. 刮痧板

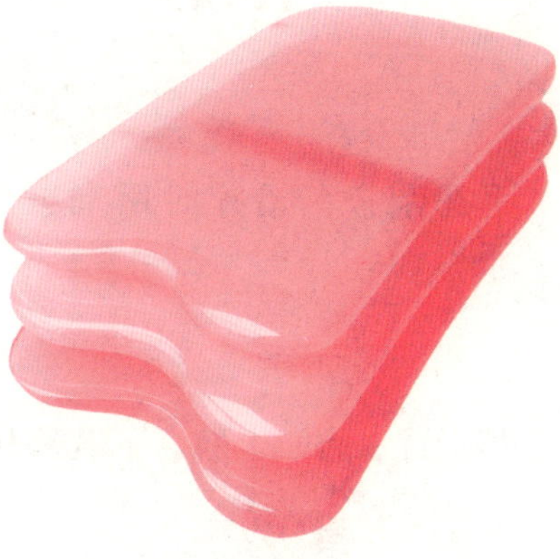

只要是边缘比较圆滑的东西，如梳子、搪瓷杯盖等，都可以用来刮痧。当然，如果长期使用或作为治疗，应使用专为刮痧制作的正规刮痧板。有条件的人，最好选用天然水牛角为材料制成的刮痧板。水牛角刮痧板有以下特点。

（1）纯天然、无不良反应、光滑、美观、不易损坏等优点，更加体现了自然刮痧之法的特点，避免了其他类别器械所造成的疼痛、皮肤伤害、静电等不良反应。

（2）根据人体表面生理结构特点设计，既可尽最大可能满足人体各个部位刮痧，又可作为点穴、手指关节部位点按、足底穴位按摩、全身按摩等理想保健治疗工具。对人体肌表无毒性刺激和化学不良反应。水牛角本身也是一种中药，具有发散行气，活血化瘀的作用。

2. 刮痧润滑剂

在开展刮痧之前，为了有效防止划破刮拭部位的皮肤，需要在皮肤表面涂一层润滑剂，如麻油、色拉油都可以作为润滑剂使用。同样也最好使用专为刮痧而生产的刮痧润滑剂。

专用的刮痧润滑剂除包含普通刮痧油的特性与功能外，还具有改善血液循环、促进新陈代谢、润滑人体皮肤、活血化瘀、消炎止痛及增强疗效等作用，具有功效强、用量省等特点。除刮痧外，还可用作拔罐、足疗、美容、护肤之佳品。

刮痧常用的手法与顺序

1. 拿刮板法

手握刮板，治疗时用刮板厚的一端刮拭，保健时用刮板薄的一端刮拭。

2. 刮拭方向

颈、背、腹、上肢、下肢部从上向下刮拭，胸部从内向外刮拭。

3. 刮拭角度

根据不同的需要，刮板与皮肤保持45°～90°进行刮拭。

4. 刮痧须知

刮痧时用力应均匀（包括上下、内外、左右），刮痧部位应尽量拉长。

5. 点按刮拭法

骨骼、关节部位、肌肉丰满部位、需要点穴的部位，用刮痧板棱角点按刮拭。

6. 补刮、泻刮、平补平泻刮法

补刮、泻刮、平补平泻刮法主要根据刮痧的力量和速度来区分。

刮痧的原则及要领

1. 原则

自上而下，由内而外，先左后右，先阳后阴，先轻后重，单方向刮拭。

头、胸、背、四肢采用自上而下、由内而外刮拭；面部采用自下而上、由内而外刮拭。

2. 顺序

头—顶—肩；背—腰—臀；颈—胸—腹；上肢—下肢。

3. 脏腑病变

先背后腹，前后对刮，表里相配。例如，胃病刮痧时，后一胃俞穴，前一中脘穴。下肢静脉曲张、肿胀、脏腑下垂的相应部位必须倒刮，即由下而上。

4. 刮痧的时间

①治疗性刮痧，一般不超过半小时，每次只治疗一种疾病。

②保健性刮痧，时间不超过45分钟。

③间隔3～7天，以痧痕退尽为准，严禁痧上加痧。

④5～10次为一个疗程，慢性病要长一些。疗程之间，间隔3～5天。

人体不同部位刮痧方法

针对身体部位变化不断调节刮痧时的手法，才能更好地全面地刮拭到全身每个部位。常见的刮痧手法有边揉法、解揉法等。下面列举一下身体各部位的刮痧法。

1. 头部的刮法

头部刮拭可治疗和预防脑血管、脑卒中等意外后遗症、神经衰弱、头痛（各种类型）、高血压、眩晕、记忆力减退、头发早白、感冒、脱发等。能有效改善头部血液循环、疏通全身阳气。

（1）头部两侧刮拭：以头两侧太阳穴开始至风池穴，经过的穴位包括头维穴、颔厌穴、悬颅穴、悬厘穴、率谷穴、天冲穴、浮白穴、脑空穴等。

（2）头部前刮拭：以百会穴开始至前头发际，经过的穴位包括前顶穴、通天穴、囟会穴、上星穴、神庭穴、承光穴、五处穴、曲差穴、正营穴、当阳穴、头临泣穴等。

（3）头部后刮拭：以百会穴开始到后头发际，经过的穴位包括后顶穴、络却穴、强间穴、脑户穴、玉枕穴、脑空穴、风府穴、哑门穴、天柱穴等。

（4）全头部刮拭：以百会穴为中心呈放射状向全头部刮拭。经过全头穴位和运动区、感觉区、语言区、晕听区、视区、胃区、胸腔区、生殖区等。

2. 面部的刮法

面部刮痧不但可以治疗眼病、鼻病、耳病、面瘫、口腔疾病、雀斑、痤疮等，还有养颜、祛斑、美容、抗衰老之功效。

（1）前额部刮拭：前额由前正中线分开，两侧分别由内向外刮拭，前额包括前发际与眉毛之间的皮肤。经过的穴位有印堂穴、攒竹穴、鱼腰穴、丝竹空穴等。

（2）两颧部刮拭：（承泣穴至巨髎穴，迎香穴至耳门穴、听宫穴区域）分别由内向外刮拭，经过的穴位有承泣穴、四白穴、颧髎穴、巨髎穴、下关穴、听宫穴、听会穴、耳门穴等。

（3）下颌部刮拭：以承浆穴为中心，分别由内向外上刮拭。经过的穴位有承浆穴、地仓穴、大迎穴、颊车穴等。

3. 颈部的刮法

人体颈部有六条阳经通过，其中精髓直接通过督脉灌输于脑，颈部是必经之路，所以经常刮拭颈部，具有育阴潜阳，补益人体正气，防治疾病的作用，可主治颈椎病、感冒、头痛、近视、咽炎等症。

（1）刮督脉颈项部分：从哑门穴刮到大椎穴。

（2）刮拭颈部两侧到肩：从风池穴起经肩井穴、天髎穴到巨骨穴。

4. 背部的刮法

背部刮拭可治疗全身五脏六腑病症，冠心病、心绞痛、心肌梗死、心律失常等可刮拭心俞穴；心脏疾病、支气管哮喘、肺气肿、咳嗽等肺脏疾病可刮拭肺俞穴。背部刮痧包括胸椎部、腰椎部和骶椎部的刮痧法。

（1）刮拭背部正中线（督脉胸椎、腰椎和骶椎循行部分）：从大椎穴到长强穴。

（2）刮拭背部两侧（包括胸椎、腰椎和骶椎两侧）：主要刮拭背部足太阳膀胱经循行的路线，即脊柱旁开1.5寸和3寸的位置。

5. 胸部的刮法

胸部主要有心、肺二脏。胸部刮拭，可以治疗心、肺疾病。如冠心病、慢性支气管炎、支气管哮喘、肺气肿等。另外可预防和治疗妇女乳腺炎、乳腺癌等病症。

（1）刮拭胸部正中线：从天突穴经膻中穴向下刮至鸠尾穴。用刮板角部自上而下刮拭。

（2）刮拭胸部两侧：从正中线由内向外刮，先左后右，用刮板整个边缘由内向外沿肋骨走向刮拭。中府穴处宜用刮板角部从上向下刮拭。

6. 腹部的刮法

腹部刮拭可治肝胆、脾胃、肾与膀胱、大肠、小肠病变，如胆囊炎、慢性肝炎、胃与十二指肠溃疡、胃痛、呕吐、消化不良、慢性肾炎、前列腺炎、便秘、泄泻、月经失调、卵巢囊肿、更年期综合征、不孕症等。

（1）刮拭腹部正中线（腹部任脉循行部分）：从鸠尾穴经中脘穴、关元穴至曲骨穴。

（2）刮拭腹部两侧：从幽门穴、不容穴、日月穴，经天枢穴、肓俞穴至气冲穴、横骨穴。

7. 膝关节的刮法

主治膝关节的病变，如风湿性关节炎、膝关节韧带损伤、肌腱劳损等。另外对腰背部疾病、胃肠疾病也有一定的治疗作用。

（1）膝眼刮拭：刮拭前先用刮板的棱角点按膝眼。

（2）膝关节前部刮拭：膝关节以上部分从伏兔穴刮至梁丘穴，膝关节以下部分从犊鼻穴刮至足三里穴。

（3）膝关节内侧部刮拭：从血海穴刮至阴陵泉穴。

（4）膝关节外侧部刮拭：从膝阳关穴刮至阳陵泉穴。

（5）膝关节后部刮拭：委中穴可重刮。

8. 四肢的刮法

四肢刮痧可治疗全身病症，如手太阴肺经主治肺脏病症，足阳明胃经主治消化系统病症。四肢肘、膝以下穴位可主治全身疾病。

（1）上肢内侧部刮拭：从上向下经过手三阴经即手太阴肺经、手厥阴心包经、手少阴心经刮拭。

（2）上肢外侧刮拭：从上向下经过手三阳经即手阳明大肠经、手少阳三焦经、手太阳小肠经刮拭。

（3）下肢内侧部刮拭：从上向下经过足三阴经即足太阴脾经、足厥阴肝经、足少阴肾经刮拭。

（4）下肢前面部、外侧部、后面部刮拭：从上向下经过足阳明胃经、足少阳胆经、足太阳膀胱经刮拭。

通过痧痕、痧像看健康

经刮痧治疗后，皮肤会对这种刺激产生各种反应，主要是皮肤颜色和形态变化，这种现象称为痧痕。常见的痧痕包括体表局部潮红、紫红或紫黑色瘀斑，小点状紫红色疹子，并常伴有不同程度的热、痛。皮肤的这种变化可持续1天至数天，凡有病原之处，只要刮治数分钟，便可见微红，红花杂点，重则成斑，甚至青黑斑块，触之略有阻碍或隆凸感。较严重之黑斑块，刮拭时会有痛感。如无病痛，则无反应，也不觉疼痛。

痧痕出现的部位和痧痕本身的形态不同，对疾病的诊断、治疗、病程及预后判断有一定的临床指导意义。痧痕鲜红色，呈点状，多为表证，病程短，病情轻，预后多良好；痧痕暗红色，呈片状或瘀块，多为里证，病程长，病情重，预后差。随着刮痧的治疗，痧痕的颜色由暗变红，由斑块变成散点，说明病情正在好转，治疗有效。

至于痧像，则代表着一切疾病在体表的病理性反应，而刮痧疗法就是利用边缘润滑物体（刮具），或手指，或针具，在人体体表特定的刺激部位或穴位上，施以反复的刮拭、捏提、揪挤、挑刺等手法，使皮肤出现斑片状或点片状瘀血（痧痕），以达到疏通经络、调节脏腑、恢复生理状态、扶正祛邪、排泄毒素、退热解惊、开窍醒神、祛除疾病的目的。

刮痧的适应证与禁忌证

1. 适应证

刮痧疗法临床应用广泛，适用于内、外、妇、儿、五官等各科，如消化系统、循环系统、呼吸系统等，刮痧疗法不但适用于疾病的治疗，还适用于预防疾病和保健强身。

（1）呼吸系统疾病：如感冒、咳嗽、气管炎、哮喘、肺炎等。

（2）消化系统疾病：如胃病、反胃、呃逆、吐酸、呕吐、急性胃炎、胃肠神经官能症、肠易激综合征、便秘、腹泻、腹痛等。

（3）泌尿系统疾病：如泌尿系统感染、尿失禁、膀胱炎等。

（4）神经系统疾病：如眩晕、失眠、头痛、多汗症、神经衰弱、抑郁症、坐骨神经痛等。

（5）心血管系统疾病：如心悸、高血压等。

（6）运动系统疾病：如腱鞘炎、腕管综合征、网球肘、落枕、肩痛、肋间神经痛、腰痛、急性腰扭伤、腰椎间盘突出症、梨状肌综合征等。

（7）妇科系统疾病：如月经不调、痛经、闭经、经期发热、经期头痛、经前期综合征、更年期综合征、产后缺乳、急性乳腺炎等。

（8）五官疾病：如牙痛、咽喉肿痛、三叉神经痛、急性鼻炎、鼻衄、耳等。

（9）内分泌系统疾病：如糖尿病等。

（10）其他：如中暑、水肿、保健等。

2. 禁忌证

刮痧疗法尽管可以应用于治疗多种病症，但是也有其禁忌证。

（1）有出血倾向的疾病，忌用本法治疗，如血小板减少性疾病、过敏性紫癜、白血病等。

（2）凡危重病症，如急性传染病、重症心脏病等，应立即住院治疗。

如果没有其他办法，可用本法进行暂时急救，以争取抢救时间和治疗机会。

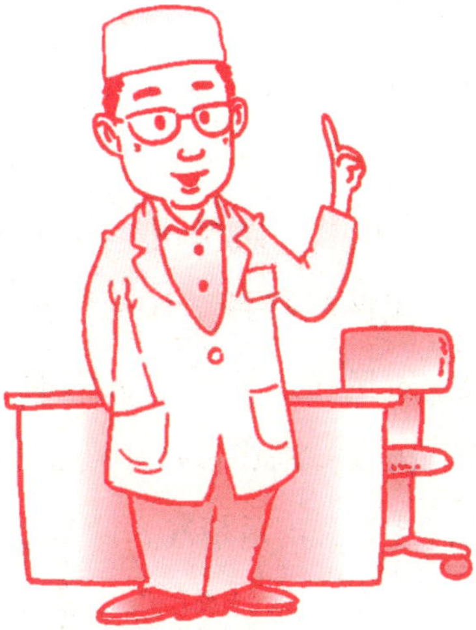

（3）新发生骨折的部位不宜刮痧，必须待骨折愈合后方可在患部刮痧。外科手术瘢痕处在手术2个月后方可局部刮痧。恶性肿瘤患者手术后，瘢痕处慎刮。

（4）皮肤病，如疖肿、痈疮、瘢痕、溃烂、性传播疾病及皮肤不明原因的包块等，不宜直接在病灶部位刮拭。

（5）年老体弱者、空腹、妊娠妇女的腹部、妇女经期下腹部、女性面部忌用大面积泻法刮拭。

（6）对刮痧恐惧或过敏者，忌用本法。

（7）孕妇、妇女经期，禁刮下腹部及三阴交穴、合谷穴、足三里穴等穴位。

刮痧常见不良情况的处理

1. 正常反应

刮痧后皮肤表面出现红、紫、黑斑（痧痕），临床上称为出痧，是一种正常刮痧治疗效应，数天即可自行消失，无须做特殊处理。刮痧后1～2天，刮拭的皮肤部位出现轻度疼痛、发痒、蚁走感，自感体表冷、热气，皮肤表面出现风疹样变化等情况，均属正常现象。

2. 异常反应（晕刮）及处理

在刮痧过程中，患者如果出现头晕、目眩、心慌、出冷汗、面色苍白、四肢发冷、恶心欲吐或神昏扑倒等晕刮现象，应及时停止刮拭，迅速让患者平卧，取头低足高位。让患者饮一杯温糖开水，并注意保暖。迅速用刮痧板刮拭患者百会穴（重刮）、人中穴（棱角轻刮）、内关穴（重刮）、足三里穴（重刮）、涌泉穴（重刮）。静卧片刻，即可恢复。

应注意预防晕刮。如初次接受刮痧治疗、精神过度紧张或身体虚弱者，应做好解释工作，消除患者对刮痧的顾虑，同时手法要轻，即用补法。若饥饿、疲劳、大渴时，不要刮痧，应待进食、休息、饮水后再刮痧。医者在刮痧过程中要精力专注，随时注意患者的神色，询问患者的感受，一旦有不适情况，应当及时采取处理措施，防患于未然。

刮痧时需要注意的几个事项

1. 刮痧治疗时应注意室内保暖，尤其是在冬季，应避寒冷与风口。夏季刮痧时，应回避风扇直接吹刮拭部位。

2. 一般原则是先刮头颈部、背腰部，再刮胸腹部，最后刮四肢和关节部。每个部位一般先刮阳经，后刮阴经；先刮拭身体左侧，后刮拭身体右侧。

3. 顺一个方向刮拭，不要来回刮，原则上由上而下，由内向外。面部由内侧刮向外侧，头部由头顶向周围，项部由上向下外，背腰部由上而下、由内向外，胸部由内向外，腹部由上而下，四肢由上而下。刮完一处之后，再刮另一处，不可无次序地东刮一下、西刮一下。以皮肤出现痧痕为度，不可强求出痧。

4. 用泻刮或平补平泻手法刮痧时，每个部位一般刮拭时间为3～5分钟；用补刮手法刮痧时，每个部位刮拭时间为5～10分钟。通常选3～5个部位刮拭。对一些不出痧或出痧较少的患者，不可强求出痧。

5. 体弱年迈、儿童、特别紧张怕痛的患者，宜用补法刮拭。注意随时观察患者的面色表情及全身情况，以便及时发现和处理意外情况。

6. 病情重、病灶深但体质好，或疼痛性疾病患者，宜用泻法或平补平泻法刮拭。病情轻、病灶浅但体质较差的患者，宜用补法。冬季或天气寒冷时，刮痧时间宜稍长，夏季或天气热时刮痧时间宜缩短。

7. 前一次刮痧部位的痧痕未退之前，不宜在原处再次刮痧，再次刮痧需间隔3～6天，以皮肤上痧痕消退为标准。一般3～5次为一个疗程。

8. 凡肌肉丰满处（如背部、臀部、胸部、腹部、四肢），宜用刮痧板的横面（薄面、厚面均可）刮拭。关节处、手指、足部、头面部等肌肉较少、凹凸较多处，宜用刮痧板棱角点按。

9. 刮拭完毕后，宜饮一杯开水，以利于排毒。

二

拔罐疗法保健康

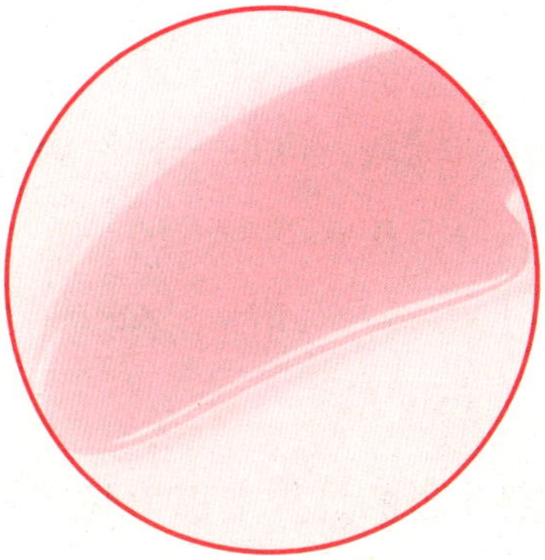

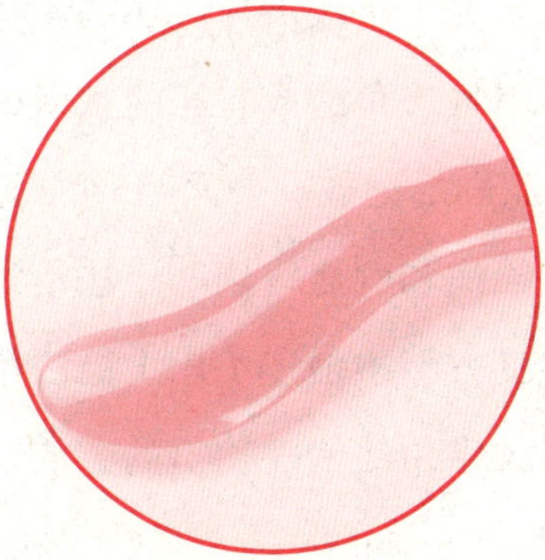

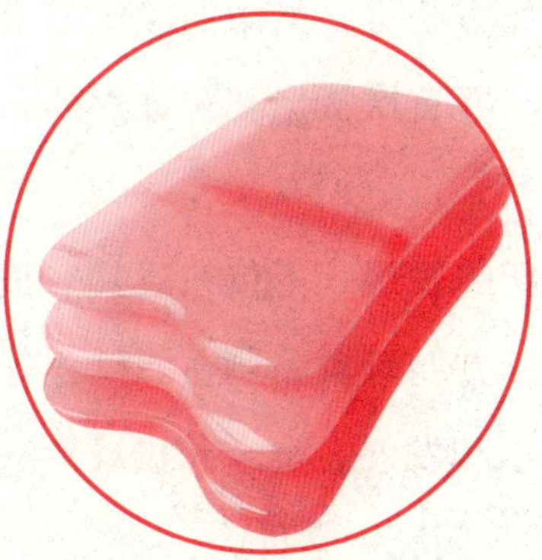

拔罐疗法的起源与发展

拔罐疗法是中医学的一个重要组成部分，是我国最古老的一种治病方法。它是以各种罐为工具，利用燃烧、加热抽气等方法排除罐内的空气，形成负压，使其吸附于人体一定部位的皮肤，以调节经络功能、治疗疾病的一种外治方法。

拔罐疗法是我国古代劳动人民在同疾病长期斗争的过程中积累起来的宝贵经验，有着悠久的历史。拔罐疗法早期被称为角法或角吸法，最早记载于我国现存的医学文献《五十二病方》中。公元281—361年，晋代葛洪著的《肘后方》中也有关于角法治疗疾病的论述。角法是用兽角（如牛角、羊角等）为工具，因将兽角磨成有孔的状而得名。书中有用制成罐状的兽角拔脓血以治疗疮脓肿的记载。公元755年，唐代王焘在《外台秘要》中，记载了用竹筒煮罐治病和刺血拔罐等疗法治疗痈疮。其后，宋代的苏轼和沈括所著的《苏沈良方》中描述了用火筒法治疗久咳的方法；《太平圣惠方》中明确记载了关于角法治疗痈疽的方法，并且阐明了其适应证和禁忌证。

明清时期，拔罐疗法有了更大的发展。明代陈实功的《外科正宗》中记载了煮拔筒方，刘渊然的《济急仙方》中记载了竹筒吸毒法。清代赵学敏在《本草纲目拾遗》中有陶罐治疗风寒头痛、眩晕、风搏等的详尽记载，并介绍了火罐的出处、形状、适应证、操作方法等；吴谦的《医宗金鉴》则记载了火罐配合中药、针刺治疗痈疽等，并首次提出把辨证用药和罐法紧密结合的主张。

中华人民共和国成立以后，拔罐疗法有了新的发展，不仅在罐具、拔罐方法上有了发展，而且治疗范围也逐渐扩大，并与针灸、刺血、针挑等方法配合应用，使拔罐这一传统疗法得到了继承和发展。至今，拔罐疗法已成为治疗疾病的一种重要方法，成为中医学的一门独立学科。

拔罐疗法的功效

拔罐疗法之所以在我国民间广为流传，深受广大患者的欢迎，是与其所具有的独特之处密不可分的。其特点归纳起来有如下几个方面。

1. 经济方便，实用安全

拔罐疗法治疗疾病不需要用特殊的仪器设备，只要有专用罐具即可操作，如无专用罐具，居家使用的茶杯、酒杯或罐头瓶也可操作。拔罐的操作方法十分简单，即便不懂医学知识，只要掌握好要领，同样可以疗疾治病，取得意想不到的效果。此外，拔罐疗法一般不会出现医疗危险和不良反应，只要把握好注意事项和禁忌证，患者可在无任何痛苦的情况下获得治疗，实用安全。

2. 多种罐法，灵活运用

拔罐疗法用具简单，操作方便，而且不同的方法具有不同的治疗效果。闪罐法：祛风镇痛；留罐法：散寒祛湿；走罐法：活血理气；水罐法：温经散寒；刺络罐法：祛瘀化滞，消肿散结；药罐法：祛风散寒，通经活络，活血化瘀，安神镇痛。因此临床施治时可根据需要灵活运用，以达到最佳的治疗效果。

3. 操作简便，应用广泛

拔罐疗法操作简便，易学易懂，特别适合家庭保健和自我保健。此外，由于拔罐疗法来自民间，并经过医家和百姓长期防病治病的实践和总结，其适用范围不断扩大，能治愈的疾病日益增多。

4. 作用迅速，疗效显著

拔罐疗法无论对于急性病还是慢性病都有较好的疗效。急性病有时只需拔1～2次就有效果；即便是慢性顽固性疾病，治疗1～2个疗程也可缓解症状。所以，拔罐疗法的疗效是被大家认可的，是一种百姓喜爱、医生喜用、作用迅速、疗效显著的中医外治法。

拔罐前的准备工作

1. 检查患者

首先仔细检查患者，以确定适应证和禁忌证，然后根据病情，确定处方。

2. 检查药品器材

检查应用的药品、器材是否齐备，然后一一擦净，按次序放置好。

3. 医患配合

拔罐前应消除患者的紧张情绪，对患者说明施术过程，以解除其恐惧心理，增强其治疗信心。拔罐时罐内负压可逐渐加大。在拔罐过程中，医者应多观察罐内和患者的反应变化，根据不同情况做出相应处理。操作时做到医患合作，以提高疗效。

4. 患者体位

拔罐治疗时间为10～30分钟，时间虽不长，但要求患者相对保持某种姿势，不能随意活动，否则易发生漏气而掉罐。所以应选择舒适的体位，以减轻患者的不适，便于施术。拔罐时常用的体位详见“拔罐的常用体位”内容。

5. 选择拔罐部位

腰背处肌肉平坦，且各脏腑在腰背处皆有对应之区域，如肝区、肺区、脾区、肾区、胃区等，同时在腰背两侧轮流拔罐，不影响工作和休息，并可减少拔罐时的疼痛，故腰背处为拔罐的最佳选择区。而头部范围小，胸腹部皮肉嫩，四肢要活动，所以除非必要，一般不用于拔罐。

6. 器具准备

根据病情及部位选择适宜口径的罐具，一般口径小、容积大则吸力大，口径大、容积小则吸力小。所以胸、背、腰、臀、腹、大腿部位和身强力壮、新病痛症的患者多选大罐；颈、肩、上肢、小腿，以及瘦弱的成年人、老年人、久病重病者，儿童的胸、腹、腰、背、大腿等部位，应选用中罐；头面部、关节部位、掌背、足背，以及体弱多病者、儿童的前臂、小腿、颈、肩等部位，则选用小罐。同时应检查多功能拔罐器真空枪和罐具阀门等。如果用火罐法，应同时准备燃具（95%酒精、棉球）、点火工具（火柴、打火机）和润滑液（以活血润肤油为佳，行走罐法时较常用）。如采用针罐、刺络罐法等，则选用无菌针灸针、三棱针等。

7. 擦洗消毒

在选好的治疗部位上，先用毛巾浸开水洗净该处，再以干纱布擦干。为防止发生烫伤，一般不用酒精或碘酒消毒。如因治疗需要，必须在有毛发的地方或毛发附近拔罐时，为防止引火烧伤皮肤或造成感染，应行剃毛。

8. 温罐

冬季、深秋或初春，天气寒冷，拔罐前为避免患者有寒冷感，可预先将罐放在火上燎烤，或在温水中焐暖。温罐时间以罐子的温度达到和皮肤温度相等，或稍高于体温为宜。

拔罐工具的选择

1. 牛角罐

牛角罐是一种传统的治疗罐，其本身也是一种药材，具有清热解毒、活血软坚的作用。但由于取材、制作等不便，现已很少采用。

2. 竹罐

由竹管制成，一端以竹节为底，另一端为罐口，罐口必须打磨得平整光滑。竹罐有轻巧、价廉、不易破碎、取材容易、制作简便等优点，但易爆裂漏气。

3. 玻璃罐

由玻璃制成，形如球状，质地透明，便于在治疗过程中观察出血量和皮肤的变化。

4. 陶罐

用陶土烧制而成，形如腰鼓。

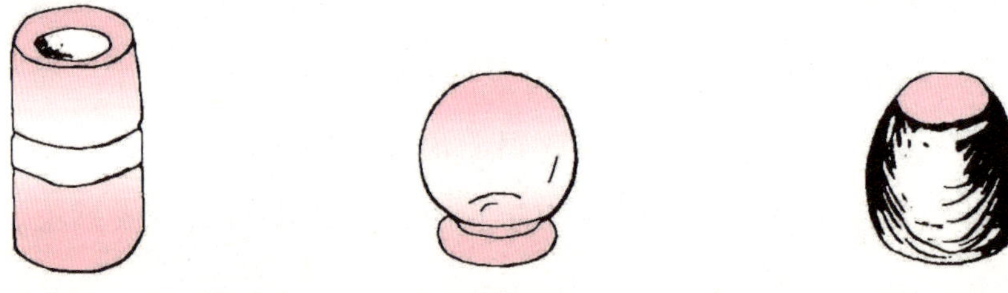

竹罐　　玻璃罐　　陶罐

5. 药罐

把配制好的中药煎沸，然后把竹罐浸于药液中，用时取出。药罐具有火罐与药物治疗的双重作用。

6. 负压罐

用青霉素、链霉素药瓶或类似的小药瓶，将瓶底切去磨平（切口须光洁），瓶口的橡皮塞须保留完整，便于抽气时应用。

7. 真空罐

（1）构造真空罐包括罐体、抽气枪与附件等部件。附件主要有拔罐方便软管、外盒与托盘，罐体包括罐口、罐底、排气口、排气阀门杆、胶塞等，抽气枪包括抽气柄、枪嘴套、抽气内胶环等。

（2）整体规格共有8种，1号罐罐口外径36毫米，内径25毫米；2号罐罐口外径42毫米，内径30毫米；3号罐罐口外径46毫米，内径35毫米；4号罐罐口外径50.5毫米，内径40毫米；5号罐罐口外径56毫米，内径44毫米；6号罐罐口外径66毫米，内径55.5毫米；7号罐罐口外径86毫米，内径75毫米；8号罐罐口外径92毫米，内径83毫米。

（3）特点是罐体透明，重量轻，操作方便，可通过橡皮球（阀门）调整罐内负压大小，不易破碎，携带方便。缺点是无温热感，不能行走罐。

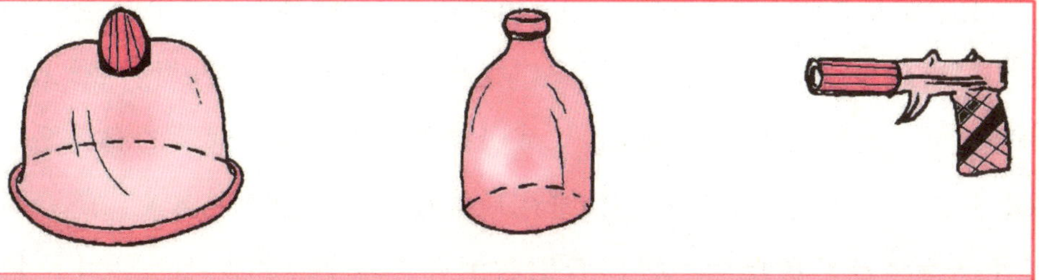

真空罐

常用的拔罐方法

临床常用的拔罐方法很多，概括起来可分为如下几种。

1. 火罐法

利用燃烧的热力排去罐内的空气，使之形成负压吸附于皮肤上的罐法，称为火罐法。火罐法是临床最常用的拔罐法之一，它既可以单独使用也可以多罐同时使用，单独使用时称为单罐法，多罐同时使用时称为多罐法。

采取单罐法还是多罐法一般根据病变的范围来决定，若病变范围比较小，或压痛点只有一点，可用单罐法；若病变范围比较大，或疼痛敏感点较多，可采取多罐法治疗，即根据病变部位的解剖形态，吸拔数个乃至十几个火罐。

采用多罐法时，根据治疗需要除了采用纵横排列的吸拔法外，还可采用三角形吸拔法或梅花形吸拔法，间距可疏可密，罐体大小掺杂。此外，多罐法拔罐时应采用先上后下、由外向内的吸拔顺序，罐具的型号应采用上小下大的顺序，不可颠倒。

2. 走罐法

走罐法是指罐具吸定以后，再反复推拉、移动罐具，以扩大施治面积的一种拔罐方法。操作时应选用罐口大小适宜、罐口壁较厚且光滑无破损的玻璃罐或有机玻璃罐，可在罐口或吸拔部位涂上一层薄薄的润滑剂，如液状石蜡、凡士林，或根据病情选用风油精、红花油、风湿油、药酒等，以便于罐滑动。拔罐后，操作者用右手握住罐子，用左手扶住并拉紧皮肤，在需要拔的部位上、下、左、右往返推动，一般背、腰、四肢部宜上下移动，胸部应按肋骨方向左右移动，腹部可旋转移动。操作时前进方向的罐口稍向上提起，后半部着力，至所拔部位的皮肤红润、充血甚至瘀血时，将罐取下。

走罐法适用于面积较大、肌肉丰厚的部位，如脊背、腰臀、大腿等处，由于经络气血不通、脏腑功能失调、风寒湿邪侵袭等造成的病症皆适用。

3. 闪罐法

闪罐法是指用镊子夹住酒精棉球，点燃后送入罐底，再立即抽出棉球，将罐拔于患处，随即将罐取下，反复操作，直至皮肤潮红发紫出现痧点为止的拔罐方法。这种反复的牵拉、松弛，使皮肤血液反复灌注、输布、再灌注，从而改善了血液循环，对神经和血管有一定的兴奋作用。

闪罐法适用于外感风寒、肌肉痿软、皮肤麻木、功能减退的虚弱病症及中风后遗症等。由于此法不会在皮肤上留下瘀斑，所以较适合在面部使用。操作时，应注意闪火入罐时要快速送入罐底，火切不可在罐口停留太久，以免罐口太热而烫伤皮肤。如果反复闪罐，罐体温度过高，应换一个罐继续操作。

4. 留罐法

留罐法是临床上最常用的拔罐法之一，又称坐罐法，即将罐拔住后，在治疗部位留置一定的时间，直至皮肤出现潮红、充血或淤血为止。一般留罐10～15分钟.（吸力强的留罐时间宜短些，吸力弱的留罐时间宜长些）。

留罐法主要用于寒邪引发的疾病、脏腑的病变、久病不愈、病位局限固定且较深者，如经络受邪、气血瘀滞、外感风寒、肢体麻木、消化不良等症。在皮肤娇嫩细腻、罐吸拔力大、红外线灯照射等情况下，不可留罐时间过长。

5. 水罐法

水罐法是指在火罐内装入1/3～1/2的温水，闪火后迅速将水罐扣在治疗的穴位上或部位的一种拔罐方法。水罐法多用于外感风寒、高热无汗、咳嗽、胃痛、风湿痛、腰痛等病症。

6. 刺络罐法

刺络罐法是指刺络放血与拔罐配合应用的一种拔罐方法，常有两种不同的操作方法。

一是在刺络（刺血）后再拔罐，即在应拔部位进行皮肤消毒后，用三棱针点刺出血或用梅花针叩打局部后再行拔罐，以加强刺血治疗的作用。此法多用于治疗丹毒、乳痈、跌打损伤导致的软组织损伤淤血等。应用此法时必须严格消毒，一般留罐10～15分钟，起罐后用消毒干棉球擦净血迹。有出血倾向的疾病，如血小板减少、血友病、白血病等患者，则不可使用此法。

二是皮肤消毒后，用三棱针、粗毫针或平口小刀在局部浅刺，刺激量分为轻刺、中刺、重刺三种。轻刺以皮肤红晕为度，中刺以微出血为度，重刺以点状出血为度。然后在刺络（刺血）处拔罐，留罐10～15分钟，以出血量5～10毫升为度，起罐后用消毒棉球擦干渗血。3～6天治疗1次，5次为1个疗程。

刺络罐法适用于病程短、症状较重、表现亢奋，具有红、热、痛、痒等表现的实证患者，如腰腿痛、风湿痛、肌肉劳损、神经性皮炎、丹毒、皮肤瘙痒、感染性热病、原发性高血压（实证型）等病症。虚寒体质的患者一般不用此法。

7. 针罐法

针罐法又称针刺拔罐法，是在用毫针刺入穴位并行针得气后留针，再以针刺处为中心进行拔罐。留罐10～15分钟，待皮肤红润、充血或淤血时，将罐轻轻取下，然后将针起出。

针罐法一般采用玻璃罐，这样可随时观察罐内的情况。在操作中应注意，针柄不宜过长，以免触及罐底陷入体内。在胸背部施针罐法时应特别注意，因为罐内的负压可使针刺的深度改变，从而引起气胸。另外，还可在针刺穴位得气后出针，不按压针孔，立即在出针的穴位上拔罐，并吸出少许血液或组织液。

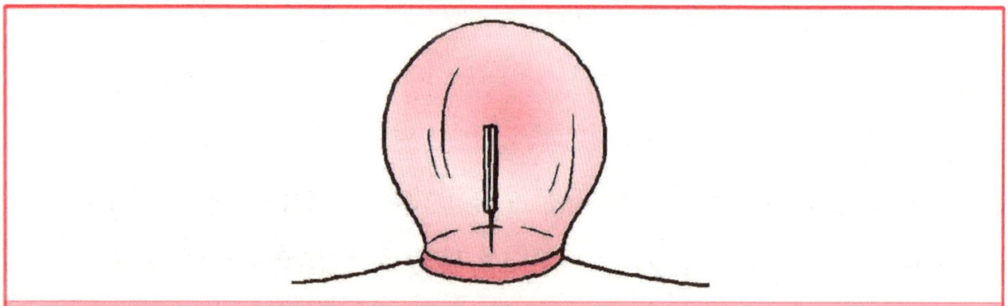
针罐法

针罐法有针刺与拔罐的双重作用，可提高临床疗效，多用于单独拔罐疗效欠佳的顽固性痛痹、软组织急慢性损伤等症。

8. 药罐法

药罐法分为煮药罐法、贮药罐法和酒药罐法三种。

（1）煮药罐法：操作前，用纱布将中药包好，放入砂锅内，加入适量的水煎煮。煎沸后，将竹罐放入煮10分钟左右，再将罐夹出，迅速用干净的干毛巾捂住罐口，以使其吸取药液，降低罐口温度，保持罐内的温度。

然后，趁热迅速将罐扣在患处或穴位上，手持罐稍加压按约半分钟，使之吸牢即可。此法将拔罐与中药疗法结合在一起，可发挥罐与药的双重作用，又有温热作用，多用于风寒湿痹证。但操作时要熟练，否则吸力不足。

（2）贮药罐法：一般用真空罐操作。在抽气罐中装入1/2～2/3的药液，如紫苏水、生姜汁、风湿酒等，然后用注射器或抽气枪抽去空气，使罐吸拔于皮肤上。

（3）酒药罐法：将泡好的药酒滴入罐内，按前述火罐法操作。

9. 温罐法

温罐法是指在罐具吸定后留罐的同时，在治疗部位上加用红外线灯、白炽灯、周林频谱仪等照射，或用艾条温灸患部及罐体四周的拔罐方法。温罐法兼有拔罐和热疗的双重作用，既可提高疗效，又可防止患者着凉，多用于寒凉潮湿的季节，或虚寒、湿寒等病证。

10. 指罐法

指罐法是指在需要拔罐的穴位或患处，先用手指点按或点揉后再进行拔罐的治疗方法。

指罐法兼有拔罐和按摩的双重作用，可提高治疗效果，扩大治疗范围，临床多用于治疗病情较急、疼痛剧烈的病症，对软组织扭挫伤和劳损等症效果尤其显著。

11. 摇罐法

摇罐法是指先将罐吸拔于皮肤上，然后手握罐体，有节奏、均匀地摇动或来回转动20～30次的拔罐方法。操作时，动作要平稳，用力要柔和，以增加对穴位或皮肤的刺激量，促进血液循环，增强治疗效果。操作时，力求做到手腕放松，力量柔和适度，动作协调均匀，忌过快与生硬，以患者感觉放松、舒适、能耐受为度。

12. 提罐法

提罐法是指先将罐吸拔于皮肤上，然后反复轻柔均匀地提拉火罐，直至皮肤出现瘀血点为止的拔罐方法。操作时，提按罐体的力量应逐渐加大，以罐体不脱离肌表为度，如此反复提拉20～30次。此法可使罐体内吸附的肌肤上下振动，以增加拔罐功效；振荡相应经络腧穴，可以促进脏腑气血运行，振奋五脏六腑。

提罐法常用于腹部，对胃脘不适、消化不良、小儿疳积、泄泻、痛经等症有较好疗效。

13. 转罐法

转罐法是指在罐具吸定以后，用手握着罐体，慢慢地使罐体向左水平旋转90°～180° ，然后再向右水平旋转90°～180° ，一个左右转动为1次，反复旋转10～20次的拔罐方法。转罐法扭转力较大可造成更大的牵拉，比摇罐法的刺激更强烈，可放松局部肌肉组织，促进气血流动，增强治疗效果。操作时，须在施术的肌肤上涂抹拔罐润肤油或水剂，手法要轻柔，以患者能耐受为度，忌用强力。

转罐法多用于软组织损伤、腰肌劳损等深部无菌性炎症所致的局部疼痛。

拔罐的操作方法

1. 闪火法

操作时一只手持镊子或止血钳夹住酒精棉球，另一只手握住罐体，罐口朝下，将酒精棉球点燃后，迅速伸入罐内至罐体底部并马上抽出，然后迅速将罐体扣在所选定的部位，罐体便可吸附在皮肤上。操作时应注意：不要让火烧到罐口，以免罐口过热而烫伤皮肤。本法简便安全，不易造成皮肤烫伤，适用于各种部位和体位拔罐。

2. 滴酒法

先将酒精或白酒滴入罐内，然后用火点燃，迅速将罐扣在选定部位。操作时应注意：根据罐体的大小决定滴入数量，千万不要滴得过多，以免拔罐时流出，烫伤皮肤。扣罐前应转动罐体，使酒精或白酒均匀地沾湿罐底及内壁，不要沾到罐口上。

3. 投火法

操作时先将酒精棉球或纸片点燃后投入罐内，然后迅速将火罐扣在选定的部位。操作时应注意：使罐体横置于身体的侧面，以免棉球或纸片掉落在皮肤上造成烫伤。如果采用平卧位，可以选择稍硬的纸片，卷成纸卷或折成条状，点燃一端，投入罐内，使燃烧的一端朝向罐底，未燃的一端对着罐口，然后迅速将罐扣在选定的部位上。拔罐时罐内燃烧后剩余的纸卷（或纸条）的长度应大于罐口的直径；以免烫伤皮肤。本法操作简便、安全，但不适合走罐等手法。

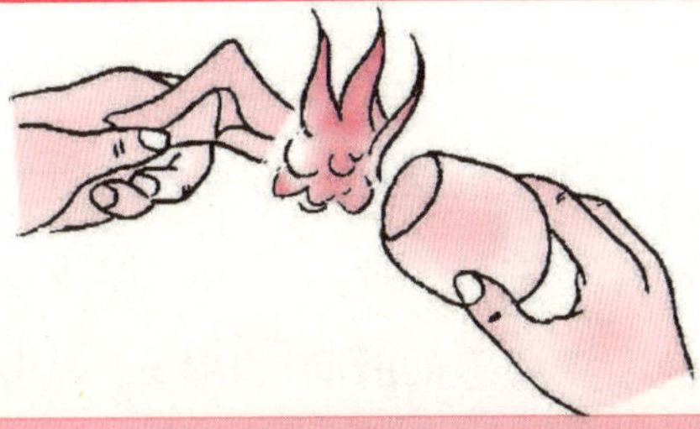

投火法

4. 架火法

用不易燃烧及传热、直径小于罐口的物体，如瓶盖、小酒盅等，放在选定的拔罐部位，将酒精棉球或数滴95%酒精放在里面，点燃后迅速将罐体扣在选定部位。操作时应注意：酒精棉球不要过大，酒精不要过多，以免燃烧时滴到皮肤上。扣罐时注意不要将瓶盖或酒盅碰翻，以防烫伤皮肤。本法取材方便，不易烫伤皮肤，但只适用于在固定部位拔罐，不适用于其他手法。

5. 贴棉法

取一小块直径1～2厘米的棉片（不宜过厚），蘸上适量的95%酒精，将棉片贴在罐内壁的下1/3处，点燃后立即将罐扣在选定部位上。操作时应注意：酒精不要过多，以免燃烧后流到皮肤上造成烫伤。手法不宜过重，以免酒精棉片脱落而烫伤皮肤。

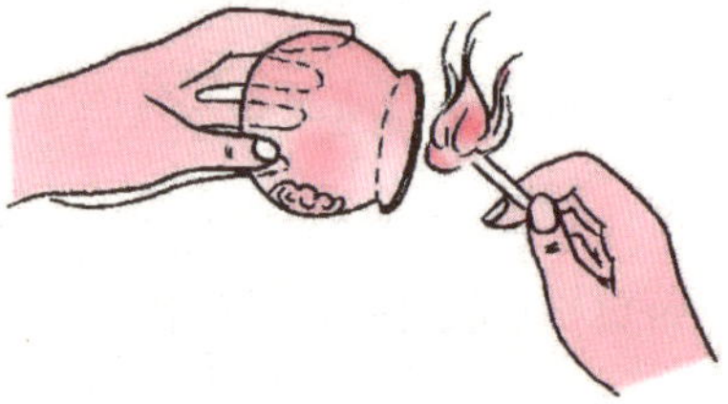

贴棉法

6. 水煮法

将水加入铝锅或陶瓷锅中煮沸，放入竹罐，煮3～5分钟，然后用镊子或筷子将罐夹出，将水甩干净，迅速用干毛巾捂住罐口，将水吸干，以降低罐口温度，保持罐内热气，再迅速将罐扣在选定部位，稍加按压（约半分钟），使之吸牢即可。也可根据病情需要采用药液煮罐，即先将配制好的药物放在纱布袋内，扎紧袋口，放入锅内，加适量清水，煮成适当的浓度，再把竹罐放入药液中煮一定的时间后用镊子取出，按上法进行拔罐操作。本法温热作用好。药罐法可以根据不同的疾病选用不同的药物，但操作技巧不容易掌握。

7. 抽气法

抽气法是指直接抽出罐内空气以形成负压的一种拔罐方法。操作时将罐口紧按在选定的部位，然后根据抽气罐的不同类型，用注射器、负压枪、抽气筒或排气囊等将罐内空气抽出，形成负压，使罐吸附在皮肤上。本法使用方便，不用点火，不会引起烫伤，罐内负压的大小可以调节，但无温热感。

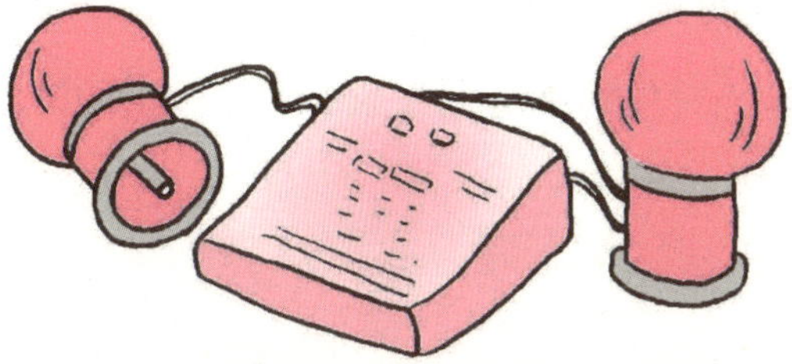

抽气法

特殊人群的拔罐禁忌

1. 有出血倾向的患者，如血小板减少性紫癜、白血病、血友病、毛细血管脆性增加等不宜拔罐。

2. 皮肤病皮损部位、传染性皮肤病、皮肤严重过敏、局部皮肤破损溃烂者不宜拔罐。

3. 急性软组织损伤、外伤、骨折、静脉曲张、大血管体表投影处、心尖冲动处及瘢痕处不宜拔罐。

4. 妊娠妇女的下腹部、腰骶部、乳房及合谷、三阴交、昆仑等穴不宜拔罐，若在其他部位拔罐，刺激不宜强烈。

5. 五官及二阴处、毛发多的部位不宜拔罐。

6. 身体极度虚弱、形体消瘦、皮肤失去弹性而松弛者不宜拔罐。

7. 精神失常、狂躁不安及破伤风、狂犬病等痉挛抽搐不能配合者不宜拔罐。

8. 恶性肿瘤患者不宜拔罐。

9. 有重度水肿、中度或重度心脏病、心力衰竭、肾衰竭、肝硬化腹水者不宜拔罐。

10. 活动性肺结核患者不宜在胸腹部拔罐。

11. 醉酒、过饥、过饱、过度疲劳者均不宜拔罐。

以上所列并不是绝对禁用该法，有的疾病在一定的阶段可以配用该疗法治疗。

拔罐的常用体位

拔罐疗法应根据不同部位的疾病来选择不同的体位，原则上要求体位舒适并能持久，便于施治。每次拔罐治疗时间为10～30分钟，时间虽不长，但要求患者相对保持某种姿势，不能大范围地活动，否则易发生漏气而掉罐。拔罐的常用体位有以下几种。

1. 俯卧位

患者自然俯卧于床上，胸前、颏下可垫以软枕（也可不垫），踝关节下也可垫以软枕。此体位适用于头项、肩背、腰臀及双下肢后面的拔罐治疗。

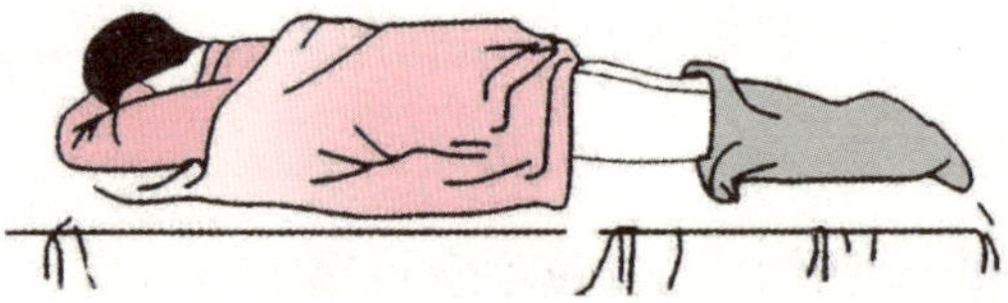

俯卧位

2. 仰卧位

患者自然平躺于床上，双上肢平放于体侧或屈曲搭于腹侧，下肢自然分开，膝下可垫以软枕。此体位适用于头、胸腹、上肢内外侧、下肢内外侧及前面部位的拔罐治疗。

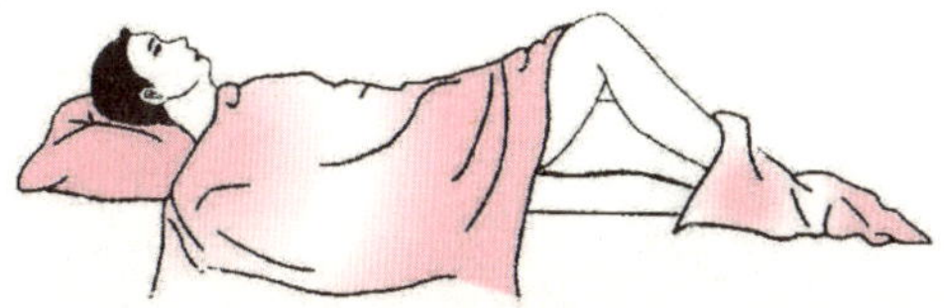

仰卧位

3. 侧卧位

患者自然侧卧于床，双下肢屈曲，上面的前臂下可垫以软枕。此体位适用于颈、肩、肋、膝及上、下肢外侧的拔罐治疗。

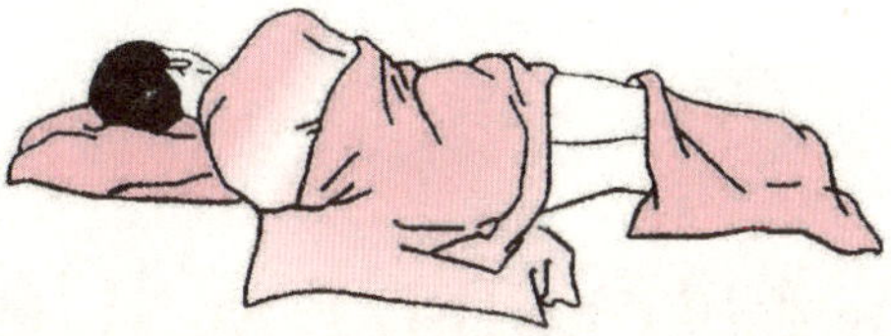

侧卧位

4. 俯伏坐位

患者俯首而坐，双上肢平放在椅背上，暴露颈项及腰背部。此体位适于头后部、肩背及腰部的拔罐治疗。

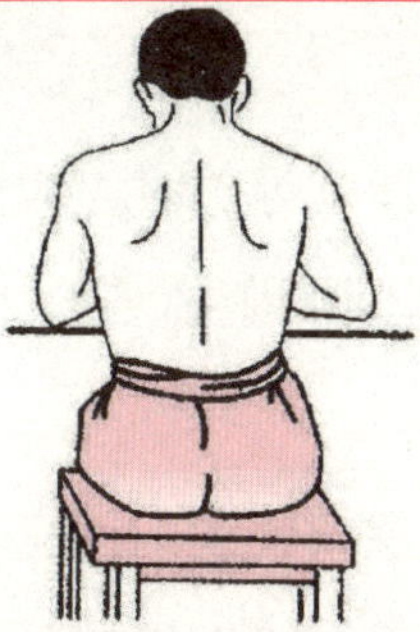

俯伏坐位

5.仰靠坐位

患者仰首靠坐于椅子上。此体位适用于头面、胸腹及双下肢前面等部位的拔罐治疗。

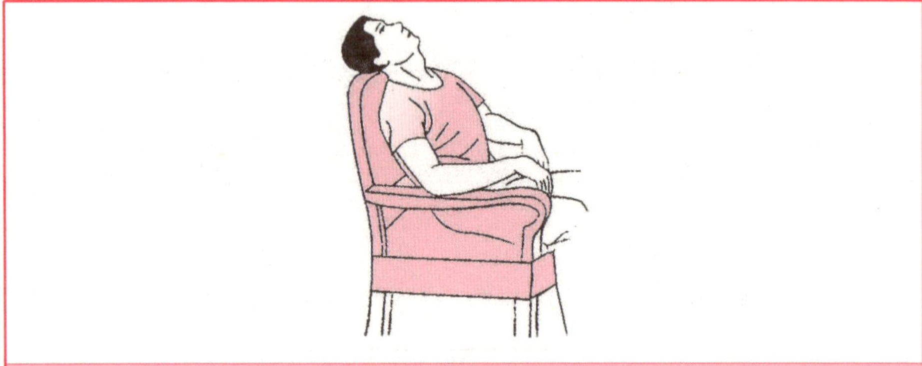

仰靠坐位

拔罐疗法的注意事项

1. 选择干净卫生的环境，避风寒。若患者处于过饥、过饱、酒后、十分疲劳的情况下，则应调整饮食，待休息后再拔罐。

2. 拔罐时，患者要取舒服且能充分暴露局部的体位，并根据病情需要和部位选择不同口径的罐具，以免吸拔时漏气脱落。留罐过程中，要求患者保持不动或活动范围不能太大。

3. 须配合其他刺激法（如针刺等）时，应注意消毒器具与局部皮肤。

4. 若拔罐数目多，则罐具间的距离不宜太近，以免牵扯皮肤引起疼痛或因互相挤压而导致罐具脱落。

5. 拔罐时和留罐中要注意观察患者的反应和罐内的变化情况，若发现患者有不适感应立即起罐，一般片刻后即可恢复；反应严重者可让其平卧，给予保暖，并饮热开水或糖水，还可揉按内关、合谷、太阳、足三里等穴。

6. 起罐时，一手持罐底稍用力倾斜，另一手亦指或拇指轻压罐口边缘的皮肤，使空气进入罐内，罐体即可脱落。操作时动作宜轻缓以减少疼痛，切忌用力拉扯或旋扭罐体。

7. 若因留罐时间过长等原因出现烫伤，应注意局部保持洁净，小水疱可任其自行吸收；若水疱较大或皮肤破损，则可用消毒细针挑破水疱，放出液体，再涂上甲紫即可。

拔罐疗法的不良反应及处理方法

1. 局部异常反应

上罐后，患者即感到局部非常紧张、疼痛、灼辣难忍，数分钟即起水疱；或在施术局部的远端有发凉、发麻、疼痛等感觉，属于局部异常反应。

引起局部异常反应的原因大致有以下几个方面。

（1）患者心理过于紧张。

（2）罐具型号选择不当，吸力过大。

（3）操作时失误，明火未灭；或温度过高，灼伤皮肤；或皮肤本来就有伤口。

（4）所涂药物的刺激性过强。

（5）罐口边缘过薄（指代用罐具）或不平滑，有砂粒状凸起或四缝凸痕；或患者皮肤干枯松弛（如老人），上罐时可能旋转了手腕（旋罐），使皮肤出现皱褶。

（6）吸罐时间过长，局部瘀血形成过多，隆起明显。

（7）局部有潜在的较大动脉分布（如股动脉、足背动脉搏动处），由于吸力作用，局部软组织紧张，动脉受压而使血运受到影响，于是远端的组织发生出血、缺血，导致发麻、发凉、疼痛等反应。

2. 晕罐

在拔罐过程中，患者出现头晕、心慌、恶心、呕吐、冒冷汗、面色苍白、呼吸急促、脉细数等症状，甚至引起昏厥等反应时，称为晕罐。引起晕罐的原因是患者虚弱，或饥饿、疲劳、精神紧张，或置罐于禁忌部位等。一般而言，单纯拔罐引起晕罐者极为罕见，只有在施行针罐法和刺络罐法时才偶有发生。

3. 预防

要认真检查罐具质量，不符合要求的弃之不用。要严格遵守操作规程，在患者饥饿、疲劳、精神紧张时或酒后不要施术，尤其不要在反应敏感的穴位（如合谷、太冲等）施术。环境温度要适宜，不要太低，以免患者有寒冷感出现。上罐后，要多询问患者的感觉，多观察罐内皮肤的变化情况和患者的表情，随时注意调整施术手法。

4. 处理措施

（1）若局部皮肤起水疱，应立即起罐。起罐后涂甲紫，并加以包扎，以预防感染。

（2）在施行针罐法时，若针口过于胀痛，或酸胀痛感向他处传导而难以忍受时，应立即起罐，调整针的深度或刺向（角度），待反应减轻后再进行拔罐。

（3）出现晕罐时，切勿惊慌失措，应先把患者的衣扣解开，给其喝热开水，并注意保暖。

若仍未缓解症状，应立即起罐，让患者去枕平卧。若反应继续加重（如昏厥、低血压等），可使患者取头低脚高位，同时以指甲缘切按患者人中或十宣穴，或用指尖揉按其合谷、内关、足三里等穴。对出冷汗多或冷汗不止者，可用艾条温灸涌泉或百会穴。经上述方法处理后，倘若昏厥、低血压仍不能纠正，应考虑应用中枢神经兴奋药或输液，必要时可送医院抢救。

三

刮痧拔罐常用的经络穴位

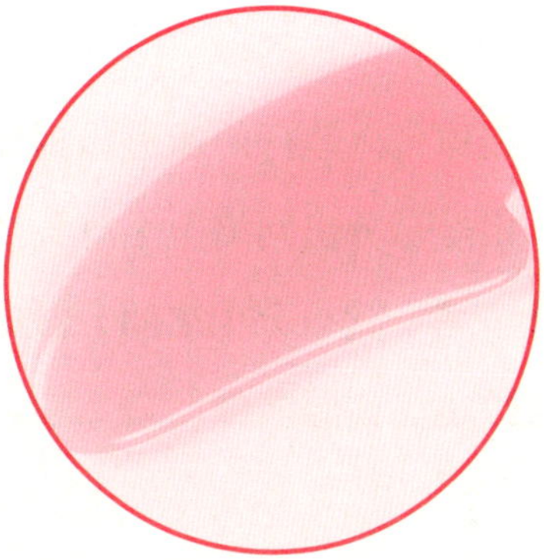

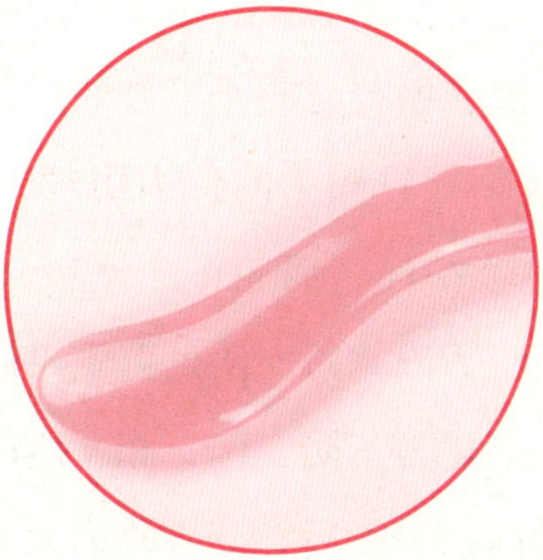

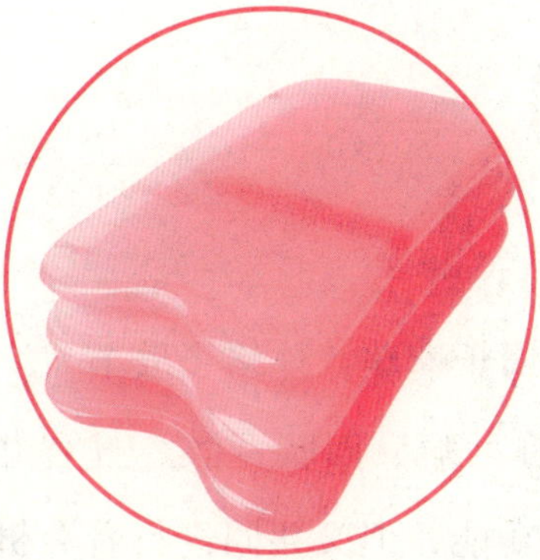

人体经脉的命名

经络是指人体气血运行通路的主干和分支。人体气血运行的通道包括经脉、络脉两个部分，其中纵行的干线称为经脉，由经脉分出网络至全身各个部位的分支称为络脉。《灵枢·经脉》："经脉十二者，伏行分肉之间，深而不见；其常见者，足太阴过于外踝之上，无所隐故也。诸脉之浮而常见者，皆络脉也。"

十二经脉的名称是：手太阴肺经、手厥阴心包经、手少阴心经、手阳明大肠经、手少阳三焦经、手太阳小肠经、足太阴脾经、足厥阴肝经、足少阴肾经、足阳明胃经、足少阳胆经、足太阳膀胱经。上为手，下为足，循行分布于上肢的称手经，循行分布于下肢的称足经；内为阴，外为阳，分布于四肢内侧（上肢是指屈侧）的称为阴经，属脏；分布于四肢外侧（上肢是指伸侧）的称为阳经，属腑；"藏精气而不泻"为脏，为阴，"传化物而不藏"为腑，为阳。每一阴经分别隶属于一脏，每一阳经分别隶属于一腑，一阴一阳衍化为三阴三阳，相互之间具有相对应的表里相合关系，即肢体内侧面的前、中、后，分别称为太阴、厥阴、少阴；肢体外侧面的前、中、后，分别称为阳明、少阳、太阳，各经都以部位结合脏腑来命名。

经络的作用

1. 经络的生理功能

《灵枢·海论》说："夫十二经脉者，内属于府藏，外络于肢节。"经络具有联系脏腑和肢体的作用。人体的五脏六腑、四肢百骸、五官九窍、皮肉筋骨等组织器官，虽各有不同的生理功能，但又共同进行着有机的整体活动，使机体的内外上下保持着协调统一，构成一个有机的整体，完成正常的生理活动。而这种相互联系、有机配合主要是依靠经络系统的联络沟通作用实现的。由于十二经脉及其分支纵横交错、入里出表、通上达下，联系了脏腑器官，奇经八脉沟通于十二经之间，经筋皮部联结了肢体筋肉皮肤，从而使人体的各脏腑组织器官有机地联系起来。

经络具有运行气血、濡养周身、抗御外邪、保卫机体的作用。人体的各个脏腑组织器官均需要气血的温养濡润，才能够发挥其正常作用。气血是人体生命活动的物质基础，必须依赖经络的传注，才能输布周身，以温养濡润全身各脏腑组织器官，维持机体的正常功能，如营气之和调于五脏，洒陈于六腑，就能够为五脏藏精，六腑传化的功能活动提供物质条件。所以《灵枢·本藏》说："经脉者，所以行血气而营阴阳，濡筋骨，利关节者也。"这就指明了经络具有运行气血、调节阴阳和濡养全身的作用。另外，由于经络"行血气而营阴阳"，使营气运行于脉中，卫气行于脉外，营卫之气密布于周身，所以能加强机体的防御能力，起到了抗御外邪、保卫机体的作用。故《灵枢·本藏》指出："卫气和则分肉解利，皮肤调柔，腠理致密矣。"

2. 经络学说的临床应用

（1）说明病理变化：在正虚邪乘的情况下，经络又是病邪传注的途径。当体表受到病邪侵袭时，可通过经络由表及里，由浅入深。如外邪侵袭肌表，初见发热、恶寒、头痛、身痛等症，由于肺合皮毛，外邪循经内舍于肺，继而可见咳嗽、喘促、胸闷、胸痛等肺的病症。《素问·谬刺论》说："夫邪之客于形也，必先舍于皮毛，留而不去，入舍于孙脉，留而不去，入舍于络脉，留而不去，入舍于经脉，内连五脏，散于肠。"指出了经络是外邪从皮毛腠理内传于脏腑的传变途径。此外，经络也是脏腑之间、脏腑与体表组织器官之间病变相互影响的渠道。例如，心移热于小肠，肝病影响到胃，胃病影响到脾等，这是脏腑病变通过经络传注而相互影响的结果。内脏病变又可通过经络反映到体表组织器官，如肝病胁痛肾病腰痛，心火上炎可致舌部生疮，大肠、胃腑有热可致牙龈肿痛等，都说明经络是病邪传注的途径。

（2）指导辨证归经：由于经络有一定的循行部位和脏腑络属，它可以反映所属脏腑的病症，因而在临床上就可以根据疾病所出现的症状，结合经络循行的部位及所联系的脏腑，作为辨证归经的依据。例如头痛，即可根据经脉在头部的循行分布而辨别，其痛在前额者多与阳明经有关，痛在两侧者多与少阳经有关，痛在颈项者多与太阳经有关，痛在巅顶者多与厥阴经有关。又如胁肋与少腹是肝经所过之处，故两胁疼痛或少腹痛多与肝经有关。此外，在治疗某些疾病的过程中常发现在经络循行通路上，或在经气聚集的某些穴位上，有明显的压痛、结节、条索状等反应物，结合皮肤形态变化、皮肤温度、电阻改变等，也有助于对疾病的诊断。如肠痈患者，有时在足阳明胃经的上巨虚出现压痛，长期消化不良的患者，有时可在脾俞穴见到异常变化。临床上采用循经诊察、扪穴诊察、经络电测定等方法检查有关经络、腧穴的变化，可作诊断参考。

（3）指导针灸治疗：针灸治病是通过刺灸腧穴，以疏通经气，恢复调节人体脏腑气血的功能，从而达到治病的目的。针灸选穴，一般是在明确辨证的基础上，除选用局部腧穴外，通常以循经取穴为主，即某一经络或脏腑有病，便选用该经或该脏腑的所属经络或相应经脉的远部腧穴来治疗。《四总穴歌》所说："肚腹三里留，腰背委中求，头项寻列缺，面口合谷收"，就是循经取穴的很好说明，临床应用非常广泛。例如，胃痛循经远取足三里、梁丘；胁痛循经远取阳陵泉、太冲等。又如头痛，因前头痛与阳明经有关，可循经远取上肢的合谷穴、下肢的内庭穴治疗等。此外，根据皮部与经络脏腑的密切联系，临床上用皮肤针叩刺皮肤，皮内针埋藏皮内来治疗脏腑经脉的病症。根据宛陈则除之的理论，又可通过刺络出血的方法来治疗一些常见病，如目赤肿痛刺太阳出血，咽喉肿痛刺少商出血，急性腰扭伤刺委中出血等；经筋的病候，多表现为拘挛、强直和抽搐等症，治疗多以局部取穴，所谓“以痛为输”。这些都是经络学说在针灸治疗方面的体现。

经络不仅在人体生理功能上有重要作用，而且是临床上说明病理变化，指导辨证归经和针灸治疗的重要理论依据，故《灵枢·经脉》说：“经脉者，所以能决死生，处百病，调虚实，不可不通。”

腧穴的含义

腧穴又称孔穴，“腧”通“输”，或从简作“俞”。“穴”是空隙的意思。

腧穴是人体脏腑经络气血输注出入的特殊部位，它的“输通”是双向的：从内通向外，根据腧穴出现的压痛、酸楚、麻木、结节、肿胀、变色、丘疹、凹陷等病痛反应，可以通晓内在脏腑气血的病理变化，从而防治疾病；而从外通向内，则可以通过针灸、推拿等刺激相应腧穴，达到疏通经络、调节脏腑气血的作用，从而治疗疾病。

腧穴是脏腑经络之气输注于体表的部位，也是针灸、推拿等疗法的主要施术部位。在长期的中医学临床实践中，形成了一个个独特的腧穴，从命名上就可以看出来，各个名称均有其明确的含义。《千金翼方》对此解释说：“凡诸孔穴，名不徒设，皆有深意。”历代医家以腧穴所居部位和作用为基础，结合自然界的现象和医学理论，采用取类比象的方法对腧穴进行命名。了解腧穴命名的含义，有助于我们熟悉、记忆腧穴的部位和治疗作用。

初学者常常觉得穴位的名称稀奇古怪，难以记忆。其实，如果能理解古人为腧穴起名的缘由，就能很容易地记住腧穴的名称、位置和功效。例如“日月”的解释为“日，太阳；月，月亮；日为阳，指胆；月为阴，指肝”，于是我们就能牢记日月穴是治疗肝胆疾病的要穴。“玉堂”的解释为“玉，玉石；堂，殿堂”。玉有贵重之意，这里指心，由此我们就能知道穴位的所在相当于心的部位，因其重要，故比之为玉堂。又如，借助于地面建筑物的名称与腧穴所在部位的形态或治疗作用来命名，如屋翳、膺窗、气户、梁门、库房、地仓、天井、巨阙等。根据腧穴部位或治疗作用，结合阴阳、脏腑、经络、气血等中医学理论命名，如阴陵泉、阳陵泉、心俞、肝俞、三阴交、三阳络、百会、气海、血海、神堂、魄户，以及如治目疾的睛明、光明等穴，治水肿的水分、水道等穴，治面瘫的牵正等穴。此外，比较常见的还有参照动植物命名的，比如伏兔、鱼际、犊鼻、鹤顶、攒竹等穴。

腧穴的作用

1. 诊断疾病

腧穴具有反映病症、协助诊断的作用。如胆囊病的患者，常在阳陵泉、胆囊穴等处出现压痛。

2. 预防疾病

腧穴具有接受刺激、预防疾病的作用。腧穴不仅是气血输注的部位，也是邪气留止的处所，还是针灸防治疾病的刺激点。通过针刺、艾灸、拔罐等方法对腧穴的刺激可以疏通经络、调整气血，使其阴阳平衡、脏腑和谐，从而达到扶正祛邪的目的。

3. 近治作用

一切腧穴主治作用具有共同特点：所有腧穴均能治疗该穴所在部位及邻近组织、器官的局部病症。如头顶部的百会、四神聪等穴可治疗头顶疼痛、头晕、神志昏迷等症。

4. 远治作用

是十四经腧穴主治作用的基本规律。在十四经穴中，尤其是十二经脉在四肢肘膝关节以下的腧穴，不仅能治疗局部病症，还可治疗本经循行所及的远隔部位的组织器官脏腑的病症，有的甚至可影响全身的功能。如合谷穴不仅可治上肢病，还可治颈部及头面部疾病，同时还可治疗外感发热病；足三里不但能治疗下肢病，而且对调整消化系统功能，甚至人体防卫，免疫反应等方面都具有一定的作用。

5. 整体治疗作用

针灸或按摩某些腧穴，可对某方面病症起到整体性的调治作用，进而调治全身疾病。例如心动过快者，针灸、按摩内关可减慢心率；心动过缓者，针灸按摩内关可加快心率。

6. 特殊作用

指某些腧穴所具有的双重性良性调整作用和相对特异性而言。如“天枢”可治泻泄，又可治便秘；“内关”在心动过速时可减慢心率；心动过缓时，又可提高心率。特异性如大椎退热，至阴矫正胎位等。

7. 养生保健作用

历代医家都有关于腧穴强身防病的论述，体现了扶正、固本、未病先防的养生思想。近年来，利用腧穴养生保健更是得到了较为广泛的应用。穴位，可以调整脏腑、气血、经络，让人体产生自我修复。不用吃药甚至不用花钱就能让人恢复健康，并保持健康。

总之，十四经穴的主治作用，归纳起来大体是：本经腧穴可治本经病，表里经腧穴能互相治疗表里两经病，邻近经穴能配合治疗局部病症。各经主治有特殊性，又有其共同性。

经络与腧穴的关系

人们常说的经络是指人体的经络系统。人体的经络系统包括经脉、络脉。经脉包括十二经脉、奇经八脉等；络脉包括十五络脉和难以计数的浮络、孙络等。这一经络系统构成人体巨大而复杂的网络。本书将着重讲述人体经脉中的十二正经、奇经八脉中的任督二脉及其各个腧穴。

腧穴与经络有着密切关系。腧穴归于经络，经络属于脏腑，腧穴与脏腑脉气相通。这一点在众多中医古籍中都有提到。《素问·调经论》说，五脏的通路都连着经络，借此来运行人体内的气血（五藏之道，皆出于经隧，以行血气）。《灵枢·海论》说，十二经脉，在体内归属于脏腑，在体表联结着四肢（夫十二经脉者，内属于府藏，外络于支节）。《千金翼方》进一步指出，腧穴是经络循行往返的部位（凡孔穴者，是经络所行往来处）。如果在体表穴位施以针或灸，就能够“引气远入”而治疗病症（引气远入抽病也）”

此外，中医学认为，脏腑病变又可以从经络反映到相应的腧穴。《灵枢·九针十二原》说，五脏出了毛病，从十二原穴就能看出来，十二个原穴对应十二脏腑，观察原穴的情况就能推测哪一个脏腑有病（五藏有疾也，应出十二原，十二原各有所出，明知其原，睹其应，而知五藏之害矣）。

手太阴肺经

经脉循行 手太阴肺经起于中焦，向下联络大肠，回绕过来沿着胃的上口，通过横膈，属于肺脏，从“肺系”（肺与喉咙相联系的部位）横行出来（中府），向下沿上臂内侧，行于手少阴经和手厥阴经的前面，下行到肘窝中，沿着前臂内侧前缘，进入寸口，经过鱼际，沿着鱼际的边缘，出拇指外侧端（少商）。手腕后方的支脉：从列缺处分出，一直走向示指外侧端（商阳），与手阳明大肠经相接。

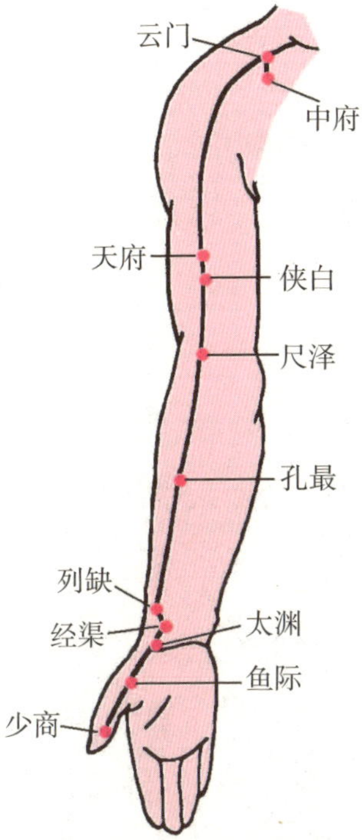

手太阴肺经循行图

养生要诀 03：00～05：00是手太阴肺经开穴时间。手太阴肺经属肺，主要功能是宣发和肃降肺气，调理全身气血的正常运行，是一条与呼吸系统关系最为密切的经脉。保养肺经最适合的传统疗法就是按摩，不仅可以保健肺脏，长期坚持，对肺经线上的不适，也可以起到很好的治疗作用。

经脉病候 本经属肺，所以本经失调时，最易表现为咳嗽、气上逆不平、喘息气粗、心烦不安、胸部满闷、上臂、前臂的内侧前边（经脉所过处）疼痛或厥冷、掌心发热。本经气盛有余时，也常易发生肩背疼痛、感冒风寒、自汗、伤风、小便频数、张口嘘气。本经气虚不足时，多表现为肩背疼痛、怕冷、气短、呼吸急促、小便颜色异常。

功效主治 主治重点为肺、支气管、咽喉、胸部疾病。肺主气，司呼吸，故气短、呼吸不利等病症都可取该经穴位治疗。肺开窍于鼻，在声为咳，故该经穴位又可治疗咽喉疼痛、咳喘、咯血等病症。肺与大肠相表里，肺气不宣则大肠传导失职，故肺气郁闭导致的便秘、痔等大肠病变，亦可选用手太阴肺经进行治疗。

中府穴

穴位理解 本穴为肺经首穴，中，中间，指中焦；府，处所。肺经起于中焦，是中焦脾胃之气聚汇肺经之处。

准确取穴 在胸前壁的外上方，云门穴下1寸，平第一肋间隙，距前正中线6寸。两手叉腰正立，锁骨外侧端下缘的三角窝处是云门穴，由此窝正中垂直向下平第一肋间隙处为取穴部位。

临床运用 咳嗽、哮喘、胸痛、胸膜炎、支气管炎、肋间神经痛、肩臂痛、喉痹、浮肿。

云门穴

穴位理解 云，云雾的云，指本穴的气血物质以云的形式而存在；门，门户。穴在胸上部，如肺气出入的门户。

准确取穴 在胸前壁外上部，肩胛骨喙突上方，锁骨下窝凹陷处，平第一肋间隙，距前正中线6寸。正坐位，以手叉腰。锁骨外端下方凹陷处即云门穴。

临床运用 咳嗽、哮喘、胸胁痛、胸中烦热、支气管炎、心绞痛、肋间神经痛、肩周炎。

天府穴

穴位理解 天，天空，指上而言；府，处所。本穴是肺气聚集之处。该穴名意指本穴为肺经阳气上输天部之门府。

准确取穴 在臂内侧面，肱二头肌桡侧缘，腋前纹头下3寸。

临床运用 胸痛、咳嗽、哮喘、鼻衄、心悸、胸痛、甲状腺肿、上臂内侧痛。

侠白穴

穴位理解 侠，通夹；白，肺之色，指气血物质在经过本穴的变化转变后所表现的特征。两臂下垂，本穴夹于肺之两旁。

准确取穴 在壁内侧面，肱二头肌桡侧缘，腋前纹头下4寸处，或肘横纹上5寸处。

临床运用 咳嗽、哮喘、胸闷气短、心绞痛、上臂内侧痛。

尺泽穴

穴位理解 尺，长度单位，10寸为1尺；泽，沼泽。尺，指尺部（腕至肘之前臂）。穴在尺部肘窝陷中，脉气流注于此，如水注沼泽。

准确取穴 在肘横纹中，肱二头肌肌腱桡侧凹陷中。

临床运用 感冒、咽喉肿痛、咳嗽、哮喘、咯血、胸膜炎、乳腺炎、肘关节劳损、吐泻、小儿惊风。

孔最穴

穴位理解 孔，孔隙；最，极的意思。穴为手太阴肺经郄穴，经气深聚，故名。

准确取穴 在尺泽穴与太渊穴连线的腕横纹上7寸。

临床运用 咯血、咳嗽、气喘、咽喉肿痛、热病汗不出、痔出血、肘臂疼痛。

列缺穴

穴位理解 列，排列；缺，凹陷。古代称闪电和天际裂缝为列缺。手太阴脉从这里别走手阳明脉。列缺意指肺经经水在此破缺溃散并溢流四方。

准确取穴 在前臂桡侧缘，桡骨茎突上方，腕横纹上1.5寸。当肱桡肌与展拇长肌肌腱之间。两手虎口相交，一手示指压在另一手的桡骨茎突上，当示指尖端到达的凹陷中为取穴部位。腕关节掌屈，在桡骨茎突上方可摸到一裂隙处，此处为取穴部位。

临床运用 头痛、项强、咳嗽、气喘、咽喉痛、口眼㖞斜、牙痛、手腕无力。

经渠穴

穴位理解 经，经过；渠，沟渠。指经脉通过的渠道。上部列缺穴溢流经水在此处又流回肺经，故名。

准确取穴 桡骨经突与桡动脉之间的凹陷处，腕横纹上1寸。

临床运用 咽喉肿痛、咳嗽、哮

喘、食管痉挛、膈肌痉挛、桡神经痛或麻痹、掌中热。

太渊穴

穴位理解 太，甚火，极；渊，深涧。因本穴位处手内横纹凹陷处，经水的流行是从地之天部流向地之地部，如经水从山之顶部流入渊之底部，故名。

准确取穴 在腕掌侧横纹桡侧，桡动脉搏动处。掌心向上，当掌后第一横纹上，于桡动脉桡侧凹陷中取穴。

临床运用 咳嗽、气喘、咯血、咽喉肿痛、无脉症、呃逆、腕痛无力。

鱼际穴

穴位理解 鱼，水中之物，阴中之阳；际，会聚。本穴气血为太渊穴传来的地部经水，经列缺穴分流，太渊穴失散，传至本穴的地部经水已较稀少。吸收脾土之热后大量蒸发，上达于天，穴内气血由阴向阳的这种主要变化，故名。

准确取穴 在手拇指本节（第一掌指关节）后凹陷处，约当第一掌骨中点桡侧，赤白肉际处。

临床运用 感冒、咳嗽、哮喘、咯血、咽喉肿痛、失声、肺炎、乳腺炎、神经官能症、掌心热。

少商穴

穴位理解 少，小，阴，指穴内气血物质虚少且属阴；商，古指漏刻，计时之器，滴水漏下之计时漏刻。穴名意指本穴的气血流注方式为漏滴而下。

准确取穴 在手指，拇指末节桡侧，指甲根角侧上方0.1寸。拇指桡侧指甲根角侧上方0.1寸处。相当于沿爪甲桡侧画一直线与爪甲基底缘水平线交点处取穴。

临床运用 急性咽喉炎、急性扁桃体炎、鼻衄、咳嗽、哮喘、中暑、脑卒中、癔症、惊风、虚脱、休克、精神病、小儿惊风。

手阳明大肠经

经脉循行　手阳明大肠经分布于上肢外侧前缘，从示指末端（商阳）沿示指桡侧，经第一和第二掌骨之间、两筋之间、上肢外侧前缘，经肩峰前面到项部（大椎），再至锁骨上窝入胸中连线的区域。有一分支从锁骨上窝上颈，穿颊，入下齿龈，还出夹口旁，经鼻唇沟（人中）至对侧鼻孔旁。在体内联系本经之大肠，以及相表里的肺。

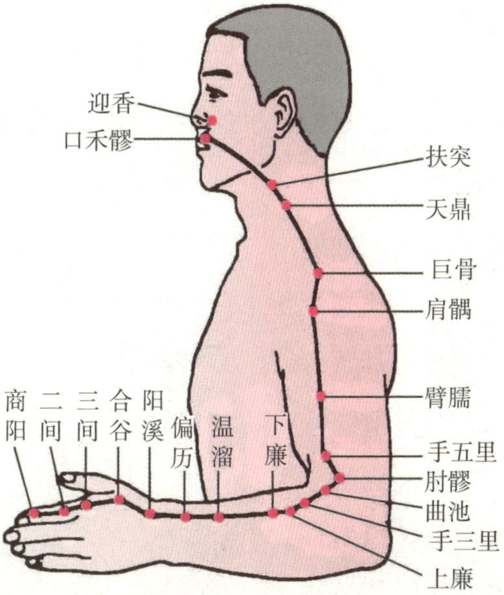

手阳明大肠经循行图

养生要诀　手阳明大肠经属于大肠，络于肺。手阳明大肠经经气足、气血充盛，才能更好地给大肠提供营养，大肠的功能正常，才能把人体内产生的垃圾及时排出，减少由内在性原因引发的疾病。平时多按揉、拍打大肠经，不但能保健大肠，还能有效缓解大肠经线上尚未令人发现的病灶。俗话说："卯时大肠蠕，排毒渣滓出。"也就是说，大肠经的开穴时间是在早上5:00～7:00，此时大肠经气血最为充足，推动最为有力，因此最宜选择在此时对大肠经进行养生保健。

经脉病候 外经病候常表现为发热、口渴热、咽喉疼痛、鼻衄、牙齿痛、目赤痛、颈肿、肩胛及上臂痛、红肿灼热或有寒冷感、手示指活动不便。内脏病候多为脐腹部疼痛、腹痛走窜无定处、肠鸣、大便溏泻或排出黄色黏腻物，有时也可见气急喘逆。

功效主治 该经清热、消肿、止痛的效果极佳。主治重点为头、鼻、口齿、眼、咽喉疾病，津液病，急性热病及本经脉所过部位之病症。点按本经穴位，还能预防和治疗呼吸系统、消化系统疾病、肩周炎、肘臂疼痛等。另外，肺与大肠互为表里，所以肺气的肃降与大肠的传导功能互相影响。因此，按摩本经穴位也能对大肠、肺部疾病起到辅助治疗作用。

商阳穴

穴位理解 商，漏刻也，古之计时之器，此指本穴的微观形态如漏刻滴孔；阳，阳气也。该穴名意指大肠经体内经脉所产生的高温高压气态物会由本穴的漏刻滴孔向外喷射。

准确取穴 在示指末节桡侧，距指甲角0.1寸（指寸）。伸指俯掌，示指爪甲桡侧缘和基底部各做一切线，两线相交部为本穴。

临床运用 咽喉肿痛、口腔炎、牙周炎、牙痛、腮腺炎、高热昏迷、耳聋、耳鸣。

二间穴

穴位理解 二，概数，大指第二；间，空隙，指穴。本穴可以解释为手阳明经的第二个穴位。

准确取穴 微握拳，在手示指本节（第二掌指关节）前，桡侧凹陷处。握拳，第二掌指关节前缘桡侧皮肤褶皱顶点。

临床运用 牙痛、咽喉肿痛、目赤痛、示指关节肿痛。

三间穴

穴位理解 三，第三；间，间隔。该穴意指气血物质上行至三间后所处的部位较二间为高，为大肠经第三穴。

准确取穴 微握拳，在手示指本节（第二掌指关节处）后桡侧凹陷处。半握拳，示指桡侧之赤白肉际上，示指掌指关节后缘的凹陷处为取穴部位。

临床运用 感冒、结膜炎、扁桃体炎、腮腺炎、下牙痛、面神经炎、三叉神经痛、手指及手背红肿、腹胀、肠泻。

合谷穴

穴位理解 合，汇也，聚也；谷，两山之间的空隙也。该穴名意是因为它的位置在大拇指和示指的虎口间，拇指和示指像两座山，虎口似一山谷，合谷穴在其中，故名。

准确取穴 在手背，第一、第二掌骨之间，当第二掌骨桡侧中点处。以一手的拇指掌面指关节横纹，放在另一手的拇指和示指的指蹼缘上，屈指，当拇指尖尽处为取穴部位。

临床运用 外感发热、结膜炎、角膜炎、鼻炎、鼻窦炎、鼻衄、牙周炎、龋齿、口腔炎、扁桃体炎、咽喉炎、面神经炎、三叉神经痛、上肢关节痛、半身不遂、神经官能症、精神病、失语症、闭经、滞产、皮肤病、小儿惊风、腹痛。

阳溪穴

穴位理解 阳，热也，气也，指本穴的气血物质为阳热之气；溪，路径也。阳溪即指此穴属阳，位于两筋之间的低洼处，经络的气血就像溪水那样从此处流过。

准确取穴 在腕背横纹桡侧，手拇指向上跷起时，当伸拇短肌肌腱和伸拇长肌肌腱之间的凹陷中。拇指向上翘起，腕横纹前露出两条筋，即伸拇腱和拇腱，腕骨、桡骨茎突所形成的凹陷为取穴部位。

临床运用 头痛、外眼炎症、牙痛、耳聋、耳鸣、咽喉肿痛、面神经炎、腕关节炎与腱鞘炎、热病心烦、癫痫、癔症、精神病。

偏历穴

穴位理解 偏，偏离；历，行经。该穴名意指本穴的气血物质偏离大肠正经而行。

准确取穴 屈肘，在前臂背面桡侧，当阳溪与曲池连线上，腕横纹上3寸。患者两手虎口垂直交叉，当中指端所指处有一凹陷，该处为取穴部位。

临床运用 外眼炎症、鼻衄、耳聋、耳鸣、咽喉肿痛、面神经炎、面肌痉挛、肩臂腕风湿痛、水肿。

温溜穴

穴位理解 温，温热也，是对穴内气血物质性状的描述；溜，悄悄地走失也。该穴名意指偏历穴传来的天部之气在本穴仍保留原来的余热而缓慢地散热蒸发，形如悄悄地溜走一般，故名。

准确取穴 屈肘，在前臂背面桡侧，当阳溪与曲池连线上，腕横纹上5寸。

临床运用 头痛、颜面疖肿、面神经炎、腮腺炎、口腔炎、舌炎、咽喉肿痛、癫狂、肢肿。

下廉穴

穴位理解 下，与上相对，指下部或下方；廉，指边缘。该穴名意指位于上廉之下，桡骨的外下方，故名。

准确取穴 在前臂背面桡侧，阳溪与曲池的连线上，肘横纹下4寸。阳溪与曲池的连线上，上1/3与下2/3交界处为取穴部位。

临床运用 头痛、眩晕、目痛、胸痛、腹痛腹泻、肘臂痛、上肢不遂、乳腺炎。

上廉穴

穴位理解 上，上方；廉，边缘。该穴名意是指在下廉穴之上、桡骨的内上方。

准确取穴 屈肘，在前臂背面桡侧，阳溪与曲池连线上，肘横纹下3寸为取穴部位。

临床运用 肠鸣腹痛、上肢不遂、肩周炎、肩肘臂痛、肠炎、膀胱、乳腺。

手三里穴

穴位理解 手，上肢；三，数词；里，古代有以里为寸之说。穴在上肢，因距手臂肘端三寸，故名手三里穴。

准确取穴 屈肘，在前臂背酿侧，阳溪与曲池连线上，肘横纹下2寸为取穴部位。

临床运用 牙痛颊肿、感冒、面神经炎、眼目诸疾、肘关节炎与劳损、乳腺炎、肠炎、高血压病。

曲池穴

穴位理解 曲，弯曲；池，水的围合之处、汇合之所，水池。该穴名意曲池，即指肘关节处大骨外廉肘部弯曲凹陷处。

准确取穴 在肘横纹外侧端，屈肘时当尺泽与肱骨外上髁连线中点。仰掌屈肘成45°，肘关节桡侧，肘横纹头为取穴部位。

临床运用 热病、咽痛、半身不遂、肩痛不举、膝关节肿痛、头痛、头晕、目赤肿痛、视物模糊、牙痛、月经不调、风疹、湿疹、荨麻疹、疥疮、丹毒、腹痛、吐泻、癫狂、瘛疭、瘰疬。

肘髎穴

穴位理解 肘，脚，指穴所在部位；髎，孔隙，指穴内气血的运行通道为孔隙。肘髎即指肘关节处大骨外廉凹陷。

准确取穴 在肘外侧，屈肘，曲池上方1寸，当肱骨边缘处。

临床运用 肩周炎、肘关节炎与劳损、肱骨外上髁炎、脑卒中偏瘫、肘臂麻木挛急。

手五里穴

穴位理解 手，上肢；五，数词；里，古代有以里为寸之说。穴在上肢，当天府穴下5寸。

准确取穴 在臂外侧，当曲池与肩髃连线上，曲池上3寸处。

临床运用 肘关节及劳损、肱骨外上髁炎、肩周炎、肘臂神经痛、颈淋巴结炎、甲状腺肿、屈光不正。

臂臑穴

穴位理解 臂，通指上肢；臑，上臂肉隆起处。此穴位于上臂（臂）三角肌（臑）止点处，故名。

准确取穴 在臂外侧，三角肌止点处，当曲池与肩髃连线上，曲池上7寸。屈肘，紧握拳，上肢用力令其紧张，三角肌下端偏内侧处为取穴部位。

临床运用 结膜炎、角膜炎、屈光不正、色弱、肩周炎、肩臂痛、脑卒中偏瘫、甲状腺肿、瘰疬。

肩髃穴

穴位理解 肩，肩部；髃，隅角。穴在肩角部。肩髃即指此穴位于肩前之隅角。

准确取穴 在肩部，三角肌上，臂外展或向前平伸时，当肩峰前下方凹陷处。上臂外展至水平位，在肩部高骨（锁骨肩峰端）外，肩关节上出现凹陷，前面的凹陷为取穴部位。

临床运用 颈项强骨、肩周炎、偏瘫、瘾疹、瘰疬。

巨骨穴

穴位理解 巨，大；骨，骨骼。由于该穴位于巨骨之旁，故以巨骨命名。

准确取穴 在肩上部，锁骨肩峰端与肩甲冈之间的凹陷处。

临床运用 肩臂痛、背痛、颈淋巴结炎、甲状腺肿、惊痫、吐血、瘰疬、瘿气。

天鼎穴

穴位理解 天，天空，指上而言；鼎，古器物名，此处比喻人的头颅。头形似鼎，穴在耳下颈部。

准确取穴 在颈外侧部，胸锁乳突肌后缘，当喉结旁，扶突与缺盆连线中点。扶突穴下1寸，胸锁乳突肌处。

临床运用 暴喑、气哽、咽喉肿、饮食不下、瘰疬、瘿气。

扶突穴

穴位理解 扶，旁边；突，隆起，指喉结。扶突意为此穴在喉结旁。

准确取穴 在颈外侧，结喉旁，胸锁乳突肌前、后缘之间。

临床运用 咳嗽、哮喘、咽喉肿痛、癔症性失语、颈淋巴结结核、三叉神经痛、肩臂痛。

口禾髎穴

穴位理解 口，口部；禾，谷物；髎，间隙。谷物从口入胃，口禾髎指鼻下面的凹陷处。

准确取穴 在面部，横平人中沟上1/3与下2/3交点，鼻孔外缘直下。在上唇部鼻孔外缘直下，平水沟穴。

临床运用 鼻塞、流鼻涕、鼻衄、口啮、口噤。

迎香穴

穴位理解 迎，迎受；香，脾胃五谷之气。本穴位于鼻旁，意指接受胃经供给的气血，能迎来香气，改善嗅觉。

准确取穴 在鼻翼外缘中点旁，当鼻唇沟中。

临床运用 鼻塞、流鼻涕、鼻衄、口啮、面痒、胆道蛔虫病。

足阳明胃经

经脉循行 足阳明胃经起于鼻翼两侧（迎香），上行到鼻根部，与旁侧足太阳经交会，向下沿着鼻的外侧（承泣），进入上齿龈内，回出环绕口唇，向下交会于颏唇沟承浆（任脉）处，再向后沿着发际，到达前额（神庭）。面部支脉：从大迎前下走人迎，沿着喉咙，进入缺盆部，向下通过横膈，属于胃，联络脾。缺盆部直行的脉：经乳头，向下夹脐旁，进入少腹两侧气冲。胃下口部支脉：沿着腹里向下到气冲会合，再由此下行至髀关，直抵伏兔部；下至膝盖，沿着胫骨外侧前缘。下经足跗，进入第二足趾外侧端（厉兑）。胫部支脉：从膝下3寸（足三里）处分出，进入足中趾外侧端。足跗部支脉；从跗上（冲阳）分出，进入足大趾内侧端（隐

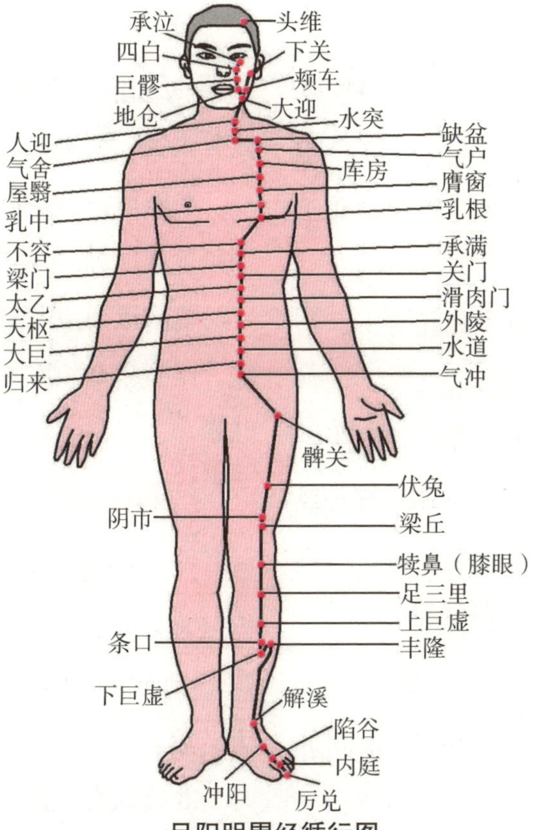

足阳明胃经循行图

白），与足太阴脾经相接。

养生要诀 足阳明胃经的开穴时间是在上午7：00～9：00，正是大多数人吃早餐的时间，所以早餐宜安排温和养胃的食物，避免过于燥热的食物。早饭后1小时循按胃经是一个非常不错的养生方法，可以充实胃经的经气，使与其联系的脏腑气血充盛，还能调节人体的胃肠功能。

经脉病候 外经病候多为发高热、疟疾、面赤、汗出、神昏谵语、狂躁、怕冷、鼻干、鼻衄、唇口生疮、喉痛、颈痛、腿足红肿疼痛、腿足发冷。内脏病候主要有腹部膨大、胃胀满、水肿、睡卧不安、癫狂、消谷善饥、尿色发黄。

功效主治 眼、耳、口、牙、鼻、咽喉等器官的病症，胃肠病，血症，神志病，面部疾病，皮肤病，消化系统疾病，呼吸系统疾病，循环系统疾病以及本经脉所经过部位的病症。

承泣穴

穴位理解 承，承受；泣，泪水，流泪。穴在目下，犹如承受泪水的部位。

准确取穴 在面，瞳孔直下，当眼球与眶下缘之间。

临床运用 外眼炎症、泪囊炎、屈光不正、夜盲症、青光眼、视神经炎、视网膜炎、视神经萎缩、白内障、眶下神经痛、口眼㖞斜。

四白穴

穴位理解 四，数词，指晒八方，亦指穴所在的周围空间；白，光明也。此穴位于目下，治眼病，改善视觉，明见四方。

准确取穴 在面部，瞳孔直下，当眶下孔凹处。

临床运用 眼部疾病、三叉神经痛、眼睑痉挛、面神经炎、鼻窦炎、眩晕。

巨髎穴

穴位理解 巨，大也，形容穴内气血场覆盖的区域巨大；髎，孔隙。此穴正值颧骨下，凹陷较巨大，故名。

准确取穴 在面部，瞳孔直下，

平鼻翼下缘处，当鼻唇沟外侧。正坐平视，瞳孔直下垂直线与鼻翼下缘水平线的交点处为取穴部位。

临床运用 眼部疾病、鼻病、牙痛、三叉神经痛、面神经炎、上颌窦炎、口眼㖞斜。

地仓穴

穴位理解 地，脾胃之土也；仓，五谷存储聚散之所也。穴值口吻之旁，面下之部，口能容纳食物，且入于胃，故名。

准确取穴 在面部，口角外侧，上直对瞳孔。

临床运用 流涎、面肌痉挛、面神经炎、牙痛、三叉神经痛、口歪。

大迎穴

穴位理解 大，大小之大，多也；迎，迎接。该穴名意指此处有动脉通过，故名。

准确取穴 在下颌角前方，咬肌附着部前缘，当面动脉搏动处。闭口鼓气，下颌角前下方沟形凹陷处为取穴部位。

临床运用 面肌痉挛、面神经炎、三叉神经痛、腮腺炎、牙痛颊肿。

颊车穴

穴位理解 颊，指穴所在的部位为面颊；车，运载工具也。指牙床。穴在颊，近下颌骨角。

准确取穴 在面颊部，下颌角前上方约一横指（中指），当咀嚼时咬肌隆起，按之凹陷处。

临床运用 牙痛颊肿、面神经炎、三叉神经痛、口腔炎、腮腺炎、下颌关节炎、失声。

下关穴

穴位理解 下，下方；关，关界，指颧骨弓。穴在其下缘，与上关相对。

准确取穴 在面部耳前方，当颧弓与下颌切迹所形成的凹陷中。闭口，由耳屏向前摸有一高骨，其下方有一凹陷，若张口，则该凹陷闭合和突起，此凹陷为取穴部位。

临床运用 耳聋、耳鸣、聤耳、牙痛、鼻塞、牙关开合不利、口眼㖞斜、张口困难、面痛。

头维穴

穴位理解 头，头部；维，隅角，维护。穴在头之额角部位。该穴位意指两侧的头维穴就像是侍立于头部两侧的卫兵一样，维护着我们头脑的健康，故名。

准确取穴 在头侧部，当额角发际上0.5寸，头正中线旁4.5寸。耳前鬓角前缘向上直线与前发际交点上5寸处为取穴部位。

临床运用 头痛、头晕、目眩、眼痛、迎风流泪、视物模糊、眼睑痉挛。

人迎穴

穴位理解 人，民众也；迎，迎受也。因为此穴在人迎脉旁，故名。

准确取穴 在颈部，喉结旁，当胸锁乳突肌前缘，颈总动脉搏动处，喉结旁开1.5寸处。摸颈总动脉搏动之内侧缘，平喉结处为取穴部位。

临床运用 高血压病、哮喘、咽喉肿痛、瘰疬、甲状腺肿、声音嘶哑、偏瘫、饮食难下。

水突穴

穴位理解 水，水谷，食物；突，穿过，有碰撞之意。该穴名意指此穴有主治水饮上呛，咳逆上气，故名。

准确取穴 在颈部，胸锁乳突肌前缘，当人迎与气舍连线的中点。

临床运用 咽喉肿痛、支气管炎、哮喘、甲状腺肿、瘰疬。

气舍穴

穴位理解 气，空气，指肺胃之气；舍，宅舍。穴在气管旁，犹如气之宅舍。

准确取穴 在颈部，当锁骨内侧端的上缘，胸锁乳突肌的胸骨头与锁骨头之间。

临床运用 咳嗽、哮喘、呃逆、咽喉肿痛、瘿瘤、瘰疬、颈项强痛。

缺盆穴

穴位理解 缺，凹陷；盆，器物名。穴当锁骨上窝之凹陷，犹如不完整的盆中，故名。

准确取穴 在锁骨上窝中央，距前正中线4寸。

临床运用 咽喉肿痛、支气管炎、胸膜炎、哮喘、瘰疬。

气户穴

穴位理解 气，空气，指肺胃之气；户，门户。穴在胸上部，意为气之门户，故名。

准确取穴 在胸部，当锁骨中点下缘，距前正中线4寸。

临床运用 咳嗽、哮喘、呼吸困难、呃逆、胸背痛、胁肋疼痛。

库房穴

穴位理解 库，府库；房，房室。呼吸之气存于肺如储府库；从上至下，犹如从门户进入房室。

准确取穴 在胸部，当第一肋间隙，距前正中经线4寸。

临床运用 咳嗽、气喘、咳唾脓血等肺系病症，胸胁胀痛。

屋翳穴

穴位理解 屋，深室；翳，古指用羽毛做的华盖或遮蔽之物，此指穴内物质为卫外之气。该穴位于胸上部，如房之屏障、顶盖，故名。

准确取穴 在胸部，当第二肋间隙，距前正中线4寸。

临床运用 咳嗽、哮喘、胸肋痛、乳腺炎、心律失常、身肿。

膺窗穴

穴位理解 膺，胸也；窗，空孔也。该穴在胸的上部，犹如胸室之窗，故名。

准确取穴 在胸部，当第三肋间隙，距前正中线4寸。

临床运用 咳嗽、哮喘、胸胁胀痛、乳腺炎、心律失常、心动过速。

乳中穴

穴位理解 乳，乳头；中，正，中。穴在乳头正中，以部位命名。

准确取穴 在胸部，当第四肋间隙，乳头中央，距前正中线4寸。

临床运用 猝癫、小儿暴痫、中暑、热渴、胞衣不下。

乳根穴

穴位理解 乳，乳房；根，根部。穴在乳房根部，以部位命名。

准确取穴 在胸部，当乳头直下，乳房根部，第五肋间隙，距前正中线4寸。

临床运用 乳汁不足、乳腺炎、胸胁痛、噎膈。

不容穴

穴位理解 不，不可；容，容纳。该穴名意指其能主治腹满不能收纳水谷，故名。

准确取穴 在上腹部，当脐中上6寸，距前正中线2寸。

临床运用 胃痛、呕吐、食欲不振、腹胀。

承满穴

穴位理解 承，承受；满，满盛。穴在上腹部，该穴名意指胃纳水谷至此充满，故名。

准确取穴 在上腹部，当脐中上5寸，距前正中线2寸。

临床运用 胃痛、腹胀、呕吐、食欲不振。

梁门穴

穴位理解 梁，指屋顶之横木；门，指出入之通道。穴在上腹部，该穴寓意为饮食入胃之门户。

准确取穴 在上腹部，当脐中上4寸，距前正中线2寸。平肚脐与胸剑联合连线之中点，前正中线旁开2寸为取穴部位。

临床运用 胃痛、呕吐、腹泻、食欲缺乏。

关门穴

穴位理解 关，关卡；门，出入的门户。该穴名意指此穴能治泄泻、遗溺等门户不关之证，故名。

准确取穴 在上腹部，当脐中上3寸，距前正中线2寸。

临床运用 食欲缺乏、腹胀、腹痛、肠鸣、腹泻、水肿、遗尿。

太乙穴

穴位理解 太，甚大；乙，十天干之一。古以中央为太乙，即《河图》里的中宫。脾土居中，寓腹中央为太乙。穴在胃脘下部，约当腹中央。

准确取穴 在上腹部，当脐中上2寸，距前正中线2寸。

临床运用 消化不良、胃痛、心烦不宁、精神病。

滑肉门穴

穴位理解 滑，美好；肉，肌肉；

门，门户。滑肉，为初步消化后的精细食物。穴平脐1寸，食物至此已分清别浊，犹如精细食物通过之门户。

准确取穴 在上腹部，当脐中上1寸，距前正中线2寸。

临床运用 胃痛、呕吐、癫狂。

天枢穴

穴位理解 天，指上部；枢，指枢纽。古时候根据肚脐来分上、下腹部，脐上应天，属天部；脐下应地，属地部。穴当肚脐两旁，为胃肠气机之枢纽，故名。

准确取穴 在上腹部，横平脐中，前正中线旁开2寸。

临床运用 腹胀肠鸣、绕脐腹痛、便秘、泄泻、痢疾、症瘕、月经不调、痛经。

外陵穴

穴位理解 外，指本穴气血作用的部位在经脉之外；陵，山陵、土丘也。穴在腹旁当腹肌隆起处。

准确取穴 在下腹部，当脐中下1寸，距前正中线2寸。

临床运用 腹痛、腹胀、月经不调、痛经。

大巨穴

穴位理解 大，大小之大；巨，巨大。穴当腹部隆起最高、最大处，故名。

准确取穴 在下腹部，当脐中下2寸，距前正中线2寸。

临床运用 小便不利、疝气、遗精、早泄。

水道穴

穴位理解 水，水液；道，道路。穴位深部相当于小肠并靠近膀胱，有通利水道的作用，故名。

准确取穴 在下腹部，当脐中下3寸，距前正中线2寸。

临床运用 小腹胀满、尿路感染、肾炎、水肿、尿潴留、月经不调、痛经。

归来穴

穴位理解 归，归回；来，到来。本穴能治宫脱、疝气等，有归复还纳之功，故名。

准确取穴 在下腹部，当脐中下4寸，距前正中线2寸。前正中线上，耻骨联合上缘上一横指处，再旁开两横指处为取穴部位。

临床运用 小腹疼痛、月经不调、白带过多、子宫脱垂、遗精、阴茎肿痛、睾丸炎。

气冲穴

穴位理解 气，指经气；冲，冲要。穴在气街部位，相当于冲脉起始部，并可触到经气之冲动，故名。

准确取穴 在腹股沟稍上方，当脐中下5寸，距前正中线2寸。

临床运用 小腹疼痛、疝气、外阴肿痛、月经不调、不孕、胎产诸疾、阴茎肿痛、阳痿。

髀关穴

穴位理解 髀，股部、大腿骨，指穴所在的部位也；关，关卡也。该穴在近股骨上端关节部分，故名。

准确取穴 在大腿前面，当髂前上棘与髌底外侧端的连线上，屈股时，平会阴，居缝匠肌外侧凹陷处。

临床运用 腿膝肿痛、下肢麻木、瘫痪、腹股沟淋巴结炎、筋急不得屈伸。

伏兔穴

穴位理解 伏，俯伏；兔，兔子。穴位局部肌肉隆起，形如俯伏之兔。

准确取穴 在大腿前面，当髂前上棘与髌底外侧端的连线上，髌底上6寸。被取穴者正坐屈膝成90°，取穴者以手掌后第一横纹中，点按在髌骨上缘中点，手指并拢压在被取穴者的大腿上，当中指尖端所达处为取穴部位。

临床运用 腰腿痛、下肢麻木、瘫痪、脚气、荨麻疹、疝气、腹胀。

阴市穴

穴位理解 阴，阴阳之阴，指寒邪；市，集市，聚散之意。穴能疏散膝部寒气。

准确取穴 在大腿前面，当髂前上棘与髌底外侧端的连线上，髌底上3寸。

临床运用 腿膝风湿痹痛、下肢麻木、瘫痪、糖尿病。

梁丘穴

穴位理解 梁，山梁也；丘，丘陵、土堆也。梁丘名意指穴当膝上，犹如山梁之上，故名。

准确取穴 屈膝，在大腿前面，当髂前上棘与髌底外侧端的连线上，髌底上2寸。下肢用力蹬直时，髌骨外上缘上方可见一凹陷，此凹陷正中处为取穴部位。

临床运用 膝关节痛、腿膝风湿痹痛、胃痛、腹泻、乳腺炎、下肢不遂。

犊鼻(膝眼)穴

穴位理解 犊，小牛；鼻，鼻子。髌骨下两侧凹陷，形似牛鼻孔，穴在外孔中，如被牵之牛顺从而行，故名。

准确取穴 屈膝，在膝部，髌骨与髌韧带外侧凹陷中。

临床运用 屈伸不利、膝关节痛、脚气。

足三里穴

穴位理解 足，指穴位在足部；三里，指穴内物质作用的范围。古有以里为寸之说，穴在下肢，位于膝下3寸。

准确取穴 在小腿前外侧，当犊鼻下3寸，距胫骨前缘一横指（中指）。站位，用同侧手张开虎口围住髌骨上外缘，余四指向下，中指尖处为取穴部位。

临床运用 胃痛、呕吐、噎膈、腹胀、肠鸣、泄泻、消化不良、痢疾、便秘、腹痛、乳痈、虚劳羸瘦、咳嗽气喘、心悸气短、乏力、头晕失眠、癫狂、膝关节疼痛、膝胫酸痛、中风偏瘫、脚气水肿。

上巨虚穴

穴位理解 上，上部也；巨，范围巨大也；虚，中空也。由于胫骨、腓骨之间有大的孔隙，该穴位于此空隙的上方，与下巨虚相对，故名。

准确取穴 在小腿前外侧，当犊鼻下6寸，距胫骨前缘一横指（中指）。

临床运用 肠鸣、腹痛、泄泻、便秘、肠痈、面部痤疮、下肢痿痹、脚气。

条口穴

穴位理解 条，长条；口，空。穴在胫骨、腓骨之间的长条孔隙之中。

准确取穴 小腿在外侧，当犊

鼻下8寸，距胫骨前缘一横指（中指）。平眶横纹与外踝尖连线之中点，在胫骨、腓骨之间，距胫骨前缘一横指处为取穴部位。

临床运用 小腿冷痛、下肢麻木、下肢瘫痪、肩痛、跗肿、转筋。

下巨虚穴

穴位理解 下，下部也；巨，范围巨大也；虚，中空。由于胫骨、腓骨之间形成较大的空隙的上方，与上巨虚相对。

准确取穴 在小腿之间外侧，当犊鼻下9寸，距胫骨前缘一横指（中指）。条口下约一横指，距胫骨前缘约一横指处为取穴部位。

临床运用 少腹痛、腰脊痛、泄泻、痢疾、下肢痿痹。

丰隆穴

穴位理解 丰，丰满；隆，隆盛。穴位所处肌肉丰满隆盛，故名。

准确取穴 在小腿外侧，当外踝尖上8寸，条口外，距胫骨前缘二横指（中指）。平腘横纹与足腕横纹连线之中点，在胫骨、腓骨之间，距胫骨前缘一横指处为取穴部位。

临床运用 咳嗽、哮喘、痰多、咽喉肿痛、头痛、眩晕、癔症、癫痫、精神病、小腿酸痛、麻木、下肢瘫痪。

解溪穴

穴位理解 解，通“骱”，骨结相连处；溪，沟溪，凹陷处。穴在踝关节前的凹陷中。

准确取穴 在足背与小腿交界处的横纹中央凹陷中，当踝长伸肌肌腱与趾长伸肌肌腱之间。足背屈，踝关节前横纹中两条大筋之间的凹陷中，与第二足趾正对处为取穴部位。

临床运用 踝关节疼痛、下肢痿痹、头痛、头晕、癫狂、腹胀、便秘。

冲阳穴

穴位理解 冲，动；阳，高为阳。穴在足背最高点，动脉应手处，故名。

准确取穴 在足背最高处当踝长伸肌肌腱与趾长伸肌肌腱之间，足背动脉搏动处。

临床运用 牙痛面肿、面神经炎、足痿无力、足背肿痛、胃痛、腹胀、癫痫、善惊、癫狂。

陷谷穴

穴位理解 陷，凹陷之处也；谷，山谷也，指体表凹陷。此穴在第二跖骨间隙凹陷中。

准确取穴 在足背，当第二、第三跖骨接合部前方凹陷处。足背，第二、第三趾缝纹端直上两横指（中指及第四指），约1.5寸处，当第二、第三跖骨接合部之前的凹陷中为取穴部位。

临床运用 面肿、水肿、肠鸣腹痛、足背肿痛。

内庭穴

穴位理解 内，入也；庭，指门庭。穴在足背第二、第三趾间缝纹端，趾缝如门，喻穴在纳入门庭之处，故名。

准确取穴 在足背，当第二、第三趾间，祉蹼缘后方赤白肉际处。

临床运用 牙痛、咽喉肿痛、口歪、鼻衄、腹胀、便秘、胃痛、足背肿痛。

历兑穴

穴位理解 厉，指磨砺，又登高、涉水也称厉；兑，指尖端。本穴位于足趾端，故名。

准确取穴 在足第二趾末节外侧，距趾甲角0.1寸。第二趾趾甲角外侧缘线与下缘线之交点处为取穴部位。

临床运用 牙痛面肿、面神经炎、鼻炎、鼻衄、咽喉肿痛、胸腹胀满、热病、昏厥、精神病。

足太阴脾经

经脉循行 足太阴脾经起于足大趾末端（隐白），沿着大趾内侧赤白肉际，经过大趾本节后第一跖趾关节后面，上行至内踝的前面，再上腿肚，沿着胫骨后面，交出足厥阴经的前面，经膝股部内侧前缘，进入腹部，属于脾脏，联络胃，通过横膈上行，夹咽部两旁，连系舌根，分散于舌下。胃部支脉：向上通过横膈，流注于心中，与手少阴心经相接。

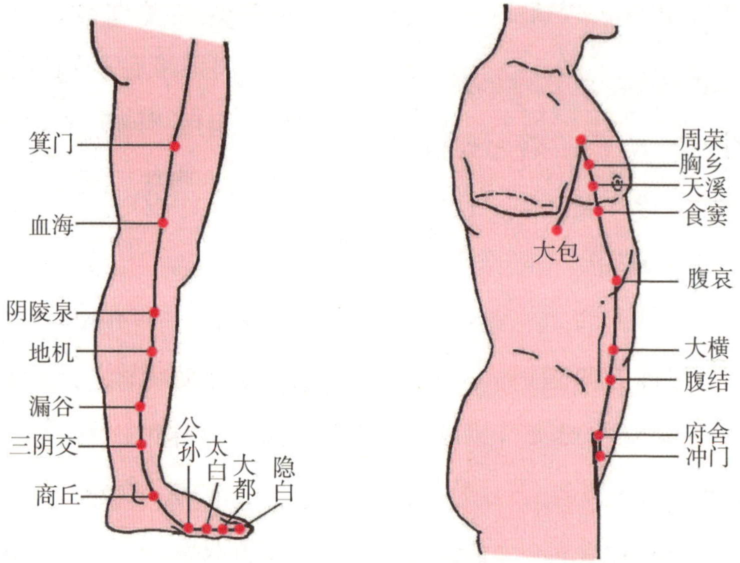

足太阴脾经循行图

养生要诀 脾主管人身体的消化、吸收、排泄，也是人体血液的统领。足太阴脾经的开穴时间是9：00～11：00，此时，全身的气血津液都开始灌注于脾经，脾经的功能达到了一天中最强的时候，在这个时间段拍打刺激脾经，不但能增强脾脏的功能，还能对脾经络线上的不适起到预防和治疗作用。同时，在这个时间段也应避免食用燥热及辛辣刺激性的食物，以免伤胃败脾。

经脉病候 脾经失调主要与运化功能失调有关。中医认为脾主运化，为后天之本，对于维持消化功能及将食物化为气血起着重要的作用。若脾经出现问题，易出现腹胀、便溏、下痢、食则呕、胃脘痛、嗳气、身重无力、活动不利、舌根强痛、下肢内侧肿胀、足大趾麻木、水肿、黄疸等病候。

功效主治 主治重点为脾胃病症、血症以及心肺肝肾相关疾病。还可治胃肠等腹部疾病、消化系统疾病、泌尿生殖系统病症及本经脉所经过部位的病症。

隐白穴

穴位理解 隐，隐秘、隐藏也；白，白色，肺之色也。穴居隐蔽之处，其处白色。

准确取穴 在足大趾末节内侧，距趾甲角0.1寸。足大趾内侧，由大趾趾甲内侧缘与下缘各做一垂线之交点为取穴部位。

临床运用 腹胀、腹痛、便血、月经量过多、崩漏、惊风、癔症、精神病、昏厥、失眠多梦。

大都穴

穴位理解 大，穴内气血场的范围大也；都，都市也，物质的集散之所也。该穴名意指隐白穴传来的生发之气，如都市之物在此集散，故名。

准确取穴 在足内侧缘，当足大趾本节（第一跖趾关节）前下方赤白肉际凹陷处。

临床运用 腹胀、腹痛、腹泻、便秘、高热无汗、小儿惊风、足痛、胸口痛、心烦。

太白穴

穴位理解 太，甚大；白，白色。穴在大趾白肉上；此处之白肉更为开阔。

准确取穴 在足内侧缘，当足大趾本节（第一跖趾关节）后下方赤白肉际凹陷处。

临床运用 胃痛、腹胀、腹痛、泄泻、痢疾、肢倦、身重、心痛。

公孙穴

穴位理解 公，有通的意思；孙，孙络，在此特指络脉。脾经之络脉是从此通向胃经的。

准确取穴 在足内侧缘，当第一跖骨基底部的前下方。由足大趾内侧后有一关节（第一跖址关节）往后用手推有一弓形骨，弓形骨后端下缘的凹陷（第一跖骨基底内侧前下方）为取穴部位。

临床运用 胃痛、腹胀、胁痛、消化不良、呕吐、腹泻、便秘、痢疾、神经衰弱、精神病、痔、热病。

商丘穴

穴位理解 商，五音之一，属金；丘，丘陵。此系足太阴脾经经穴，属金，在丘陵样内踝的下方，故名。

准确取穴 在足内踝前下方凹陷中，当舟骨结节与内踝尖连线的中点处。

临床运用 足踝痛、痔、腹胀、泄泻、便秘。

三阴交穴

穴位理解 三阴，指足部三条阴经；交，交会。此系脾、肝、肾三阴经在本穴交会。

准确取穴 在小腿内侧，当足内踝尖上3寸，胫骨内侧缘后方。以手四指并拢，小指下边缘紧靠内踝尖上，示指上缘所在水平线在胫骨后缘的交点，为取穴部位。

临床运用 脾胃虚弱、消化不良、腹胀肠鸣、腹泻、月经不调、崩漏、带下、闭经、子宫脱垂、难产、产后血晕、恶露不净、遗精、阳痿、阴茎肿痛、水肿、小便不利、遗尿、膝脚痹痛、脚气、失眠、湿疹、荨麻疹、神经性皮炎、高血压病。

漏谷穴

穴位理解 漏，渗漏也；谷，凹陷处。穴在胫骨后缘与比目鱼肌之间的凹陷中，故名。

准确取穴 在小腿内侧，当内踝尖与阴陵泉的连线上，距内踝尖6寸，胫骨内侧缘后方。

临床运用 腹胀、肠鸣、腹胀、腿膝冷痛、麻木、小便不利、足踝肿痛。

地机穴

穴位理解 地，土地，指下肢机，机要。穴属足太阴之郄，为足太阴气血深聚之要穴，故名。

准确取穴 在小腿内侧，当内踝尖与阴陵泉的连线上，阴陵泉下3寸。

临床运用 腹痛、腹胀、腹泻、食欲不振、痢疾、月经不调、症瘕、遗精、腰痛、便不利、水肿。

阴陵泉穴

穴位理解 阴，阴阳之阴；陵，山陵；泉，水泉。内为阴。穴在胫骨内上髁下缘的凹陷中，如山陵下之水泉。

准确取穴 在小腿内侧，当胫骨内侧髁后下方凹陷处。坐位，用拇指沿小腿内侧骨内缘（胫骨内侧）由下往上推，至拇指抵膝关节下时，胫骨向内上弯曲之凹陷为取穴部位。

临床运用 小便不利或失禁、水肿、腹胀、泄泻、膝内侧疼痛、阴茎肿痛、痛经、妇人阴痛。

血海穴

穴位理解 血，气血的血；海，海洋，大也。该穴名意指穴为足太阴脉气所发，气血归聚之海。穴主妇人漏下，若血闭不通，逆气胀。为妇人调经要穴，故名。

准确取穴 屈膝，在大腿内侧，髌底内侧端上2寸，当股四头肌内侧头的隆起处。坐位，屈膝呈90°，取穴者立于患者对面，用左手掌心对准右髌骨中央，手掌伏于其膝盖上，拇指尖所指处为取穴部位。

临床运用 月经不调、痛经、崩漏、荨麻疹、皮肤瘙痒、湿疹、丹毒、尿路感染、大腿内侧痛、气逆腹胀。

箕门穴

穴位理解 箕，土箕也，担物之器也；门，出入的门户也。取穴时，两膝足分开状如箕状，左右两侧之门犹当簸箕之门，故名。

准确取穴 在大腿内侧，当血海与冲门连线上，血海上6寸。

临床运用 小便不利、遗尿、尿闭、尿路感染、腹股沟肿痛。

冲门穴

穴位理解 冲，冲射、冲突也；门，出入的门户也。穴位于气街部，为经气通过的重要门户。

准确取穴 在腹股沟外侧，距趾骨联合上缘中点3.5寸，当髂外动脉搏动处外侧。

临床运用 腹痛、疝气、痔、小便不利、睾丸及附睾炎、精索痛、子宫脱垂、子宫内膜炎。

府舍穴

穴位理解 府，指脏腑；舍，宅舍。该穴意指其深处是腹腔，为脏腑的宅舍，故名。

准确取穴 在下腹部，当脐中下4寸，冲门上方0.7寸，距前正中线4寸。

临床运用 腹痛、疝气、便秘、阑尾炎、子宫脱垂、睾丸炎、附睾、精索痛。

腹结穴

穴位理解 腹，腹部也，脾也；结，集结也。该穴名意指脾经的气血在此集结，故名。

准确取穴 在下腹部，当脐中下1.3寸，距前正中线4寸。

临床运用 脐周腹痛、腹泻、疝气。

大横穴

穴位理解 大，穴内气血作用的区域范围大也；横，穴内气血运动的方式为横向传输也，风也。穴位在内应横行之大肠。

准确取穴 在腹中部，距脐中4寸。仰卧位，由两乳头向下做与前正中线的平行线，再由脐中央做一水平线，三线之两个交点为取穴部位。

临床运用 绕脐腹痛、腹胀、腹泻、便秘、痢疾、肠道寄生虫病、肠麻痹、癔症。

腹哀穴

穴位理解 腹，腹部也，脾土也；哀，悲哀、伤痛也。该穴名意指能治疗腹部各种伤痛，故名。

准确取穴 在上腹部，当脐中上3寸，距前正中线4寸。

临床运用 消化不良、便秘、痢疾。

食窦穴

穴位理解 食，食物；窦，孔窦。穴在乳头外下方，深部有储藏乳汁的孔窦。本穴能促进食物营养的吸收，为补益之孔穴。

准确取穴 在胸外侧部。当第五肋间隙，距前正中线6寸。

临床运用 胸耳胁满、肠鸣腹胀、幽门梗阻、乳肿。

天溪穴

穴位理解 天，天空；溪，沟溪也。该穴名意指其位于肺间如沟溪处，故名。

准确取穴 在胸外侧部，当第四间，距前正中6寸。

临床运用 胸胁胀痛、咳嗽。乳腺炎、乳汁不足。

胸乡穴

穴位理解 胸，胸部；乡，指部位。因其在胸部，能治疗胸部疾病，故名。

准确取穴 在胸外侧部，当第三肋间隙，距前正中线6寸。

临床运用 胸胁胀痛、咳嗽、哮喘。

周荣穴

穴位理解 周，遍布、环绕；荣，荣养。因本穴可调和营气，荣养周身，故名。

准确取穴 在胸外侧部，当第二肋间隙，距前正中线6寸。

临床运用 胸胁胀满、咳嗽、哮喘。

大包穴

穴位理解 大，大小之大；包，包容。本穴为脾之大络，统络阴阳诸经，故名。

准确取穴 在侧胸部腋中线上，当第六肋间隙处。

临床运用 胸胁痛、咳嗽、气喘、全身疼痛、四肢无力。

手少阴心经

经脉循行 手少阴心经起于心中，出属心系（心与其他脏器相联系的部位），通过横膈，联络小肠。心系向上的脉：夹着咽喉上行，连系于目系（眼球系于脑的部位）。心系直行的脉：上行于肺部，再向下出于腋窝部（极泉），沿着上臂内侧后缘，行于手太阴经和手厥阴经的后面，到达肘窝，沿前臂内侧后缘，至掌后豌豆骨部，进入掌内，沿小指内侧至末端（少冲）与手太阳小肠经相接。

养生要诀 心脏是人体运行血液的器官，心脏周而复始地将血液供给全身，是各部分组织正常发挥作用的重要前提。如果心脏不能够及时地供给各个脏腑器官血液，它们的生理功能就会受到影响，严重者甚至会丧失生理功能。所以古人常说："心者，五脏六腑之大主也"，又说"主不明则十二官危"。心经开穴的时间是11:00～13:00，此时宜养护心经，避免剧烈运动，这样既可以促进心经气血津液的运行，还能起到预防和治疗心脏病的作用。

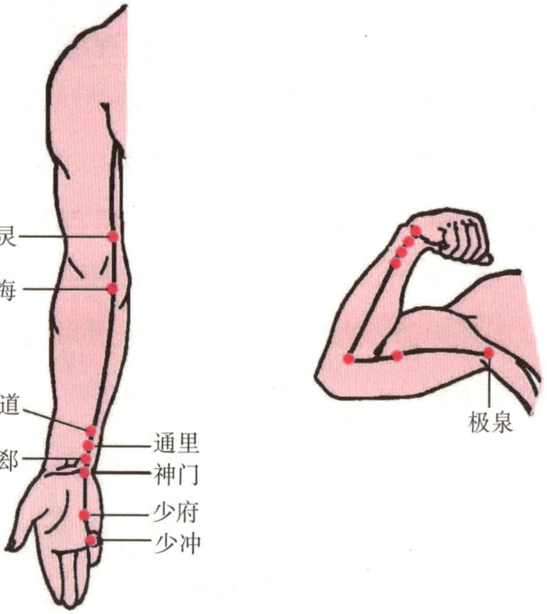

手少阴心经循行图

经脉病候 外经病候常为身热、头痛、目痛、膺背疼痛、咽干、口渴引饮、手心热痛、手足逆冷、肩胛及前臂内侧痛。内脏病候多表现为心痛、胸胁支满疼痛、胁下痛、心烦、气急、卧不安、眩晕昏仆、精神失常。

功效主治 胸、心、循环系统病症、神志病、血症、肢体疼痛、皮肤病等。

极泉穴

穴位理解 极，高大；泉，水泉。穴在腑窝高处，局部凹陷如泉。

准确取穴 腋窝正中，腋动脉搏动处。

临床运用 胸闷气短、心痛心悸、肘臂冷痛、四肢不举。

青灵穴

穴位理解 青，比喻青春之生气；灵，指神明，为生之本，神之变也。本穴为手少阴心经腧穴，神灵所居心处，故名。

准确取穴 在臂内侧，与极泉与少海的连线上，肘横纹上3寸，肱二头肌的内侧沟中。在少海穴上3寸，肱二头肌尺侧沟中。

临床运用 目黄、头痛、胸胁痛、肘臂痛。

少海穴

穴位理解 少，阴也，水也；海，大也，百川所归之处也。本穴为手少阴经之合穴，“所入为合”，手少阴经气至本穴有百川入海之势，故名。

准确取穴 屈肘，当肘横纹内端与肱骨内上髁连线之中点。

临床运用 心痛、肘臂挛痛、麻木、手颤、瘰疬、腋胁痛。

灵道穴

穴位理解 灵，与鬼怪相对，神灵也，指穴内气血物质为天部之气；道，道路。穴在尺侧腕屈肌肌腱桡侧缘，犹如通向神灵之道，故名。

准确取穴 在前臂掌侧，当尺侧腕屈肌肌腱桡侧缘，腕横纹上1.5寸。仰掌，将尺骨小头分成两等份，平尺骨小头的根部，在尺侧腕屈肌肌腱桡侧缘为取穴部位。

临床运用 心绞痛、癔症、腕臂痛。

通里穴

穴位理解 通，通往；里，内里。本穴为手少阴经之络穴，心与小肠相表里，其络从本穴分出，走向手太阳经，其支脉别而上行，沿本经入里，故名。

准确取穴 腕横纹上1寸，尺侧腕屈肌肌腱桡侧。

临床运用 暴喑、舌强不语、腕臂痛、心悸怔忡。

阴郄穴

穴位理解 阴，指少阴；郄，孔窍、空隙也。本穴为手少阴之郄穴，故名。

准确取穴 在前臂掌侧，当尺侧腕屈肌肌腱桡侧缘，腕横纹上0.5寸。仰掌，平尺骨小头头部，在尺侧腕屈肌肌腱桡侧缘为取穴部位。

临床运用 心绞痛、心悸、神

经衰弱、癔症、骨蒸盗汗、吐血、鼻衄。

神门穴

穴位理解 神，指神明，与鬼相对，气也；门，出入的门户也。本穴名意指此为心气出入之门户，故名。

准确取穴 在腕部，腕掌侧横纹尺侧端，尺侧腕屈肌肌腱桡侧凹陷中。仰掌，豌豆骨（手掌小鱼际肌近腕部有一突起圆骨）桡侧，掌后第一横纹上，尺侧腕屈肌肌腱桡侧缘。

临床运用 心绞痛、心悸、神经衰弱、癔症。

少府穴

穴位理解 少，少阴也；府，府宅、聚集之意。本穴为手少阴之荥穴，属火。心也属火，此穴为本经气血汇聚之处，故名。

准确取穴 第四、第五掌骨之间，握拳时，当小指尖处。

临床运用 心绞痛、心悸、胸痛、神经衰弱、阴痒、小便不利、遗尿、手指挛痛、手掌多汗、善笑。

少冲穴

穴位理解 少，幼小；冲，冲动。本穴是手少阴经井穴，脉气由此涌出沿经脉上行。

准确取穴 在小指末节桡侧，距指甲角0.1寸。

临床运用 心绞痛、心悸、胸痛、热病、脑卒中昏迷、中暑、惊风抽搐、癔症、臂痛。

手太阳小肠经

经脉循行 手太阳小肠经起于小指内侧端（少泽），沿着手背外侧至腕部，出于尺骨小头，直上沿着前臂外侧后缘，经尺骨鹰嘴与肱骨内上髁之间（小海），沿上臂外侧后缘，出于肩关节，绕行肩胛部，交会于大椎（督脉），从大椎向前经足阳明经的缺盆，联络心脏，沿着食管，通过横膈，到达胃部，属于小肠。缺盆部支脉：沿着颈部，上达面颊（颧髎），至目外眦，转入耳中（听宫）。颊部支脉：上行目眶下，抵于鼻旁，至目内眦（睛明），与足太阳膀胱经相接。

养生要诀　13：00～15：00是小肠经的开穴时间。此时，小肠经内的气血津液最为充足，消化吸收功能也最强，所以是保养小肠的最佳时段。此时应多喝水，帮助小肠排毒降火。长期坚持对小肠经的保健操作，就能轻松拥有健康的消化吸收功能。

经脉病候　本经属小肠，络心，与胃联系。本经病症主要表现为耳聋、目黄、颊肿、咽喉肿痛、颈项转侧不利、肩似拔、臑似折、少腹胀痛、尿频、泄泻、便秘等。

功效主治　按揉本经，可以治疗和预防神志病、体液疾病、疮疡肿毒、头面疾病、咽喉疾病、心胸疾病、发热及心烦、舌赤、口舌生疮等小肠病变。

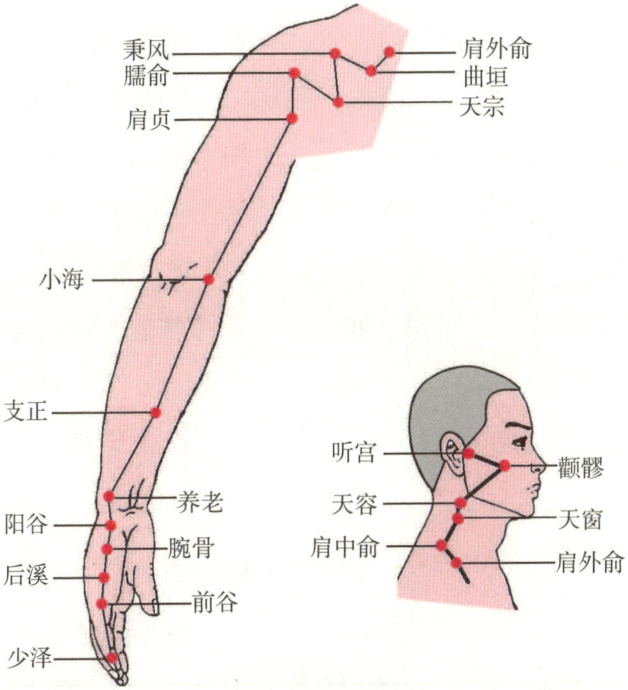

手太阳小肠经循行图

少泽穴

穴位理解 少，阴也，浊也；泽，沼泽也。穴在小指上，脉气初生之处，如始于沼泽，故名。

准确取穴 在手小指末节尺侧，距指甲角0.1寸。沿小指指甲底部与尺侧缘引线的交点为取穴部位。

临床运用 热病、脑卒中昏迷、乳汁不足、乳腺炎、咽喉肿痛、头痛、目赤、翳状胬肉、耳鸣、耳聋、肩臂外后侧痛。

前谷穴

穴位理解 前，前后之前；谷，山谷。穴在第五掌指关节前方，穴处凹陷如谷，故名。

准确取穴 在手尺侧，微握拳，当小指本节（第五掌指关节）前的掌指横纹头赤白肉际处。仰掌，握拳，第五掌指关节前，有一皮肤皱襞突起，其尖端为取穴部位。

临床运用 热痛、目赤肿痛、目翳、鼻塞、咽喉肿痛、乳汁不足。

后溪穴

穴位理解 后，与前相对；溪，沟溪。穴在第五掌指关节后方，握拳时，当尺侧横纹头处，其形有如沟溪，故名。

准确取穴 在手掌尺侧，微握拳头，当小指本节（第五掌指关节）后的远侧掌横纹头赤白肉际处。仰掌，握拳，第五掌指关节后，有一皮肤皱襞突起，其尖端为取穴部位。

临床运用 头项强痛、疟疾、腰骶痛、手指及肘臂挛急、癫狂、癔症、目赤。

腕骨穴

穴位理解 腕，腕部；骨，骨头。穴在手外侧腕前起骨（豌豆骨）下凹陷之处，故名。

准确取穴 在手掌尺侧，当第五掌骨基底与钩骨之间的凹陷处，赤白肉际。

临床运用 指挛腕痛、无力握物、头项强痛、耳鸣、目翳。

阳谷穴

穴位理解 阳，阴阳之阳；谷，山谷。外为阳。腕外骨隙形如山谷，穴当其处。

准确取穴 在手腕尺侧，当尺骨茎突与三角骨之间的凹陷处。

临床运用 颈项强痛、目赤肿痛、耳鸣、耳聋、热病、精神病、手腕痛、臂外侧痛、牙痛。

养老穴

穴位理解 养，生养、养护也；老，与老，与少、小相对，为长为尊也。穴主耳聋、目视不明、肩臂疼痛等老年性疾病。为奉养老人、调治老人疾病的要穴，故名。

准确取穴 在前臂背面尺侧，当尺骨小头近端桡侧凹陷中。手掌水平，掌心先向下正对地面，另一手示指按在尺骨小头最高点，当翻转手掌使掌心对胸时，另一手指顺势滑动而摸至骨边缘，所指处为取穴部位。

临床运用 后头痛、落枕、肩背痛、上肢关节痛、上肢瘫痪、急性腰扭伤。

支正穴

穴位理解 支，树之分枝也；正，气血运行的道路正也。小肠之络脉由此别离正经，走向心经。

准确取穴 在前臂背面尺侧，当阳谷小海穴的连线上，腕背横纹上5寸。

临床运用 头痛、目眩、颊肿、神经衰弱、梅尼埃病、精神病、肘臂挛痛、糖尿病、疥疮生疣。

小海穴

穴位理解 小，微小；海，海洋。小，指小肠经。此系小肠经合穴，气血至此，犹如水流入海。

准确取穴 在肘内侧，当尺骨鹰嘴与肱骨内上髁之间的凹陷处。

临床运用 耳聋、耳鸣、头痛、眩晕、牙龈炎、面肿、癫痫、精神病、颈项肩臂痛、手震颤、上肢瘫痪。

肩贞穴

穴位理解 肩，穴所在部位肩部也；贞，正也。穴在肩下，正对腋纹头上方1寸处，故名。

准确取穴 在肩关节后下方，臂内收时，腋后纹头上1寸。

临床运用 肩痛、手臂麻痛不能上举、耳聋、耳鸣、风湿痛、肩周炎、瘰疬。

臑俞穴

穴位理解 臑，指肱骨上端；俞，指穴位。穴在肱骨上端后上方，故名。

准确取穴 在肩部，当腋后纹头直上，肩胛冈下缘凹陷中。正坐垂肩，上臂内收，用手指从腋后纹头端肩贞穴直向上推至肩甲冈下缘处为取穴部位。

临床运用 肩胛痛、肩肿、肩臂酸痛无力。

天宗穴

穴位理解 天，指上部；宗，指本，含中心之意。穴在肩胛冈中点下窝正中，故名。

准确取穴 在肩胛部，当肩胛冈下窝中央凹陷处，与第四胸椎相平。垂臂，由肩胛冈下缘中点至肩胛下角做连线，上1/3与下2/3交点处为取穴部位，用力按压有明显酸痛感。

临床运用 肩胛痛、肘臂痛、风湿痛、上肢瘫痪。

秉风穴

穴位理解 秉，执掌之谓；风，风邪。穴主肩痛不可举，功在舒筋散风，故名。

准确取穴 在肩胛冈上窝中央，天宗直上，举臂有凹陷处。先取天宗穴，由天宗穴直上越过肩胛冈上窝之中点为取穴部位。

临床运用 肩周炎、上肢酸麻痛。

曲垣穴

穴位理解 曲，弯曲；垣，矮墙。肩胛冈弯曲如墙，穴当其处。

准确取穴 在肩胛冈上窝内侧端，当臑俞与第二胸椎棘突连线的中点处。

临床运用 肩周炎、肩臂麻木、上肢冷痛。

肩外俞穴

穴位理解 肩，穴所在部位为肩胛部也；外，肩脊外部也；俞，输也。因穴在肩部，约当肩胛骨内侧缘之稍外方，故名。

准确取穴 第一胸椎棘突下，旁开3寸。先取大椎，由大椎往下推1个椎骨棘突下即陶道，由这一穴向双侧各旁开四横指，当肩胛骨内侧缘处为取穴部位。

临床运用 颈项强痛、肩胛痛、肩臂痛。

肩中俞穴

穴位理解 肩，肩部；中，中间；俞，穴。因穴在肩部，约当肩胛骨内侧缘之里，故名。

准确取穴 在背部，当第七颈椎棘突下，旁开2寸。

临床运用 咳嗽、气喘、咯血、肩背痛。

天窗穴

穴位理解 天，天部也；窗，通孔也。穴在头部，位于上，主治耳病，通耳窍，如开天窗，故名。

准确取穴 在颈部侧部，胸锁乳突肌后缘，扶突后，与喉结相平。

临床运用 咽喉肿痛、暴喑、颈项强痛、耳鸣、耳聋。

天容穴

穴位理解 天，天部也；容，隆盛。因为本穴在头部，位于上，为经气隆盛之处，故名。

准确取穴 在颈外侧部，当下颌角后方，胸锁乳突肌前缘凹陷中。

临床运用 耳聋、耳鸣、咽喉肿痛、牙痛、颊肿、咳嗽、气喘、呕逆吐沫。

颧髎穴

穴位理解 颧，颧骨也，指穴所在的部位；髎，孔隙也。穴在颧骨下凹处，故名。

准确取穴 在面部，当目外眦直下，颧骨下缘凹陷处。

临床运用 口眼㖞斜、眼睑动、牙痛面肿。

听宫穴

穴位理解 听，闻声也；宫，宫殿也。本穴在耳部，能够治疗耳病，有通耳窍之功，故名。

准确取穴 在面部，耳屏前，下颌骨髁状突后方，张口时呈凹陷处。侧卧位，与外耳道相平，间隔耳屏。取穴时，嘱患者张口，耳屏前微凹陷处，该处为取穴部位。

临床运用 耳聋、耳鸣、中耳炎、头痛、牙痛、下颌关节功能紊乱、癫狂、痫证。

足太阳膀胱经

经脉循行 足太阳膀胱经起于目内眦（睛明），上过额部，交会于巅顶（百会，属督脉）。巅顶部支脉：从头顶到颞部。巅顶部直行的脉：从头顶入里络于脑，复返出来分开下行项后（天柱），沿着肩胛部内侧（大抒始），夹脊柱，到达腰部，从脊旁肌肉进入腹腔，联络肾，属于膀胱。腰部的支脉：向下通过臀部，进入腘窝中。后项的支脉：通过肩胛骨内缘直下，经过臀部（环跳，属足少阳胆经）下行，沿大腿后外侧，与腰部下来的支脉会合于腘窝中，从此向下，通过腓肠肌，出于外踝后面（昆仑），沿着第五跖骨粗隆，至小趾外侧端（至阴），与足少阴经相接。

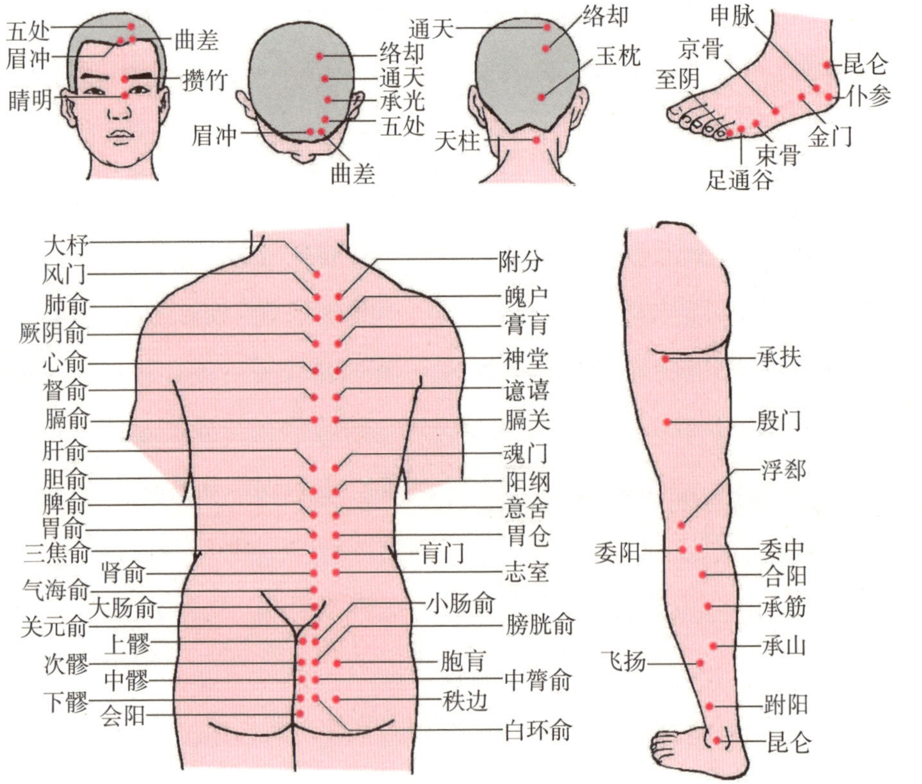

足太阳膀胱经循行图

养生要诀 膀胱位于下腹部，是人体的六腑之一，也是全身唯一一个专门用来储存水液的器官，主要功能是行气化水，贮藏和排泄尿液。人体的五脏六腑在膀胱经都有反应点，对膀胱经进行保健养生，就能同时对全身的五脏六腑起到良性调节的作用，所以十分有必要进行。每天的15：00～17：00是膀胱经的气血津液最为充盛的时候，因此是膀胱经的最佳保健时间。

经脉病候 外经病候常表现为寒热、头痛、项强、腰脊疼痛、鼻塞、目痛多泪、大腿、膝腘、小腿（腓肠肌）及脚痛。内脏病候多为少腹胀痛、小便不利、癃闭、遗尿、神志失常（癫疾、狂病）、角弓反张。

功效主治 泌尿生殖系统、神经精神方面、呼吸系统、循环系统、消化系统病症、热性病、脏腑病、头面病、筋病、痔疾、膀胱病及本经脉所经过部位的病症。

睛明穴

穴位理解 睛，眼睛也；明，明亮之意。穴在目内眦，有明目之功，故名。

准确取穴 在面部，目内眦角稍上方凹陷处。

临床运用 急性结膜炎、泪囊炎、屈光不正、视神经炎、视神经萎缩、视网膜炎、白内障、青光眼。

攒竹穴

穴位理解 攒，簇聚；竹，竹子。穴在眉头，眉毛丛生，犹如竹子，故名。

准确取穴 皱眉，眉毛内侧端隆起处为取穴部位。

临床运用 头痛、流泪、目赤肿痛、角膜翳、视神经萎缩、视网膜炎、青光眼、眼睑痉挛、面神经炎。

眉冲穴

穴位理解 眉，眉毛；冲，直上。因穴在前发际，眉头的直上方，故名。

准确取穴 攒竹直上人发际0.5寸，神庭与曲差连线之间。

临床运用 头痛、鼻塞、眩晕、眼病、癫痫。

曲差穴

穴位理解 曲，弯曲；差，不齐。本脉自眉冲曲而向外，至本穴又曲而向后，表现为参差不齐。

准确取穴 在头部，当前发际正中直上0.5寸，旁开1.5寸，即神庭与头维连线的内1/3与中1/3交点上。

临床运用 前头痛、眩晕、目痛、目视不明、鼻塞、鼻衄。

五处穴

穴位理解 五，东南西北中五方也。处，处所也。该穴名竟指本穴气血来自头之各部。

准确取穴 前发际正中直上1寸，旁开1.5寸。

临床运用 头痛、眩晕、中风偏瘫、癫痫。

承光穴

穴位理解 承，承受；光，光明。因主治目疾，使之重新承受光明，故名。

准确取穴 前发际正巾直上2.5寸，旁开1.5寸。

临床运用 头痛、眩晕、呕吐、烦心、视力减退、鼻塞、流涕、热病无汗。

通天穴

穴位理解 通，通过也；天，天部也。上为天，因经脉会于督脉百会，有通达头顶之意，故名。

准确取穴 前发际正中直上4寸，旁开1.5寸。

临床运用 头顶痛、眩晕、面神经炎、鼻炎、鼻窦炎。

络却穴

穴位理解 络，联络也；却，去而又还。本经脉气由此入里与脑联络，然后又返回体表。

准确取穴 前发际正中巾直上5.5寸，旁开1.5寸。

临床运用 头晕、耳鸣、眼病。

玉枕穴

穴位理解 玉，玉石；枕，枕头。枕骨名“玉枕”，穴在其旁，故名。

准确取穴 在后头部，当后发际正中直上2.5寸，旁开1.3寸，平枕外隆凸上缘凹陷处。

临床运用 后头痛、眩晕、目痛，鼻塞。

天柱穴

穴位理解 天，天空；柱，支柱。上部为天，因颈椎在古时称为“柱骨”，穴在其旁，故名。

准确取穴 在项部，大筋（斜方肌）外缘之后发际凹陷中，约当后发际正中旁开1.3寸。低头，后发际正中直上5分处是哑门穴，由哑门穴旁开约两横指，项部大筋的外侧缘为取穴部位。

临床运用 头痛、项强、眩晕、目赤肿痛、鼻塞、咽喉肿痛、肩背痛、神经衰弱、癔症、惊厥、热病。

大杼穴

穴位理解 大，大也，多也；抒，古指织布的梭子。“抒骨”即第一椎骨，指大椎骨，穴在其旁，故名。

准确取穴 在背部，当第一胸椎棘突下，旁开1.5寸。低头，可见颈背部交界处椎骨有一高突，并能随颈部左右转动而转动者，即第七颈椎，其下为大椎。由大椎再向下1个椎骨，旁开约两横指（示指、中指）处为取穴部位。

临床运用 头痛、鼻塞、发热、咽喉肿痛、颈项强痛、肩背酸痛。

风门穴

穴位理解 风，风邪；门，门户，出入之处。该穴居易为风邪侵入之处，并可治风邪之病，认为是风邪出入之门户，故名。

准确取穴 在背部，当第二胸椎棘突下，旁开1.5寸。大椎穴往下2个椎骨，其下缘旁开约两横指（示指、中指）处为取穴部位。

临床运用 头疼项目、感冒、咳嗽、哮喘、胸背痛、荨麻疹、胸中热、身热。

肺俞穴

穴位理解 肺，肺脏；俞，输，注。本穴是肺气传输于后背体表的部位。

准确取穴 在背部，当第三胸椎棘突下，旁开1.5寸。大椎穴往下3个椎骨，即第三胸椎，其下缘旁开约两横指（示指、中指）处为取穴部位。

临床运用 支气管炎、支气管哮喘、肺炎、肺结核、胸膜炎、感冒、荨麻疹、肩背痛。

厥阴俞穴

穴位理解 厥阴，指心包；俞，输注。因本穴是心包之气传输于后背体表的部位，与心包相应，故名。

准确取穴 在背部，当第四胸椎棘突下，旁开1.5寸。大椎穴往下4个椎骨，即第四胸椎，其下缘旁开约两横指（示指、中指）处为取穴部位。

临床运用 胸胁痛、胸郁闷心绞痛、心悸、咳嗽、呕吐、神经衰弱。

心俞穴

穴位理解 心，心脏；俞，输注。因本穴是心气传输于后背体表的部位，故名。

准确取穴 在背部，当第五胸椎棘突下，旁开1.5寸。由平双肩胛骨下角之椎骨（第七胸椎），往上2个椎骨，即第五胸椎棘突下缘，旁开约两横指（示指、中指）处为取穴部位。

临床运用 心痛、心季、胸闷、气短、失眠、健忘、癫病、咳嗽、吐血、梦遗、盗汗。

督俞穴

穴位理解 督，督脉也，阳气也；俞，输注。本穴是督脉之气传输于后背体表的部位，因与督脉相应，故名。

准确取穴 在背部，当第六胸椎棘突下，旁开1.5寸。由平双肩胛骨下角之椎骨（第七胸椎），往上1个椎骨，即第六胸椎棘突下缘，旁开约两横指（示指、中指）处为取穴部位。

临床运用 心绞痛、心悸、胸闷、呃逆、胃痛。

膈俞穴

穴位理解 膈，横膈；俞，输注。本穴是膈气传输于后背体表的部位，与膈相应，故名。

准确取穴 在背部，当第七胸椎棘突下，旁开1.5寸。由平双肩胛骨下角之椎骨（第七胸椎），其棘突下缘旁开约两横指（示指、中指）处为取穴部位。

临床运用 胃脘痛、呃逆、噎膈、便血、咳嗽、气喘、咯血、骨蒸盗汗。

肝俞穴

穴位理解 肝，肝脏也；俞，输。本穴是气传输于后背体表的部位，与肝相应，故名。

准确取穴 在背部，当第九胸椎

突下，旁开1.5寸。由平双肩胛骨下角之椎骨（第七胸椎），往下2个椎骨，即第九胸椎棘突下缘，旁开约两横指（示指、中指）处为取穴部位。

临床运用 肝胆疾病、胃病、眼病、神经衰弱、肋间神经痛、癫狂、痫证。

胆俞穴

穴位理解 胆，胆腑也；俞，输也。该穴名意指胆腑阳热风气由此外输膀胱经，故名。

准确取穴 在背部，当第十胸椎棘突下，旁开1.5寸。由平双肩胛骨下角之椎骨（第七胸椎），往下3个椎骨，即第十胸椎棘突下缘，旁开约两横指（示指、中指）处为取穴部位。

临床运用 黄疸、口苦、胁满痛。

脾俞穴

穴位理解 脾，脾脏；俞，输注。本穴是脾气传输于后背体表的部位，因与脾相应，故名。

准确取穴 在背部，当第十一胸椎棘突下，旁开1.5寸。与肚脐中相对应处即第二腰椎，由第二腰椎往上3个椎体，即第十一胸椎，其棘突下缘旁开约两横指（示指、中指）处为取穴部位。

临床运用 胃炎、消化不良、胃十二指肠溃疡、肝炎、肠炎、痢疾、慢性出血性疾病、功能性子宫出血、水肿、荨麻疹。

胃俞穴

穴位理解 胃，胃腑也；俞，输注。该穴名意指胃腑的湿热之气由此外输膀胱经，故名。

准确取穴 在背部，当第十二胸椎棘突下，旁开1.5寸。与肚脐中相应处即为第二椎，第二椎往上2个椎体，即第十二胸椎，其棘突下缘旁开约两横指（示指、中指）处为取穴部位。

临床运用 胃痛、肠鸣、腹胀、呕吐、消化不良、胃下垂、胸胁痛。

三焦俞穴

穴位理解 三焦，三焦腑；俞，输注。因本穴是三焦之气传输于后背体表的部位，与三焦相应，故名。

准确取穴 在腰部，当第一腰椎

棘突下，旁开1.5寸。与肚脐中相对应处即第二腰椎，由第二腰椎往上1个椎体，即第一腰椎，其棘突下缘旁开约两横指（示指、中指）处为取穴部位。

临床运用 腹胀、肠鸣、消化不良、呕吐、腹泻、小便不利、水肿、肾炎、腰背痛。

肾俞穴

穴位理解 肾，肾脏；俞，输注。因本穴是气传输于后背体表的部位，与肾相应，故名。

准确取穴 在腰部，当第二腰椎棘突下，旁开1.5寸。与肚脐中相对应处即第二腰椎，其棘突下缘旁开约两横指（示指、中指）处为取穴部位。

临床运用 遗精、阳痿、早泄、遗尿、月经不调、痛经、慢性盆腔炎、肾炎水肿、腰膝酸软、头昏目眩、耳鸣、耳聋、诸虚百损。

气海俞穴

穴位理解 气海，元气之海；俞，输注。因本穴前应气海，是元气传输于后背体表的部位，故名。

准确取穴 在腰部，当第三腰椎棘突下，旁开1.5寸。俯卧，与肚脐中相对应处即第二腰椎，第二腰椎往下1个椎体，即第三腰椎，其棘突下缘旁开两横指（示指、中指）处为取穴部位。

临床运用 腰痛、腰膝酸软、月经不调、痛经、痔、虚证。

大肠俞穴

穴位理解 大肠，大肠腑也；俞，输注。因本穴是大肠之气传输于后背体表的部位，与大肠相应，故名。

准确取穴 在腰部，当第四腰椎棘突下，旁开1.5寸。两侧髂前上棘连线与脊柱之交点，即第四腰椎棘突下，其旁开约两横指（示指、中指）处为取穴部位。

临床运用 腹胀、肠鸣、腹痛、腹泻、便秘、痢疾、腰痛。

关元俞穴

穴位理解 关，关脏；元，元气；俞，输注。因本穴前应关元，是关脏的元阴元阳之气传输于后背体表的部位，故名。

准确取穴 在腰部，当第五腰椎棘突下，旁开1.5寸。两侧髂前上棘之连线与脊柱之交点，即第四腰椎棘突，往下1个椎体，即第五腰椎，其下缘旁开两横指（示指、中指）处为取穴部位。

临床运用 腹胀、腹泻、小便不利、遗尿、尿路感染、腰腿痛、糖尿病、虚证。

小肠俞穴

穴位理解 小肠，小肠腑也；俞，输注。因本穴是小肠之气传输于后背体表的部位，与小肠相应，故名。

准确取穴 在骶部，在骶正中嵴旁开1.5寸，平第一骶后孔。俯卧位，先摸髂后上棘内缘，其与背脊正中线之间为第一骶后孔，平该孔的椎体为第一骶椎，旁开两横指（示指、中指）处为取穴部位。

临床运用 遗精、遗尿、尿血、腹胀、痢疾、糖尿病、腰腿痛。

膀胱俞穴

穴位理解 膀胱，膀胱腑；俞，输注。因本穴是膀胱之气传输于后背体表的部位，与膀胱相应，故名。

准确取穴 在骶部，在骶正中嵴旁开1.5寸，平第二骶后孔。俯卧位，先摸髂后上棘内缘下，其与背脊正中线之间为第二骶后孔，平该孔的椎体为第二骶椎，其旁开约两横指（示指、中指）处为取穴部位。

临床运用 尿路感染、阳痿、遗精、遗尿、小便不利、腹泻、便秘、糖尿病、腰骶痛。

中膂俞穴

穴位理解 中，中间；膂，夹脊肌肉；俞，输注。本穴位约居人体的中部，是夹脊肌肉之气传输于后背体表的部位，故名。

准确取穴 在骶部，当骶正中嵴旁开1.5寸，平第三骶后孔。俯卧位，先摸髂后上棘内缘，其与背脊正中线之间为第一骶后孔，平该孔的椎体为第一骶椎，向下2椎，即第三骶椎，其旁开约两横指（示指、中指）处为取穴部位。

临床运用 肠炎、痢疾、腰腿痛、坐骨神经痛、糖尿病。

白环俞穴

穴位理解 白，白色；环，古指环状且中间有孔的玉器；俞，输也。因本穴对于妇女带下病有很好的疗效，故名。

准确取穴 在骶部，当骶正中嵴旁开1.5寸，平第四骶后孔。第三骶椎下横指，其旁开约两横指（示指、中指）处为取穴部位。

临床运用 遗精、带下病、月经不调、遗尿、腰骶痛、疝气。

上髎穴

穴位理解 上，指本穴相对于次髎、中髎、下髎三穴而言为上；髎，骨隙。因本穴在第一骶后孔，故名。

准确取穴 在骶部，当髂后上棘与后正中线之间，适对第一骶后孔处。俯卧，骨盆后面，从髂嵴最高点向内下方骶角两侧循摸一高骨突起，即髂后上棘，与之平齐，髂骨正中突起处是第一骶椎棘突，骶后上棘与第二骶椎棘突间即第二骶后孔，为次髎。尾骨上方之小圆骨即骶角，两骶角之间为骶管裂孔。然后把中指按在第二骶后孔处，小指按在骶管裂孔，示指、中指、环指、小指等距离分开，各指尖端所指处即上髎、次髎、中髎、下髎。

临床运用 月经不调、带下病、阴挺、遗精、阳痿、小便不利、骶痛。

次髎穴

穴位理解 次，第二；髎，骨隙。因本穴当第二骶后孔，故名。

准确取穴 在骶部，当骶后上棘内下方，适对第二骶后孔处。

临床运用 遗精、阳痿、小便不利、月经不调、带下、腰骶痛、下肢痿痹。

中髎穴

穴位理解 中，与其余三髎（上髎、次髎、下髎）相对位处中部；髎，骨隙。因本穴位于第三骶后孔，故名。

准确取穴 在骶部，当次髎下内方，适对第三骶后孔处。

临床运用 月经不调、带下病、小便不利、便秘、泄泻、腰骶痛。

下髎穴

穴位理解 下，上下之下；髎，骨隙。因第四骶后孔在最下方，故名。

准确取穴 在骶部，当中髎下内方，适对第四骶后孔处。

临床运用 腰骶痛、少腹痛、小便不利、带下病。

会阳穴

穴位理解 会，交会；阳，阴阳之阳。穴俞阳经，与阳脉之海的督脉相交。

准确取穴 尾骨端旁开0.5寸。

临床运用 大便失禁、泄泻、便血、痔、阳痿、带下病。

附分穴

穴位理解 附，依附；分，分离。膀胱经自项而下，分为两行；本穴为第二行之首穴，附于第一行之旁。

准确取穴 在背部，当第二胸椎棘突下，旁开3寸。大椎往下2个椎骨，其下缘旁开四横指处，为取穴部位。

临床运用 颈项强痛、肩背拘急、肘臂麻木、肋间神经痛。

魄户穴

穴位理解 魄，肺之精也，气也；户，出入的门户也。肺藏魄，因穴在肺俞旁，如肺气出入之门户，故名。

准确取穴 在背部，当第三胸椎棘突下，旁开3寸。由大椎往下3个椎骨，其下缘旁开四横指处，为取穴部位。

临床运用 咳嗽、哮喘、肺结核、胸膜炎、颈项强痛、肩背痛。

膏肓穴

穴位理解 膏，指心下部分；肓，指心脏和横膈之间。病症隐深难治，称为“病入膏肓”，该穴能治虚损重症，故名。

准确取穴 在背部，当第四胸椎棘突下，旁开3寸。由大椎往下4个椎骨，其下缘旁开4横指处，为取穴部位。

临床运用 肺结核、胸膜炎、咳嗽、哮喘、噎膈、神经衰弱、久病体虚、顽症痼疾。

神堂穴

穴位理解 神，心神也，心气也；堂，古指宫室的前面部分，前为堂，后为室，堂为阳，室为阴。心藏神，因本穴在心俞旁，犹如心神所居之殿堂，故名。

准确取穴 在背部，当第五胸椎棘突下，旁开3寸。由平双肩胛骨下角之椎骨（第七胸椎），往上2个椎骨，即第五胸椎棘突下缘，旁开四横指处，为取穴部位。

临床运用 心绞痛、心悸、咳嗽、哮喘、腹胀痛、脊背强痛。

膈关穴

穴位理解 膈，横膈；关，关隘。因本穴在膈俞旁，喻之为治疗横膈疾病的关隘，故名。

准确取穴 在背部，当第七胸椎棘突下，旁开3寸。由双肩胛骨下角水平摸到第七胸椎，其棘突下缘旁开四横指处，为取穴部位。

临床运用 食欲不振、嗳气、呕吐、噎膈、胸闷、脊背强痛。

魂门穴

穴位理解 魂，肝之神也，阳热风气也；门，出入的门户也。肝藏魂，因穴在肝俞旁，如肝气出入之门户，故名。

准确取穴 在背部，当第九胸椎棘突下，旁开3寸。由平双肩胛骨下角之椎骨（第七胸椎），往下循摸2个椎体，即为第九胸椎，其棘突下旁开四横指处，为取穴部位。

临床运用 胸胁胀痛、胃痛、食欲不振、呕吐、肠鸣、腹泻。

阳纲穴

穴位理解 阳，指六腑；纲，指统领。该穴名意指其位于肝胆之旁，为六腑背俞之首，故名。

准确取穴 在背部，当第十胸椎棘突下，旁开3寸。由平双肩胛骨下角摸到第七胸椎，再往下循摸3个椎体，即第十胸椎，其棘突下旁开四横指处，为取穴部位。

临床运用 腹痛、腹胀、腹泻、黄疸、背痛、糖尿病。

意舍穴

穴位理解 意，意念；舍，宅舍。脾藏意，因穴在脾俞旁，如脾气之宅舍，故名。

准确取穴 在背部，当第十一胸椎棘突下，旁开3寸。与肚脐中相对应处即第二腰椎，由第二腰椎往上3个椎体，即第十一胸椎，其棘突下缘旁开四横指处，为取穴部位。

临床运用 腹胀、腹泻、呕吐、

消化不良、脊背痛、水肿。

胃仓穴

穴位理解 胃，胃腑也；仓，存储聚散之所也。因穴在胃俞旁，胃主纳尽，犹如粮仓，故名。

准确取穴 在背部，当第十二胸椎棘突下，旁开3寸。与肚脐中相对应处即第二椎，第二椎往上摸2个椎体，即第十二胸椎，其棘突下缘旁开四横指处，为取穴部位。

临床运用 胃病、呕吐、腹胀、便秘、小儿食积、脊背痛。

肓门穴

穴位理解 肓，心下膈膜也，指本穴调节的对象为膏肓外传的膏脂之物；门，出入的门户。该穴位于三焦俞旁，为三焦之胃气出入的门户，故名。

准确取穴 在腰部，当第一腰椎棘突下，旁开3寸。与肚脐中相对应处即第二腰椎，由第二腰椎往上摸1个椎体，即第一腰椎，其棘突下缘旁开四横指处，为取穴部位。

临床运用 妇人产后病、腹痛、便秘。

志室穴

穴位理解 志，肾之精也，肾气也；室，房屋之内间也，与堂相对。肾藏志，因穴在肾俞旁，如肾气聚集之房室，故名。

准确取穴 在腰部，当第二腰椎棘突下，旁开3寸。与肚脐中相对应处即第二腰椎，其棘突下缘旁开四横指处，为取穴部位。

临床运用 遗精、阳痿、小便不利、水肿、腰脊强痛。

胞肓穴

穴位理解 胞，在此主要指膀胱；肓，肓膜。因穴当膀胱俞旁，故名。

准确取穴 在臀部，平第二骶后孔，骶正中嵴旁开3寸。俯卧位，先摸到髂后上棘内缘下，其与背脊正中线之间为第二骶后孔，平该孔的椎体为第二骶椎，其旁开四横指处，为取穴部位。

临床运用 癃闭、阴肿、腰脊痛、肠鸣腹胀。

秩边穴

穴位理解 秩，秩序；边，边

缘。该经背部诸穴依次排列，正当最下边，故名。

准确取穴 在臀部，平第四骶后孔，骶正中嵴旁开3寸。腰俞穴水平旁开四横指处，为取穴部位。

临床运用 腰骶痛、下肢痿痹、小便不利、便秘、痔。

承扶穴

穴位理解 承，承受；扶，佐助。本穴位于股部上段，当臀下横纹的中点，有佐助下肢承受头身重量的作用。

准确取穴 在大腿后面，臀下横纹的中点。

临床运用 腰骶臀股部痛、坐骨痛、阴痛、痔、下肢。

殷门穴

穴位理解 殷，深厚，正中；门，门户。此处肌肉丰满，适当委中、承扶正中间，为膀胱经气通过之门户，故名。

准确取穴 在大腿后面，承扶与委中的连线上，承扶下6寸。取臀后横纹中点及腘横纹中点之连线的中点，由此往上一横指处，为取穴部位。

临床运用 腰腿痛、坐骨神经痛、下肢麻木瘫痪。

浮郄穴

穴位理解 浮，指上部；郄，腘弯处。因本穴处于腘弯处上方，故名。

准确取穴 在腘横纹外侧端，委阳上1寸，股二头肌肌腱内侧。

临床运用 臀膝麻痛、膝腘挛痛、小腿转筋、下肢痿痹、便秘、腹泻。

委阳穴

穴位理解 委，委中穴；阳，阴阳之阳，外侧。因本穴在腘窝横纹中点（委中穴）外侧，故名。

准确取穴 腘窝横纹外侧端，股二头肌肌腱内侧缘。

临床运用 腰脊强痛、小腹胀满、小便不利、腿足挛痛、痿厥。

委中穴

穴位理解 委，弯曲；中，中间。因本穴在腘窝横纹中点，故名。

准确取穴 腘窝横纹中点，当股二头肌肌腱与半腱肌肌腱的中间。

临床运用 腰背痛、腘筋挛急、半身不遂、下肢痿痹、丹毒、皮疹、周身瘙痒、腹痛吐泻、遗尿、小便不利。

合阳穴

穴位理解 合，会合、会集也；阳，阳热之气也。本经自项而下分成两支，行至委中与本穴合而下行；高而为阳，故名。

准确取穴 委中与承山的连线上，委中下2寸。

临床运用 腰腿痛、腓肌痉挛、功能性子宫出血、下肢麻木瘫痪、崩漏、疝气。

承筋穴

穴位理解 承，承受；筋，指腓肠肌。穴在腓肠肌中，腓肠肌是小腿以下承受其以上部位的主要筋肉。

准确取穴 委中与承山的连线上，腓肠肌肌腹中央，委中下5寸。

临床运用 痔、腰腿拘急疼痛。

承山穴

穴位理解 承，承受、承托也；山，土石之大堆也，指腓肠肌隆起处。腓肠肌肌下端处谷，穴在其下，有承受之势，故名。

准确取穴 委中与昆仑之间，伸直小腿或足跟上提时，腓肠肌肌腹下出现尖角凹陷处。

临床运用 腰背痛、小腿痛、腓肠肌痉挛、下肢麻木瘫痪、脱肛、痔、疝气、腹痛。

飞扬穴

穴位理解 飞，飞翔；扬，向上扬。外为阳，穴在小腿外侧，本经络脉从此处飞离而去，络肾经。

准确取穴 昆仑直上7寸，承山外下方1寸处。

临床运用 头痛、眩晕、鼻塞、鼻衄、痔、腰背痛、下肢无力麻木、肌肉痉挛。

跗阳穴

穴位理解 跗，脚背也；阳，阴阳之阳，外为阳。因穴在小腿外侧，近跗部，故名。

准确取穴 在小腿后面，外踝后，昆仑直上3寸。

临床运用 头痛、头重、腰骶痛、外踝肿痛、下肢瘫痪。

昆仑穴

穴位理解 昆仑，山名，指外踝高起，比作昆仑，穴在其后，故名。

准确取穴 外踝尖与跟腱之间凹陷处。

临床运用 急性腰扭伤、足跟痛、难产、头痛、项强、目眩、鼻衄、小儿惊风。

仆参穴

穴位理解 仆，仆从；参，参拜。因穴在足跟外侧，参拜时此处易显露，故名。

准确取穴 昆仑直下，跟骨外侧赤白肉际处。

临床运用 足踝痛、足跟痛、下肢痿软无力。

申脉穴

穴位理解 申，同伸，伸展的意思；脉，经脉。因本穴能使血脉通畅，筋脉得伸，故名。

准确取穴 在足外侧部，外踝直下方凹陷中。

临床运用 痫证、癫狂、头痛、项强、腰腿痛、足外翻、眼睑下垂、嗜卧。

金门穴

穴位理解 金，喻为贵重；门，出入的门户也。本穴为气血聚集之要穴，如金玉之贵重，故名。

准确取穴 在足外侧，当外踝前缘直下，骰骨下缘处。

临床运用 小儿惊风、癫痫、精神病、腰痛、踝关节痛、腰腿痛。

京骨穴

穴位理解 足外侧大骨为京骨，该穴位于其前下方，故名。

准确取穴 第五跖骨粗隆下方赤白肉际处。

临床运用 头痛、项强、癫痫、腰腿痛、膝痛脚挛。

束骨穴

穴位理解 第五跖骨小头古称束骨，该穴在其外下方。

准确取穴 在足外侧，足小趾本节（第五跖趾关节）的后方，赤白肉际处。

临床运用 头痛、项强、眩晕、腰腿痛、下肢后侧痛、癫痫、身热目黄。

足通谷穴

穴位理解 足，足部；通，通过；谷，山谷。穴在足部，该处凹陷如谷，脉气由此通过，故名。

准确取穴 在足外侧，足小趾本节（第五跖趾关节）的前方，赤白肉际处。

临床运用 头痛、项强、眩晕、鼻衄、癫痫、精神病、足趾痛。

至阴穴

穴位理解 至，到达；阴，阴阳之阴，在此指足少阴肾经。经脉由此从足太阳下至少阴，故名。

准确取穴 足小趾末节外侧，距趾甲角0.1寸。

临床运用 胎位不正、难产、胎衣不下、头痛、眩晕、目痛、鼻塞、鼻衄。

足少阴肾经

经脉循行 足少阴肾经起于足小趾之下，斜向足心（涌泉），出于舟骨粗隆下（然骨），沿内踝后，进入足跟，再向上行于腿肚内侧，出腘窝内侧，向上行于股内后缘，通向脊柱（长强，属督脉），属于肾（腧穴通路）还出于前，向上行腹部前正中线旁开0.5寸，胸部前正中线旁开2寸，终止于锁骨下缘俞府穴，联络膀胱。肾脏部直行的脉：从肾向上通过肝和横膈，进入肺中，沿着喉咙，夹于舌根部。肺部支脉：从肺部出来，联络心脏，流注于胸中（膻中），与手厥阴心包经相接。

养生要诀 传统中医学认为，“肾为先天之本”“肾主藏精”。人体的精微物质都先由肾中得精气化生而来，人的生、长、壮、老、已，也是伴随着肾的生长、充盈与衰老同步进行的。肾能活跃，人的生命就能源源不竭。每天的17:00~19:00是最佳的肾经保健时间，此时不宜进行太剧烈的运动，也不宜大量喝水，可以沿着肾经的走行线，对肾经进行保健按摩。

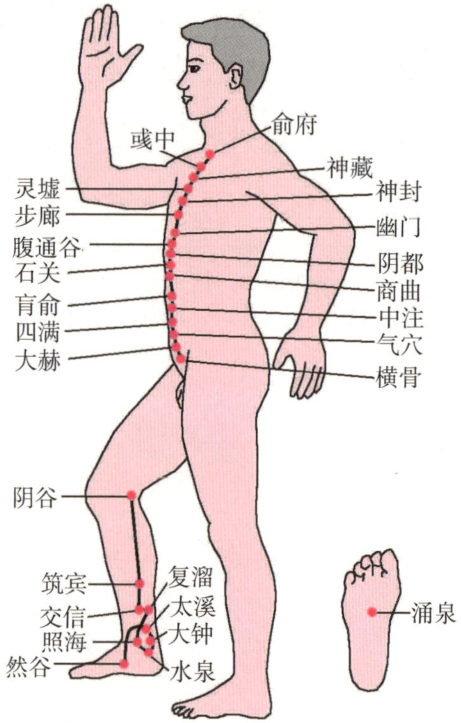

足少阴肾经循行图

经脉病候 本经属肾，络膀胱，与肝、肺、心均有直接联系。本经病候多为咳血、气喘、舌干、咽喉肿痛、水肿、大便秘结、泄泻、腰痛、脊股内后侧痛，痿弱无力，足心热、心烦疼痛、面色黧黑、惊恐不安、遗尿、遗精、月经不调等证。

功效主治 生殖系统、泌尿系统、消化系统、呼吸系统、内分泌系统、神经系统、循环系统及本经脉所经过部位的疾病。

涌泉穴

穴位理解 涌，涌出；泉，水泉。水上出为涌泉。穴居足心陷中，经气自下而上，如涌出之水泉。

准确取穴 当足底第二、第三趾纹头端与足跟连线的前1/3与后2/3交点上。

临床运用 昏厥、头顶痛、眩晕、小儿惊风、癫狂、咽喉痛、舌干、小便不利、便秘、足心热。

然谷穴

穴位理解 然，指然骨，即足舟骨粗隆；谷，意指凹陷处。本穴位于足舟骨粗隆前下方凹陷处，故名。

准确取穴 在足内侧缘，足舟骨粗隆下方，赤白肉际。

临床运用 阴挺、阴痒、月经不调、带下、小儿脐风、口噤、遗精、足背肿痛。

太溪穴

穴位理解 太，甚大；溪，沟溪。该穴在内踝与跟腱之间凹陷中，如沟溪，故名。

准确取穴 在足内侧，内踝后方，当内踝与跟腱之间凹陷处。

临床运用 遗精、阳痿、小便频数、耳鸣、耳聋、月经不调、腰痛、头痛、头晕、目视不明、牙痛、咽肿、咳嗽、气喘、失眠。

大钟穴

穴位理解 大，大小之大；钟，同“踵”，即足跟。穴在足跟，其骨较大，故名。

准确取穴 在足内侧，内踝后下方，当跟腱附着部内侧前方凹陷处。

临床运用 咳喘、咯血、嗜睡、痴呆、二便不利、月经不调、腰脊强痛、足跟痛。

水泉穴

穴位理解 水，水液；泉，水泉。水泉有水源之意，肾主水。本穴为足少阴之郄，能治小便淋漓。

准确取穴 在足内侧，内踝后下方，当太溪直下1寸，跟骨结节的内侧凹陷处。

临床运用 月经不调、痛经、闭经、子宫脱垂、膀胱炎、尿道炎、腹痛。

照海穴

穴位理解 照，同昭，含明显之义；海者，百川之所归也。该穴在足内踝下1寸，为阴跷脉所生，足少阴经气归聚处。因穴处脉气阔大如海，其义昭然，故名。

准确取穴 在踝区，内踝尖下1寸，内踝下缘边际凹陷中。

临床运用 月经不调、痛经、阴痒、子宫脱垂、尿路感染、慢性咽炎、便秘、失眠、癫痫。

复溜穴

穴位理解 复，同“伏”，深伏；溜，流动。该穴居照海之上，在此指经气至“海”，入而复出，并继续溜注之意。

准确取穴 在小腿内侧，太溪直上2寸，跟腱前方。

临床运用 水肿、腹胀、泄泻、热病汗不出或汗出不止、盗汗、下肢痿痹。

交信穴

穴位理解 交，交会也；信，信用也。信属脾土，足少阴之脉由本穴交会于脾经三阴交，故名。

准确取穴 在小腿内侧，当太溪直上2寸，复溜前0.5寸，胫骨内侧缘后方。

临床运用 月经不调、崩漏、腹泻、便秘、阴痒、痢疾、睾丸肿痛、下肢内侧痛。

筑宾穴

穴位理解 筑，强健；宾，同“膑”，泛指膝和小腿。该穴在小腿内侧，有使腿膝强健的作用。

准确取穴 当太溪与阴谷的连线上，太溪上5寸，腓肠肌肌腹下方。

临床运用 癫病、精神病、呕吐、涎沫、小儿脐疝、足膝痛、腓肠肌痉挛。

阴谷穴

穴位理解 阴，指内侧；谷，指凹陷处。本穴在膝关节内侧，当半膜肌肌腱和半腱肌肌腱之间凹陷处，故名。

准确取穴 在腘窝内侧，屈膝时，当半腱肌肌腱与半膜肌肌腱之间。

临床运用 月经不调、崩漏、白带、阴道炎、阳痿、早泄、尿路感染、阴囊湿疹、癫痫、精神病。

横骨穴

穴位理解 横骨，为耻骨之古称。因该穴在横骨上缘上方，故名。

准确取穴 在下腹部，当脐中下5寸，前正中线旁开0.5寸。

临床运用 少腹胀痛、小便不利、遗尿、疝气、阴痛。

大赫穴

穴位理解 大，大小之大；赫，显赫，有盛大之意。本穴居下腹，为阴气盛大处。

准确取穴 在下腹部，当脐中下4寸，前正中线旁开0.5寸。

临床运用 阴痛、子宫脱垂、遗精、带下病、月经不调、痛经、不孕泄泻、痢疾。

气穴穴

穴位理解 气，气血之气；穴，土室。该穴在关元之旁，为元气所发之处，故名。

准确取穴 脐中下3寸，前正中线旁开0.5寸。

临床运用 月经不调、不孕、带下病、腹泻、腹痛、小便不利、腰脊痛、阳痿。

四满穴

穴位理解 四，第四；满，充斥、充满也。该穴居腹部丰满隆起处，为足少阴肾经入腹后的第四穴，故名。

准确取穴 在下腹部，当脐中下2寸，前正中线旁开0.5寸。

临床运用 腹水、腹胀、月经不调、痛经、产后恶露不净、遗精、遗尿、便秘、水肿。

中注穴

穴位理解 中，中间；注，灌注。本穴为冲脉、足少阴经之会，肾经冲脉的冷降经水由此注入体内，故名。

准确取穴 脐中下1寸，前正中线旁开0.5寸。

临床运用 月经不调、痛经、腹痛、便秘、泄泻。

肓俞穴

穴位理解 肓，心下膈膜也；俞，输也。穴在脐旁，意为肓膜之俞，故名。

准确取穴 在腹中部，当脐中旁开0.5寸。

临床运用 腹痛、腹胀、腹泻、便秘、痢疾。

商曲穴

穴位理解 商，五音之一，属金；曲，弯曲。商为金音，大肠属金，本穴内应大肠横曲处，故名。

准确取穴 在上腹部，当脐中上寸，前正中线旁开0.5寸。

临床运用 腹痛、泄泻、便秘。

石关穴

穴位理解 石，石头；关，重要。本穴为攻坚消满之要穴，故名。

准确取穴 在上腹部，当脐中上3寸，前正中线旁开0.5寸。

临床运用 呃逆、呕吐、腹痛、便秘、腹泻、不孕、产后腹痛。

阴都穴

穴位理解 阴，阴阳之阴；都，会聚。穴名意指穴外气血聚集之处。

准确取穴 脐中上4寸，前正中线旁开0.5寸。

临床运用 胃痛、腹胀、哮喘、不孕。

腹通谷穴

穴位理解 腹，指本穴位于腹部；通，通道、通孔也；谷，两山间的凹陷处也。穴在腹部，为通过水谷之处。

准确取穴 脐中上5寸，前正中线旁开0.5寸。

临床运用 腹痛、腹胀、呕吐、消化不良、心悸。

幽门穴

穴位理解 幽，深长、隐秘或阴暗的通道；门，出入的门户。胃之下口称幽门。穴之深部，邻近幽门。

准确取穴 上腹部，当脐中上6寸，前正中线旁开0.5寸。

临床运用 嗳气、呕吐、胃痛、腹泻、胸胁痛。

步廊穴

穴位理解 步，步行；廊，走廊。正中为庭，两边为廊，该穴在中庭之旁，故名。

准确取穴 在胸部，当第五肋间隙，前正中线旁开2寸。

临床运用 胸胁痛、肋间神经痛、咳喘、呕吐、食欲不振、乳痈。

神封穴

穴位理解 神，指神明，心藏神；封，封堵也。本穴接近心脏，地处心脏所居之封界，因心主神明，故名。

准确取穴 在胸部，当第四肋间隙，前正中线旁开2寸。

临床运用 咳喘、胸痛、呕吐、食欲不振、乳腺炎。

灵墟穴

穴位理解 灵，指心；墟，土丘或古城遗址。本穴内应心脏，外当肌肉隆起处，其隆起犹如土堆。

准确取穴 在胸部，当第三肋间隙，前正中线旁开2寸。

临床运用 胸胁痛、咳嗽、呕吐、乳腺炎。

神藏穴

穴位理解 神，心神；藏，隐藏。该穴近心脏，为心神所藏之处。

准确取穴 当第二肋间隙，前正中线旁开2寸。

临床运用 咳嗽、气喘、胸痛、呕吐。

彧中穴

穴位理解 或，通“郁”；中，中间。郁有茂盛之意，该穴当肾气行于胸中大盛之处。

准确取穴 在胸部，当第一肋间隙，前正中线旁开2寸。

临床运用 咳喘、胸痛、呕吐、食欲不振。

俞府穴

穴位理解 俞，转输；府，会聚。足少阴肾经脉气由此会聚而传输至胸中，故名。

准确取穴 当锁骨下缘，前正中线旁开2寸。

临床运用 咳喘、胸痛、呕吐、食欲不振。

手厥阴心包经

经脉循行 手厥阴心包经起于胸中，出属心包络，向下通过横膈，从胸至腹依次联络上、中、下三焦。胸部支脉：沿胸中，出于胁部，至腋下3寸处（天池），上行抵腋窝中，沿上臂内侧，行于手太阴和手少阴之间，进入肘窝中，向下行于前臂两筋的中间，进入掌中，沿着中指到指端（中冲）。掌中支脉：从劳宫分出，沿无名指到指端（关冲），与手少阳三焦经相接。

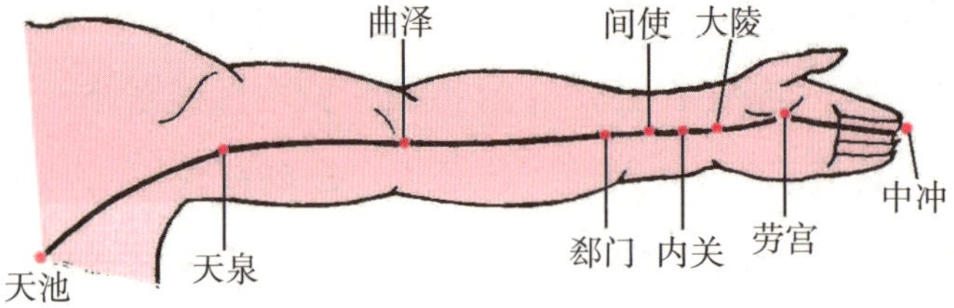

手厥阴心包经循行图

养生要诀 心包经为心之宫城，具有“代心受邪”的功能。病邪只有先攻克心包这个护卫心的忠诚卫士，才能入侵心脏。也就是说，只要心包这个宫城足够坚固，人们就能免除心脏病的侵害。心包经的开穴时间是19 : 00 ~ 21 : 00，心脏不好的人最适合在此时循按心包经。

经脉病候 外经病候有头项强直、手足痉挛、面赤、目痛、腋下肿、肘臂部拘挛不能屈伸、手心热。内脏病候多表现为谵语、昏厥、心烦、胸胁满闷、舌不能言、心悸不宁、心痛，也可见喜笑不休等精神异常。

功效主治 神经系统、循环系统疾病、上臂内侧疼痛、肘臂痛、心绞痛、神智慌乱、癔症。

天池穴

穴位理解 天，天空；池，池塘。该穴在乳旁，乳房之泌乳，有如水自天池而出。

准确取穴 在胸部，当第四肋间隙，乳头外1寸，前正中线旁开5寸。

临床运用 咳嗽、气喘、乳痈、乳汁少、胸闷、胸胁胀满、瘰疬。

天泉穴

穴位理解 天指上部；泉，水涌出处。穴居上臂，上接天池，脉气下行浅出如泉。

准确取穴 当腋前纹头下2寸，肱二头肌长、短头之间。

临床运用 心悸、心绞痛、咳嗽、乳腺炎、乳汁不足、胸背及上臂内侧。

曲泽穴

穴位理解 曲，弯曲；泽，沼泽。本穴位于肘部屈曲浅凹处如泽，本穴为手厥阴经合穴，为经气归聚之所，故名。

准确取穴 在腘纹中，当肱二头肌肌腱尺侧缘。

临床运用 心悸、心绞痛、热病烦躁、咳喘、胃痛、呕吐、口干、肘臂痛、手臂震颤。

郄门穴

穴位理解 郄，孔隙；门，门户。此为本经郄穴，乃本经经气出入之门户。

准确取穴 当曲泽与大陵的连线上，腕横纹上5寸。

临床运用 心绞痛、心悸、胸痛、胃痛、咯血。

间使穴

穴位理解 司，间接也；使，指使、派遣也。心包络为心的外围，为尘世之冠，由心君主宰，间有臣使之意，故名。

准确取穴 在前臂掌侧，当曲泽与大陵的连线上，腕横纹上3寸，掌长肌肌腱与桡侧腕屈肌肌腱之间。

临床运用 心绞痛、心悸、心烦、胃痛、呕吐、癫痫、精神病、肘挛、臂痛。

内关穴

穴位理解 内，内外之内；关，关隘。本穴在前臂内侧要处，犹如关隘，故名。

准确取穴 在曲泽大陵的连线上，腕横纹上2寸，掌长肌肌腱与桡侧腕屈肌肌腱之间。

临床运用 胸闷、胁痛、心绞痛、心悸、癫痫、失眠、产后血晕、胃脘痛、呕吐、呃逆、抑郁症、眩晕、偏头痛、中风、偏瘫、上肢痹痛、咳嗽、哮喘、心烦、疟疾。

大陵穴

穴位理解 大，与小相对，大也；陵，丘陵、土堆也。本穴在腕骨（月骨）隆起处后方，比喻骨隆起如大丘陵之状，故名。

准确取穴 在腕掌横纹的中点处，掌长肌肌与桡腕肌肌之间。仰掌，微屈腕关节，在掌后第一横纹的两筋之间，为取穴部位。

临床运用 心绞痛、心悸、神经衰弱、癔症、癫痫、精神病、胃痛、呕吐、腕关节痛、胸胁痛。

劳宫穴

穴位理解 劳，劳作；宫，中央。手掌劳于把握，该穴居其中，故名。

准确取穴 在手掌心，当第二、第三掌骨之间，偏于第三掌骨，握拳屈指时中指尖处。

临床运用 发热、鼻衄、口舌生疮、口臭、咯血、脑卒中、昏迷、心绞痛、癫痫、精神病、手颤、鸡爪风。

中冲穴

穴位理解 中，中间；冲，冲动，涌出。该穴在中指端，心包经之井穴，经气由此涌出，沿经脉上行。

准确取穴 在手中指末节尖端中央。

临床运用 脑卒中、中暑、虚脱、休克、昏迷、热病、舌下肿痛、心烦、小儿夜啼、癔症。

手少阳三焦经

经脉循行 手少阳三焦经起于无名指末端（关冲），向上行于小指与无名指之间，沿着手背，出于前臂外侧桡骨和尺骨之间，向上通过肘尖，沿上臂外侧，上达肩部，交出足少阳经的后面，向上进入缺盆部，分布于胸中，散络于心包，向下通过横膈，从胸至腹，属上、中、下三焦。胸中支脉：从胸向上，出于缺盆，上走颈旁，连系耳后，沿耳后直上，出于耳部，上行额角，再屈而下行至面颊部，到达眼下部。耳部支脉：从耳后进入耳中，出走耳前，与前脉交叉于面颊部，到达目外眦（丝竹空之下），与足少阳胆经相接。

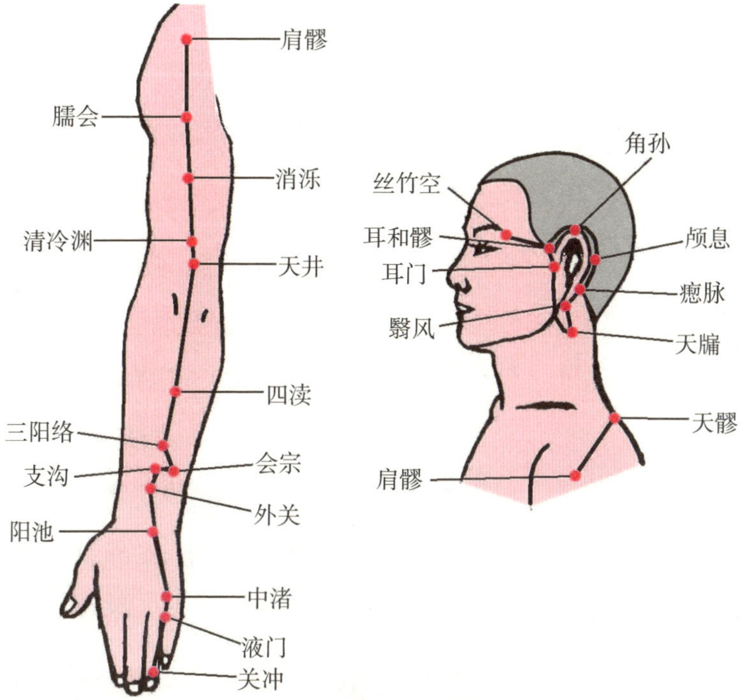

手少阳三焦经循行图

养生要诀 《难经》中说：焦者，元气之别使也，主通行元气，历经于五脏六腑的通道，可见三焦的重要性。三焦的功能出现异常，元气就没有了进入五脏六腑的通道，五脏六腑的功能就会受到影响。21：00～23：00是保健三焦经的最佳时机。这个时间也恰好是安歇睡眠的时候，此时睡觉，百脉都能得到很好的休养生息，对身体十分有益。

经脉病候 本经属三焦，络心包。该经病症主要表现为耳聋，耳鸣，耳后疼痛，咽喉肿痛，喉痹，目外眦痛，面颊肿痛，肩、臂、肘外侧疼痛，小指次指不用，腹胀，气胀，水肿，遗尿，小便不利，耳后及经脉所过部疼痛。

功效主治 耳、眼、头、胸、心、肺、咽喉部疾病，某些热病及本经所经过部位的病症。

关冲穴

穴位理解 关，通“弯”；冲，冲要。无名指不能单独伸直，关（通“弯”字）在此代表无名指。穴在无名指端，系三焦经井穴，经气由此涌出，沿经脉上行。

准确取穴 在无名指尺侧，距指甲根角0.1寸处。

临床运用 热病、昏厥、咽喉肿痛、头痛、目赤、耳聋。

液门穴

穴位理解 液，液体也，经水也；门，出入的门户。本穴有通调水道之功，犹如水气出入之门户，故名。

准确取穴 在手背部，当第四、第五指间，指蹼缘后方赤白肉际处。

临床运用 头痛、目赤、耳聋、耳鸣、咽喉肿痛、手臂痛。

中渚穴

穴位理解 中，中间；水中，水中的小块陆地。该穴在五输流注穴的中间，经气如水循渚而行。

准确取穴 在手背部，当环指本节（掌指关节）的后方，第四、第五掌骨间凹陷处。

临床运用 头痛、目赤、耳鸣、耳聋、咽喉肿痛、两肩胛内痛、腿痛、手指不能屈伸。

阳池穴

穴位理解 阳，天部阳气也；池，屯物之器也。腕背属阳，浅凹为池，该穴在腕背陷中，故名。

准确取穴 在腕背横纹上，当指伸肌肌腱尺侧凹陷处。

临床运用 腕痛、肩臂痛、耳聋、消渴、口干、喉痹。

外关穴

穴位理解 外，内外之外；关，关隘。该穴在前臂外侧要处，犹如关隘，与内关相对，故名。

准确取穴 在前臂背侧，当阳池与肘尖的连线上，腕背横纹上2寸，尺骨与桡骨之间。

临床运用 发热、头痛、上肢痛、麻木、瘫痪、耳聋、耳鸣、目赤、项强、胁痛、臂肘腕指痛、手颤、肺炎、腮腺炎。

支沟穴

穴位理解 支，通“肢”；沟，指沟渠。该穴在上肢前臂尺、桡两骨之间，因喻脉气行于两骨间如水行于渠，故名。

准确取穴 在手腕背横纹上3寸，尺、桡两骨之。

临床运用 发热、耳鸣、耳聋、声嘶、失声、呕吐、便秘、胁肋痛、肩臂痛。

会宗穴

穴位理解 会，会合；宗，集聚。此为本经郄穴，是经气会聚之处，故名。

准确取穴 在前臂背侧，当腕背横纹上3寸，支沟尺侧，尺骨桡侧缘。

临床运用 耳鸣、耳聋、癫痫、上肢痹痛。

三阳络穴

穴位理解 三阳，指手三阳经；络，联络之意。该穴为交络手三阳经之处，故名。

准确取穴 在手腕背横纹上；4寸，尺、桡两骨之间。

临床运用 突发性耳聋、癔症性失语、牙痛、臂痛。

四渎穴

穴位理解 四，四个；渎，河流。古称长江、黄河、淮河、济水为四渎。经气至此，渗灌更广，故名。

准确取穴 在前臂背侧，当阳池与肘尖的连线上，肘尖下5寸，尺骨与桡骨之间。

临床运用 突发性耳聋、偏头痛、牙痛、咽阻如梗、上肢痛、瘫痪。

天井穴

穴位理解 天，天部也；井，孔隙通道也。本穴为手少阳之合，属土。土地出水曰井。该穴在上臂尺骨鹰嘴之上居天位，其处凹陷颇深，犹似深井，故名。

准确取穴 在尺骨鹰嘴后上方，屈肘呈凹陷处。

临床运用 偏头痛、耳聋、胸臂痛、颈肩痛、瘰疬、荨麻疹。

清冷渊穴

穴位理解 清，清凉；冷，寒冷；渊，深水。本穴具有清三焦之热的作用，犹如入清凉深水之中，故名。

准确取穴 在臂外侧，屈肘时当肘尖直上2寸，即天井上1寸。

临床运用 头痛、目黄、肩臂痛。

消泺穴

穴位理解 消，散也；泺，泊名。该穴在上臂外侧，当肱三头肌肌腹中间之浅四处，三焦脉气流注此穴，似水流入散泊之中，故名。

准确取穴 在臂外侧，当清冷渊与臑会连线的中点处。

临床运用 头痛、项强、牙痛、肩臂痛。

臑会穴

穴位理解 臑，上臂肌肉隆起处；会，交会。该穴在上臂肌肉隆起处，为本经和阳维脉交会之处。

准确取穴 在臂外侧，当肘尖与肩髎连线上，肩髎下3寸，三角肌后下缘。

临床运用 臂痛、肩周炎、淋巴结结核、目疾。

肩髎穴

穴位理解 肩，指穴在肩部也；髎，孔隙也。该穴当肩关节部骨隙处，故名。

准确取穴 在肩部，肩髃后方，当臂外展时，于肩峰后下方呈现凹处。

临床运用 肩周炎、上臂痛、上肢瘫痪。

天髎穴

穴位理解 天，上部为天；髎，孔隙也。本穴在肩胛冈上方之骨隙中，故名。

准确取穴 肩井与曲垣连线中的中间，肩胛骨的内上角端处，为取穴部位。

临床运用 肩周炎、颈椎病、落枕、胸中烦满。

天牖穴

穴位理解 天，天空；牖，窗。上为天，天牖有天窗之意，该穴在侧颈部上方，能开上窍，故喻为天窗。

准确取穴 在颈侧部，当乳突后方直下，平下颌角，胸锁乳突肌后缘。

临床运用 偏头痛、落枕、项强、耳聋、面肿、颈淋巴结结核。

翳风穴

穴位理解 翳，用毛做的华盖也，为遮蔽之物；风，风邪。该穴当耳垂后方，为遮蔽风邪之处。

准确取穴 在耳垂后方，当乳突与下颌角之间凹陷处。将耳垂后按于头部，耳垂的边缘为取穴部位。

临床运用 耳聋、耳鸣、口眼㖞斜、面神经炎、牙痛、腮腺炎、颈淋巴结结核。

瘈脉穴

穴位理解 瘈，瘈疭；脉，指络脉。该穴在耳后，布有络脉，有治瘈疭的作用。

准确取穴 在翳风与角孙沿耳轮连线的中、下1/3交点处。

临床运用 耳聋、耳鸣、头痛、小儿惊风。

颅息穴

穴位理解 颅，头颅；息，安宁。本穴在头颅部，可安脑宁神，故名。

准确取穴 在头部，角孙与翳风沿耳轮弧形连线的上1/3与下2/3交点处。

临床运用 头痛、耳聋、耳鸣、耳肿、呕吐涎沫、小儿惊风。

角孙穴

穴位理解 角，指耳上角；孙，支别之络，“支而横者为络，络之别者为孙。”手少阳之脉，其支者，从膻中上出缺盆，上项连系耳后，直上出耳上角，交会于足少阳、手阳明。该穴当耳上角，在手少阳经支脉别行之处，故名。

准确取穴 在头部，折耳郭向前，当耳尖直上入发际处。

临床运用 偏头痛、耳郭肿痛、结膜炎、角膜炎、牙痛、项强、头痛。

耳门穴

穴位理解 耳，穴内气血的作用部位为耳也；门，出入的门户也。该穴在耳屏上切迹前，主治耳聋、耳鸣，其处犹如耳之门户，故名。

准确取穴 在耳屏上切迹与下颌骨髁状突后缘之间凹陷处。

临床运用 耳聋、耳鸣、耳、中耳炎、上牙痛。

耳和髎穴

穴位理解 耳，耳窍；和，调和；髎，骨隙。该穴当耳前骨浅表陷隙中，可调耳和声。

准确取穴 在头侧部，当鬓发后缘，平耳郭根之前方，颞浅动脉后缘。

临床运用 头昏、头痛、耳鸣、牙关紧闭、面神经炎。

丝竹空穴

穴位理解 丝，喻纤细之眉梢；竹，喻眉毛如竹丛；空，指凹陷处之孔穴。该穴在眉后凹陷中，故名。

准确取穴 在面部，当眉梢凹陷处。

临床运用 目赤肿痛、眼睑动、目眩、头痛、癫痫。

足少阳胆经

经脉循行 足少阳胆经起于眼外角（瞳子髎），上行至额角部，下行至耳后（风池），沿颈旁，行于手少阳三焦经之前，至肩上退后，交出手少阳三焦经之后，向下进入缺盆。耳部支脉：从耳后（完骨）进入耳中，出走耳前，至眼外角后方。外眦部支脉：从眼外角分出，下走大迎，会合于少阳经到达目眶下，下行经颊车，由颈部向下会合前脉于缺盆，然后向下入胸中，通过横膈，联络肝脏，属于胆，沿着胁肋内，出于少腹两侧腹股沟股动脉部，绕阴部毛际，横向入髋关节部（环跳）。缺盆部直行脉：从缺盆下行腋下，沿胸侧，经季胁，下行会合前脉于髋关节部，再向下沿大腿外侧、膝外侧，下行经腓骨前面，直下到达腓骨下段，下出外踝前面，沿足背部，进入第四趾外侧端（足窍阴）。足背部支脉：从足背（临泣）分出，沿第一、第二跖骨间，出趾端，回转通过趾甲。出于趾背毫毛部，接足厥阴肝经。

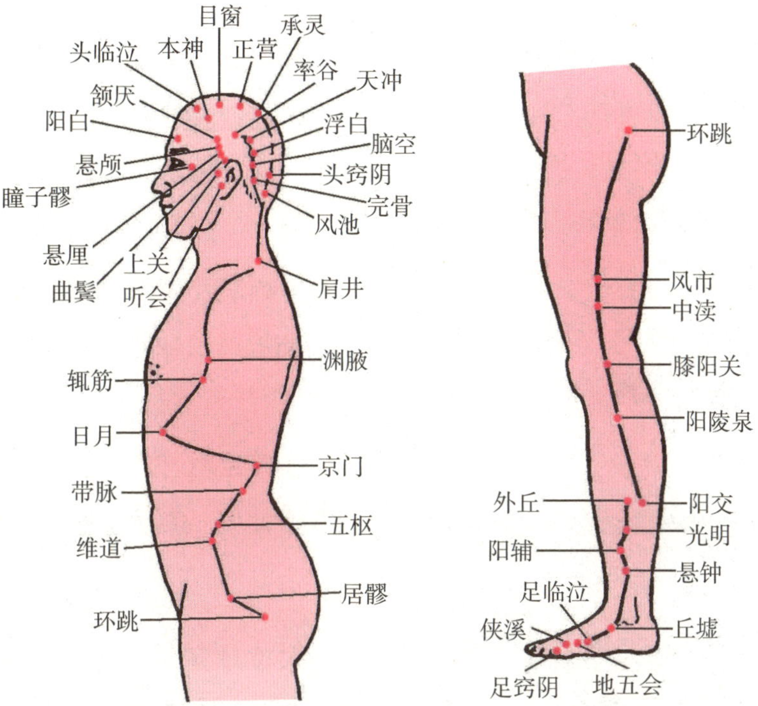

足少阳胆经循行图

养生要诀 胆经的开穴时间是23:00～1:00，这也是保养胆经的最佳时间。此时人体转入安静，开始进入睡眠状态，全身经络的气血也开始集中到胆经。胆经是全身阴阳相互转换的枢纽，此时正是由阴入阳的枢转时期，所以很多养生学家都建议人们在23:00的时候开始入睡，就是为了保障阴能够顺利地转阳。否则阴阳失调，就会引起许多疾病。

经脉病候 外经病候有寒热往来、头痛、疟疾、面色灰暗、目痛、颌痛、腋下肿、瘰疬、耳聋、髀部或腿、膝及腓骨部疼痛。内脏病候多表现为胁肋疼痛、呕吐、口苦、胸痛等。

功效主治 头、眼、耳、鼻、咽喉、侧胸部疾病、肝胆病、热病、肩部、腿部、腰部疾病、腹胀、胁下胀满、口苦、呕吐、腰胯疼痛、下肢痿痹、膝踝肿痛、半身不遂、腰痛、目翳、耳鸣、鼻塞。

瞳子髎穴

穴位理解 瞳子，即瞳孔；髎，骨隙。该穴当瞳子外方，眶骨外凹陷中，故名。

准确取穴 在面部，眼外角旁，当眶外侧缘处。眼眶骨外缘有一凹陷，距外眼角5寸处，为取穴部位。

临床运用 头痛、眼疾、面瘫、三叉神经痛。

听会穴

穴位理解 听，听觉；会，聚会。该穴在耳前凹陷中，当经气会聚之处；耳主听，故名。

准确取穴 耳屏间切迹前，下颌骨髁状突后缘。

准确取穴 耳聋、耳鸣、中耳炎、牙痛、下颌关节功能紊乱、口眼㖞斜。

上关穴

穴位理解 上，上方；关指颧骨弓，该穴在其上缘，故名。

准确取穴 在耳前，下关直上，当颧弓上缘凹陷处。

临床运用 面瘫、耳聋、耳鸣、头痛、牙痛、下颌关节功能紊乱、惊痫、瘛疭。

颔厌穴

穴位理解 颔，为点头；厌，有抑制之意。该穴可治肝阳上逆之晃头，故名。

准确取穴 在头部鬓发上，当头维与曲鬓弧形连线的上1/4与下3/4交点处。

临床运用 偏头痛、眩晕、目外眦痛、面瘫、癫痫、瘛疭。

悬颅穴

穴位理解 悬，悬挂；颅，头颅。该穴在颞颥部，如悬挂在头颅之两侧，故名。

准确取穴 在头部鬓发上，当头维与曲鬓弧形连线的中点处。

临床运用 偏头痛、目外眦痛、鼻衄、牙痛面肿。

悬厘穴

穴位理解 悬，吊挂也；厘，治理也。该穴悬于头部两侧，有正头痛、止眩晕的作用，故名。

准确取穴 头部鬓发上，当头维与曲鬓弧形连线的上3/4与下1/4交点处。

临床运用 头痛、目外眦痛、耳鸣、牙痛面肿、癫痫。

曲鬓穴

穴位理解 曲，弯曲；鬓，鬓发。该穴在耳上鬓发边际的弯曲处，故名。

准确取穴 在头部，当耳前鬓角发际后缘的垂线与耳尖水平线交点处。

临床运用 头痛、牙痛、牙关紧闭、暴喑。

率谷穴

穴位理解 率，统率；谷，山谷。该穴在耳上，为以“谷”命名诸穴的最高者，如诸谷的统帅，故名。

准确取穴 在头部，当耳尖直上入发际1.5寸，角孙直上方。

临床运用 偏头痛、眩晕、烦满、呕吐、小儿惊风。

天冲穴

穴位理解 天，天空；冲，冲出。天，指头部，该穴在其两侧，本经气血在该穴冲向巅顶，故名。

准确取穴 在头部，当耳根后缘直上入发际2寸，率谷后0.5寸处。

临床运用 头痛、牙龈肿痛、惊恐、癫痫。

浮白穴

穴位理解 浮，指上部；白，指明亮。该穴居处骨面，高突显现，故名。

准确取穴 在头部，当耳后乳突后上方，天冲与完骨弧形连线的中1/3与上1/3交点处。

临床运用 头痛、项强、臂痛、耳聋、耳鸣、牙痛、淋巴结结核、足痿不行。

头窍阴穴

穴位理解 头，头部；窍，空窍；阴，阴阳之阴。肝肾属阴，开窍于耳目。该穴在头部，治疗耳目之疾。

准确取穴 耳后乳突后上方，天冲与完骨弧形连线的中1/3与下1/3交点处。

临床运用 头顶痛、目痛、眩晕、颈项痛、鼻塞、鼻窦炎、小儿惊风、耳聋、耳鸣。

完骨穴

穴位理解 完骨，耳后高骨，即颞骨乳突。该穴在其后下方凹陷处，故名。

准确取穴 在头部，当耳后乳突后下方之处。

临床运用 头痛、失眠、颈项痛、耳鸣、口眼㖞斜、癫痫。

本神穴

穴位理解 本，根本；神，神志。该穴在前发际神庭旁，内为脑之所在；脑为元神之府，主神志，为人之根本，故名。

准确取穴 在头部，当前发际上0.5寸，神庭旁开3寸，神庭与头维连线的内2/3与外1/3交点处。

临床运用 头痛、目眩、癫痫、小儿惊风、颈项痛、面瘫、半身不遂。

阳白穴

穴位理解 阳，阴阳之阳；白，明亮、清白也。头为阳，该穴在头面部，有明目之功，故名。

准确取穴 前额部，瞳孔直上，眉上1寸。

临床运用 前额痛、眼病、眩晕、面瘫。

头临泣穴

穴位理解 头，指本穴在头部，有别于足临泣穴；临，居高位而朝向低位也；泣，泪水也。该穴位于头部目上方，且主治目疾，故名。

准确取穴 前发际上0.5寸，正中线与头维之间的中点。

临床运用 头痛、鼻塞、目眩、迎风流泪、小儿惊痫。

目窗穴

穴位理解 目，眼睛；窗，窗户。穴在眼的上方，善治眼疾，犹如眼目之窗。

准确取穴 在头部，当前发际上1.5寸，头正中线旁开2.25寸。

临床运用 头痛、目眩、结膜炎、屈光不正、白内障、青光眼、牙痛、小儿惊风。

正营穴

穴位理解 正，有机遇、恰巧之意；营，有布、集之意。该穴属胆经，阳维之脉布此，恰与胆经相遇、集结，故名。

准确取穴 在头部，当前发际上2.5寸，头正中线旁开2.25寸。在目窗穴后1寸，即瞳孔直上，入发际2.5寸。

临床运用 头痛、眩晕、牙痛、项强。

承灵穴

穴位理解 承，承受也；灵，神灵也，天部之气也。脑主神灵，故脑上顶骨又称天灵骨；该穴在其外下方，故名。

准确取穴 在头部，当前发际上4寸，头正中线旁开2.25寸。在正营穴后1.5寸，即瞳孔直上，入发际4寸。

临床运用 头痛、头晕、鼻塞、多涕、鼻衄。

脑空穴

穴位理解 脑，脑髓；空，空窍、空虚。该穴当脑户旁，枕骨外下凹陷中，故名。

准确取穴 枕外隆突上缘外侧，头正中线旁开2.25寸。

临床运用 头痛、目眩、颈项强痛、癫痫。

风池穴

穴位理解 风，风邪；池，屯居水液之器也，池塘。该穴在项侧，凹陷如池，为风邪易侵之处，也是治疗风证之要穴，故名。

准确取穴 胸锁乳突肌与斜方肌上端之间凹陷处。

临床运用 感冒、鼻塞、头痛、目赤肿痛、鼻渊、鼻衄、颈项强痛、肩痛不举、头晕、目眩、中风偏瘫、癫痫。

肩井穴

穴位理解 肩，肩部；井，水井。该穴在肩上，局部凹陷如井，故名。

准确取穴 在肩上，前对乳中，当大椎与肩峰连线的中点。

临床运用 肩周炎、颈椎病、落枕、乳痈、乳汁不足、滞产、高血压病、偏瘫、功能性子宫出血、颈淋巴结结核。

渊腋穴

穴位理解 渊，深潭；腋，腋部。该穴深藏在腋窝之下，故名。

准确取穴 腋下3寸，第四肋间

隙中。

临床运用 胸满、胁痛、上肢痹痛。

辄筋穴

穴位理解 辄，车耳；筋，筋肉，该穴在腋下。两车相倚曰辄，该穴倚于筋间，故名。

准确取穴 在侧胸部，渊腋前1寸，平乳头，第四肋间隙中。

临床运用 呕吐、反酸、流涎、哮喘、肩臂痛。

日月穴

穴位理解 曰，太阳；月，月亮。日为阳，指胆；月为阴，指肝。该穴为治肝胆疾病的要穴。

准确取穴 乳头直下，第七肋间隙中。

临床运用 胁肋胀痛、黄疸、呕吐、呃逆、反酸。

京门穴

穴位理解 京，通“原”；门，门户。该穴为肾募，肾气为人身之原气，本穴为肾原气募聚之处，故名。

准确取穴 在侧腰部，章门后1.8寸，当第十二肋游离端下方。

临床运用 肠鸣、腹胀、腹泻、胁痛、腰痛。

带脉穴

穴位理解 带，腰带；脉，经脉。该穴属胆经，交会在带脉之上。

准确取穴 在侧腹部，章门下1.8寸，当第十一肋游离端下方垂线与脐水平线的交点上。腋中线上，与通过脐中的水平线相交，为取穴部位。

临床运用 月经不调、子宫颈炎、子宫内膜炎、子宫脱垂、腰胁痛、疝气。

五枢穴

穴位理解 五，为中数；枢，为枢纽，即中枢之意。该穴为藏气之枢要，且居人身长度之折中处，故名。

准确取穴 髂前上棘前方，横平脐下3寸。

临床运用 小腹痛、疝气、便秘、阴挺、带下病。

维道穴

穴位理解 维，连接；道，道路。该穴为足少阳与带脉之会，带脉维系一身，故名。

准确取穴 在侧腹部，当髂前上棘前下方，五枢前下0.5寸。

临床运用 水肿、呕吐、子宫脱垂、月经不调、带下病、腰胯痛、少腹痛、疝气。

居髎穴

穴位理解 居，居处；髎，近骨之凹陷处。该穴居髋骨上凹陷处。

准确取穴 髂前上棘与股骨大转子最凸点连线的中点。

临床运用 腰腿痹痛、瘫痪、睾丸痛、带下病、疝气。

环跳穴

穴位理解 环，环曲；跳，跳跃。该穴在髀枢中，髀枢为环曲跳跃的枢纽，故名。

准确取穴 侧卧，屈膝屈髋位，股骨大转子最凸点与骶管裂孔连线的外1/3与中1/3交点处。

临床运用 腰腿痛、瘫痪、坐骨神经痛、髋关节炎、风疹、膝踝肿痛。

风市穴

穴位理解 风，风邪也；市，集市也。该穴主治下肢风痹不仁，言其为风气集结之处，又为祛风之要穴，故名。

准确取穴 大腿外侧中线上，腘横纹上7寸。

临床运用 下肢痛、脚气、下肢麻木瘫痪、皮肤瘙痒。

中渎穴

穴位理解 中，中间；渎，小的沟渠。该穴居股外侧中线筋骨凹陷，如在沟渎之中，故名。

准确取穴 在大腿外侧，当风市下2寸，或腘横纹上5寸，股外侧肌与股二头肌之间。

临床运用 下肢麻木瘫痪、腰膝酸痛、脚气。

膝阳关穴

穴位理解 膝，指本穴所在为膝部；阳，阳气也；关，关卡也。外为阳，则本穴在膝关节外侧，故名。

准确取穴 阳陵泉上3寸，股骨外上髁上凹陷处。

临床运用 膝冷痛、腘筋挛急、小腿麻木。

阳陵泉穴

穴位理解 阳，阴阳之阳；陵，丘陵；泉，水泉。外为阳，膝外侧腓骨小头隆起如陵，该穴在其下陷处，犹如水泉。

准确取穴 在小腿外侧，当腓骨头前下方凹陷处。坐位，屈膝呈90°，膝关节外下方，腓骨小头前缘与下缘交叉处的凹陷，为取穴部位。

临床运用 膝肿痛、瘫痪、脚气、胁肋痛、黄疸、小儿惊风、破伤风。

阳交穴

穴位理解 阳，阳气也；交，交会也。该穴为足少阳胆经与阳维脉之交会，故名。

准确取穴 外踝尖上7寸，腓骨后缘。

临床运用 下肢痿痹、胸胁胀痛、狂犬咬伤毒不出。

外丘穴

穴位理解 外，内外之外；丘，丘陵。该穴在外踝上方，局部肌肉隆起如丘。

准确取穴 在小腿外侧，当外踝尖上7寸，腓骨前缘，平阳交。

临床运用 颈项痛、胸胁痛、癫痫。

光明穴

穴位理解 光明，光彻明亮也。胆经络穴，肝开窍于目，足少阳胆经上通于目，能治目疾，故名。

准确取穴 在小腿外侧，当外踝尖上5寸，腓骨前缘。从外踝尖与腘横纹连线分成4等份，由下1/4向上一横指，当腓骨前缘处，为取穴部位。

临床运用 夜盲症、屈光不正、白内障、偏头痛、颊肿、小腿痛、下肢痿痹、腓肠肌痉挛、乳痛、癫痫、精神病。

阳辅穴

穴位理解 阳，阴阳之阳；辅，辅助。外为阳。辅，指辅骨，即腓骨。该穴在小腿外侧腓骨前，故名。

准确取穴 外踝尖上4寸，腓骨前缘稍前方。

临床运用 腋下肿痛、胸胁胀痛、下肢痿痹。

悬钟穴

穴位理解 悬，吊挂也，指空中；钟，古指编钟，为一种乐器，其声浑厚响亮。该穴当外踝尖上3寸，昔时常有小儿在此处悬带响铃似钟，故名。

准确取穴 在小腿外侧，当外踝尖上3寸，腓骨前缘。

临床运用 偏瘫、足膝痛、下肢麻木、头痛、胁痛、落枕、颈椎病、脚气。

丘墟穴

穴位理解 丘，小土堆；墟，大土堆。本穴在外踝（如墟）与跟骨滑车突（如丘）之间。

准确取穴 外踝前下方，趾长伸肌肌腱外侧凹陷处。

临床运用 偏头痛、颈项痛、胸胁痛、腋下肿痛、腰腿痛、转筋、足跟痛。

足临泣穴

穴位理解 足，指穴在足部；临，居高临下之意；泣，泪也。与头临泣上下对应，主治头目之疾，故名。

准确取穴 足第四趾本节的后方，小趾伸肌肌腱外侧凹陷处。

临床运用 偏头痛、目赤痛、胸胁痛、足跗肿痛、足趾挛痛、乳痈、乳胀、月经不调、瘰疬。

地五会穴

穴位理解 地，土地；五，五个；会，会合。地在下，指足部。足部胆经穴有五，本穴居其中，为上下脉气会合之处，故名。

准确取穴 在足背外侧，当足第四趾本节（第四跖趾关节）的后方，第四、第五跖骨之间，小趾伸肌肌腱内侧缘。

临床运用 头痛、眩晕、胁痛、足跗痛、乳腺炎、颈淋巴结结核、月经不调。

侠溪穴

穴位理解 侠，通“挟”；溪，指沟陷。本穴处于第四、第五趾缝间沟陷中，故名。

准确取穴 足第四、第五趾间趾蹼缘后方赤白肉际处。

临床运用 痛、目眩、目赤肿痛、耳鸣、耳聋、乳痈、胁肋疼痛、热病。

足窍阴穴

穴位理解 足，足部；窍，孔窍；阴，阴阳之阴。肾肝属阴，开窍于耳目，该穴在足部，治疗耳目之疾。

准确取穴 在足第四趾末节外侧，距趾甲角0.1寸。

临床运用 头痛、目眩、失眠、结膜炎、声带麻痹、胁肋痛、哮喘、多梦、热病。

足厥阴肝经

经脉循行 足厥阴肝经起于足大趾上毫毛部（大敦），沿足背内侧上行，经过内踝前1寸处（中封），向上行于小腿内侧（经足太阴脾经的三阴交），至内踝上8寸处交出足太阴经的后面，上行于膝内侧，沿着股部内侧（曲泉），进入阴毛中，绕过阴部，上达小腹，挟着胃旁，属于肝，联络胆腑，向上通过横膈，分布于胁肋，沿喉咙的后面，向上进入鼻咽部，连接于目系（眼球连系于脑的部位），向上出于前额，与督脉会合于巅顶。目系支脉：从目系下行颊里，环绕唇内。肝部支脉：从肝分出，通过横膈，向上流注于肺，与手太阴肺经相接。

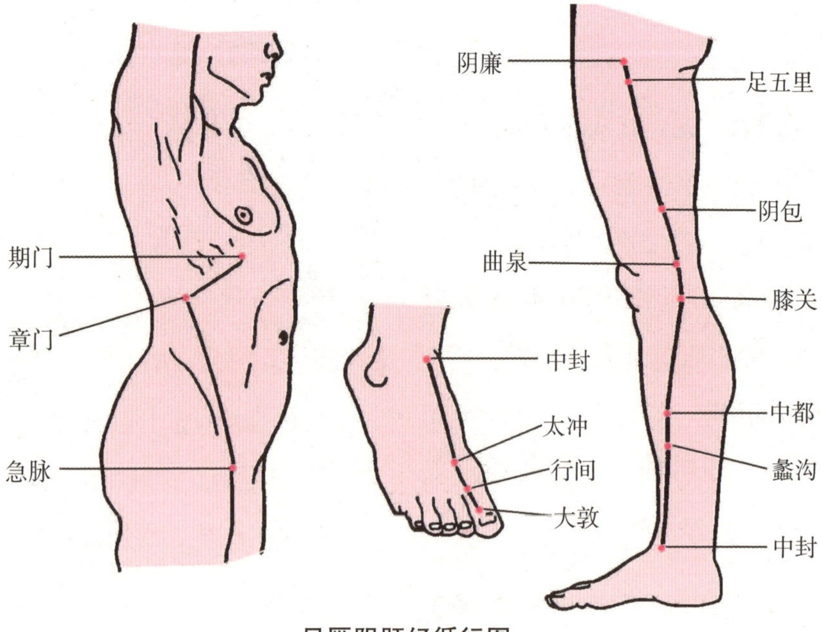

足厥阴肝经循行图

养生要诀 中医理论认为“肝藏血”“人卧侧血归于肝”。肝经在凌晨1：00～3：00开穴，此时，人体周身气血俱注于肝，所以夜里11时以前，就应该让机体进入睡眠状态，才能有利于身体健康。这也是对肝经最好的关怀。

经脉病候 本经病症主要表现为腰痛不可俯仰、胸胁胀满、小腹疼痛、疝气、巅顶痛、咽干、眩晕、口苦、情志抑郁或易怒。

功效主治 主治泌尿生殖系统病症、神经系统病症、肝胆病症、眼病及本经脉所经过部位的病症。

大敦穴

穴位理解 大，大小之大；敦，敦厚。大，指大趾。该穴在大趾内侧，肌肉敦厚，故名。

准确取穴 在足大趾末节外侧，距趾甲角0.1寸。在大趾背外侧，由趾甲根正中至趾关节外侧做一“田”字，“田”字的中央为取穴部位。

临床运用 月经不调、闭经、功能性子宫出血、子宫脱垂、泌尿系感染、遗尿、癃闭、睾丸炎、癫痫、晕厥、脑卒中。

行间穴

穴位理解 行，运行；间，中间。穴在第一、第二趾间缝纹端，因喻气行于两趾之间而入本穴，故名。

准确取穴 在足背侧，当第一、第二趾间，趾蹼缘的后方赤白肉际处。

临床运用 目赤肿痛、青光眼、失眠、癫痫、月经不调、痛经、崩漏、带下病、小便不利、尿痛。

太冲穴

穴位理解 太，大也；冲，指冲盛。该穴为肝经之原，当冲脉之支别处。肝藏血，冲为血海，肝与冲脉、气脉相应合而盛大，故名。

准确取穴 在足背侧，当第一跖骨间隙后方凹陷处。由第一、第二趾间缝纹向足背上推，至其两骨联合缘凹陷中（约缝纹头上两横指）处，为取穴部位。

临床运用 月经不调、功能性子宫出血、闭经、滞产、子宫脱垂、遗精、遗尿、小便不利、黄疸、头痛、眩晕、结膜炎、青光眼、耳鸣、耳聋、面瘫、咽喉肿痛、膝踝痛、泻痢、疝气、小儿惊风、癫痫、精神病、乳腺炎、高血压病。

中封穴

穴位理解 中，正中也；封，封堵也。该穴在内踝高点前方。以胫前肌肌腱内侧为界，前有筋，后有骨，当其中，故名。

准确取穴 在足背侧，当足内踝前，商丘与解溪连线之间，胫前肌肌腱内侧凹陷处。

临床运用 绕脐腹痛、黄疸、小便淋漓、遗精、疝气、腰痛、膝痛、踝痛、脚气、胆囊炎、足冷、踝关节周围软组织损伤。

蠡沟穴

穴位理解 蠡，贝壳；沟，水沟。因腓肠肌外形酷似贝壳，该穴在其前方沟中，故名。

准确取穴 在内踝尖上5寸，胫骨内面中央。

临床运用 外阴痒、阳强、月经不调、带下病、小便不利、疝气、胫部酸痛。

中都穴

穴位理解 中，中间；都，会聚。该穴在小腿内侧中间，为肝经之气深聚之处。

准确取穴 在小腿内侧，当内踝尖上7寸，胫骨内侧面中。

临床运用 腹胀、腹痛、泄泻、恶露不净、疝气。

膝关穴

穴位理解 膝，指穴在膝部也；关，关节。该穴当膝关节部，主治膝内廉痛引髌，不可屈伸，故名。

准确取穴 在小腿内侧，当胫骨内侧髁后下方，阴陵泉后1寸，腓肠肌内侧头上部。

临床运用 膝关节痛、顺性关节炎、类风湿关节炎、髌软骨炎、咽喉痛。

曲泉穴

穴位理解 曲，指屈曲；泉，喻凹陷处，屈膝取之。该穴为足厥阴之合，属水，以泉喻之，故名。

准确取穴 在膝内侧，屈膝，在膝关节内侧面横纹内侧端，股骨内侧髁后缘，半腱肌、半膜肌止端前缘凹处。

临床运用 小腹痛、小便不利、遗精、阴挺、阴痒、外阴肿痛、月经不调、带下病、痛经、膝股内侧痛。

阴包穴

穴位理解 阴，阴阳之阴；包，同“胞”。内为阴，包在此指子宫。该穴在大腿内侧，主治子宫疾病，故名。

准确取穴 在股骨内侧髁上4寸，股内肌与缝匠肌之间。

临床运用 腰骶引小腹痛、小便不利、遗尿、月经不调。

足五里穴

穴位理解 足，下肢；五，数词；里，古代有“以里为寸”之说。该穴在股内侧当箕门上5寸处，故名。

准确取穴 在大腿内侧，当气冲直下3寸，大腿根部，耻骨结节下方，长收肌外缘。阴廉直下1寸。

临床运用 小腹痛、小便不通、遗尿、股内侧痛、阴部湿疹、阴痒、嗜卧、四肢倦怠。

阴廉穴

穴位理解 阴，阴阳之阴；廉，边缘。本穴在股内侧阴器旁，长收肌外缘凹陷处，故名。

准确取穴 在大腿内侧，当气冲直下2寸，大腿根部，耻骨结节下方，长收肌缘。

临床运用 月经不调、带下病、阴痒、不孕、遗尿、阴部湿疹、股内侧痛。

急脉穴

穴位理解 急，急促；脉，动脉。本穴在大腿根部内侧，局部动脉应手处，故名。

准确取穴 在股动脉搏动处，前正中线旁开2.5寸。

临床运用 疝气、少腹痛、外阴肿痛、阴茎痛、阴挺、阴痒。

章门穴

穴位理解 章，同“障”；门，出入的门户也。本穴在季肋下，如同屏障内脏之门户，故名。

准确取穴 在侧腹部，当第一肋游离端下方。由腋前线往下循摸肋弓下之第一游离肋之前下缘处，为取穴部位。

临床运用 腹胀、腹痛、肠鸣、腹泻、呕吐、水肿、黄疸、痞块、肠炎、肝脾肿大、腹水、肋间神经痛。

期门穴

穴位理解 期，周期；门，门户。两侧胁肋如敞开之门户。该穴在胁肋部，经气运行至此为一周期，故名。

准确取穴 胸部，当乳头直下，第六肋间隙，前正中线旁开4寸。

临床运用 乳痈、抑郁症，胸胁胀痛、腹胀、呃逆、反酸。

任　脉

经脉循行 任脉起于小腹内，下出会阴，向上行于阴毛部，沿腹内，向上经过关元等穴，到达咽喉部，再上行环绕口唇，经过面部，进入目眶下（承泣）。

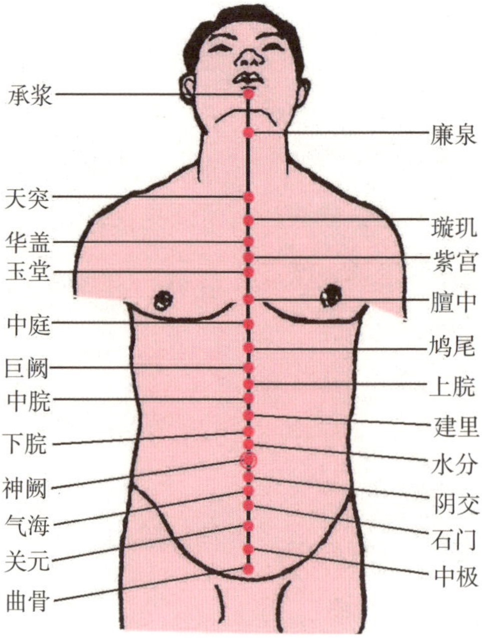

任脉循行图

养生要诀 任脉为“阴脉之海”，如果把人体的诸条阴经比喻为江河，那么任脉就是蓄灌诸条阴经的湖泊。任脉上有几个重要的穴位，对它们进行重点刺激，可以对任脉起到保养作用。对于任脉进行保健，不仅可以良性调节任脉本身，还能间接地维护人体的诸条阴经。

经脉病候 若任脉不通，易出现月经不调、闭经不孕、带下色白、少腹积块、胀满疼痛、游走不定、睾丸胀痛、疝气。若任脉虚衰，易出现胎动不安、小腹坠胀、阴道下血甚或滑胎、月经愆期或闭经、月经淋漓不尽、头晕、眼花、腰膝酸软、舌淡、脉细无力。

功效主治 泌尿系统、神经系统、消化系统、呼吸系统、生殖系统及本经所经过部位的病症。

会阴穴

穴位理解 会，交会也；阴，在此指下部两阴窍。该穴处于两阴之间，为冲、任、督相会之所，故名。

准确取穴 在会阴部，男性当阴囊根部与肛门连线的中点，女性当大阴唇后联合与肛门连线的中点。

临床运用 小便不利或失禁、痔、脱肛、遗精、阳痿、阴部瘙痒、溺水窒息、昏迷、癫狂。

曲骨穴

穴位理解 曲，弯曲；骨，骨头。曲骨，指耻骨，本穴在耻骨联合上缘，故名。

准确取穴 在下腹部，当前正中线上，耻骨联合上缘中点处，故名。

临床运用 泌尿系感染、遗尿、阳痿、阴囊湿疹、月经不调、痛经、阴道炎、子宫内膜炎。

中极穴

穴位理解 中，正中；极，点。该穴处于一身上下左右的中点，故名。

准确取穴 在下腹部，前正中线上，当脐中下4寸。

临床运用 遗精、早泄、阳痿、遗尿、小便不利、尿频、尿急、尿痛、水肿、少腹痛、疝气、月经不调、闭经、带下病、子宫脱垂、功能性子宫出血、阴痒、滞产、产后宫缩痛。

关元穴

穴位理解 关，关藏；元，本元。该穴近男子藏精、女子蓄血之处，为人生之关要、真元之所存，故名。

准确取穴 在下腹部，前正中线上，当脐中下3寸。

临床运用 阳痿、遗精、遗尿、小便频数、小便不通、月经不调、崩漏、带下病、痛经、阴挺、阴痒、不孕、产后出血、泄泻、脱肛、消化不良。

石门穴

穴位理解 石，岩石；门，门户。石有坚实之意，本穴能治疗下腹坚实之证，如同任脉关卡，故名。

准确取穴 在下腹部，前正中线上，当脐中下2寸。

临床运用 腹痛、腹胀、腹泻、水肿、小便不利、疝气、泌尿系感染、闭经、功能性子宫出血。

气海穴

穴位理解 气，元气；海，海洋，大也。本穴居腹部，为生气之海，故名。

准确取穴 在下腹部，前正中线上，当脐中下1.5寸。

临床运用 腹痛、泄泻、便秘、遗尿、疝气、遗精、阳痿、月经不调闭经。

阴交穴

穴位理解 阴，阴水之类也；交，交会也。本穴在脐下1寸，为任脉、冲脉和肾经交会处，故名。

准确取穴 在下腹部，前正中线上，当脐中下1寸。

临床运用 腹痛、泄泻、月经不调、痛经、崩漏、带下病、阴痒、不孕、疝气、水肿、痢疾、功能性子宫出血、恶露不净。

神阙穴

穴位理解 神，神气；阙，宫门。本穴在脐中，脐为胎儿气血运行之要道，如神气出入之宫门，故名。

准确取穴 在腹中部，脐中央。

临床运用 虚脱、休克、腹痛、腹胀、腹泻、便秘、脱肛、水肿、细菌性痢疾、肠黏连。

水分穴

穴位理解 水，水谷；分，分别。该穴当小肠下口，小肠为受盛之官，至是而始泌别清浊，水液入膀胱，滓渣入大肠，故名。

准确取穴 在上腹部，前正中线上，当脐中上1寸。

临床运用 小便不通水肿、腹痛、泄泻、反酸、呕吐。

下脘穴

穴位理解 下，下方；脘，胃脘。本穴当胃脘的下部，故名。

准确取穴 上腹部，前正中线上，当脐中上2寸。

临床运用 胃痛、呃逆、呕吐、腹胀、腹泻、消化不良、痞块、浮肿。

建里穴

穴位理解 建，营建；里，聚居处，指穴位。意为建中（脾胃）之处，该穴近胃腑，有调理胃气的作用，故名。

准确取穴 上腹部，前正中线上，当脐中上3寸。

临床运用 胃痛、腹胀、消化不良、食欲不振、胸闷、心痛、肠中切痛。

中脘穴

穴位理解 中，中间；脘，胃脘。本穴当胃脘的中部，故名。

准确取穴 上腹部，前正中线上，当脐中上4寸。

临床运用 胃痛、腹胀、恶心、呕吐、反酸、肠鸣、腹泻、痢疾、黄疸、消化不良、便秘、吐血、便血、哮喘、慢性胃炎、肠炎、胃十二指肠溃疡、肠梗阻、神经衰弱。

上脘穴

穴位理解 上，上方；脘，胃脘。本穴当胃脘的上部，故名。

准确取穴 上腹部，前正中线上，当脐中上5寸。

临床运用 胃痛、呕吐、腹胀、癫痫。

巨阙穴

穴位理解 巨，大；阙，宫门。本穴居中线而近心脏，为神气通行之处，犹如心君居所之宫门，故名。

准确取穴 上腹部，前正中线上，当脐中上6寸。

临床运用 恶心、呕吐、反酸、胃痛、噎膈、胸闷、心悸、惊恐、心烦、癫痫、精神病、神经衰弱、胃下垂、胆道蛔虫病。

鸠尾穴

穴位理解 鸠，鸠鸟；尾，尾巴。胸骨剑突形如鸠鸟尾巴，本穴在其下，故名。

准确取穴 在上腹部，前正中线上，当胸剑接合部下1寸。

临床运用 胸中腹痛、咳喘、呃逆、呕吐、咯血、惊悸、癫痫、心绞痛、胆道蛔虫病、精神病。

中庭穴

穴位理解 中，中间；庭，庭院。本穴在心下，犹如在宫殿前的庭院中，故名。

准确取穴 在胸部，当前正中线上，平第五肋间隙，即胸剑结合部。仰卧位，在胸部前正中线上，胸骨体下缘处为取穴部位。

临床运用 咳嗽、哮喘、小儿吐乳、消化不良、梅核气。

膻中穴

穴位理解 膻，指胸腔；中，中间。本穴居胸腔中间，故名。

准确取穴 在胸部，当前正中线上，平第四肋间隙，两乳头连线的中点。

临床运用 气喘、胸痛、胸闷、心痛、心悸、产后乳少、呃逆、噎膈。

玉堂穴

穴位理解 玉，玉石；堂，殿堂。玉有贵重之意。该穴所在相当于心的部位，因其重要，比之为玉堂，故名。

准确取穴 在胸部，当前正中线上，平第三肋间隙。仰卧位，在胸部前正中线上，膻中穴上一个肋骨，为取穴部位。

临床运用 咳嗽、哮喘、胸膜炎、肋间神经痛、小儿吐乳。

紫宫穴

穴位理解 紫，紫色；宫，宫殿。即紫微宫，星名，古代认为系天帝之座。该穴近心而与心相关，故名。

准确取穴 在胸部，前正中线上，第二肋间隙。

临床运用 咳嗽、哮喘、胸满、

呃逆、心烦、噎膈、食欲不振、胸膜炎、肺结核。

华盖穴

穴位理解 华，华丽；盖，伞盖。该穴所在处相当于肺，肺布心君之上，犹如心之华盖。

准确取穴 在胸部，当前正中线上，平第一肋间隙。仰卧位，或仰靠坐位，在胸部前正中线上，胸骨角的点为取穴部位。

临床运用 咳嗽、哮喘、喉痹、咽喉肿痛。

璇玑穴

穴位理解 璇玑，魁星名，为北斗七星的北斗二。该穴居紫宫之上，功能宣运肺气，故名。

准确取穴 在胸部前正中线上，天突下1寸。

临床运用 咳嗽、气喘、胸痛、咽喉肿痛。

天突穴

穴位理解 天，指与天气相通；突，突出，又指烟囱。本穴居上胸部，能通利肺气，故名。

准确取穴 在颈根部，当前正中线上，胸骨上窝中央。

临床运用 咽喉肿痛、声音嘶哑、咳喘、呃逆、胃痉挛、食管痉挛、噎膈、功能性失语。

廉泉穴

穴位理解 廉，同“隅”，潮水；泉，水泉。该穴近舌下腺，与津液有关，又为“脉气所发”如泉处，故名。

准确取穴 在颈部，当前正中线上，喉结上方，舌骨上缘凹陷处。仰位，在颈部前正中线上，与下颌中间为取穴部位。

临床运用 舌炎、舌肌麻痹、失语、声带麻痹、咽喉炎、扁桃体炎、口腔炎、支气管炎。

承浆穴

穴位理解 承，承受；浆，水浆。本穴在颏唇沟正中的凹陷处，为承受从口流出的水浆之处，故名。

准确取穴 在面部，当额唇沟的正中凹陷处。

临床运用 面瘫、面肿、口舌生疮、牙痛、牙周炎、流涎、失语、癫痫。

督 脉

经脉循行 督脉起于小腹内，下出于会阴部，向后行于脊椎内部，上达项后风府，进入脑内，行巅顶，沿前额下行鼻柱。

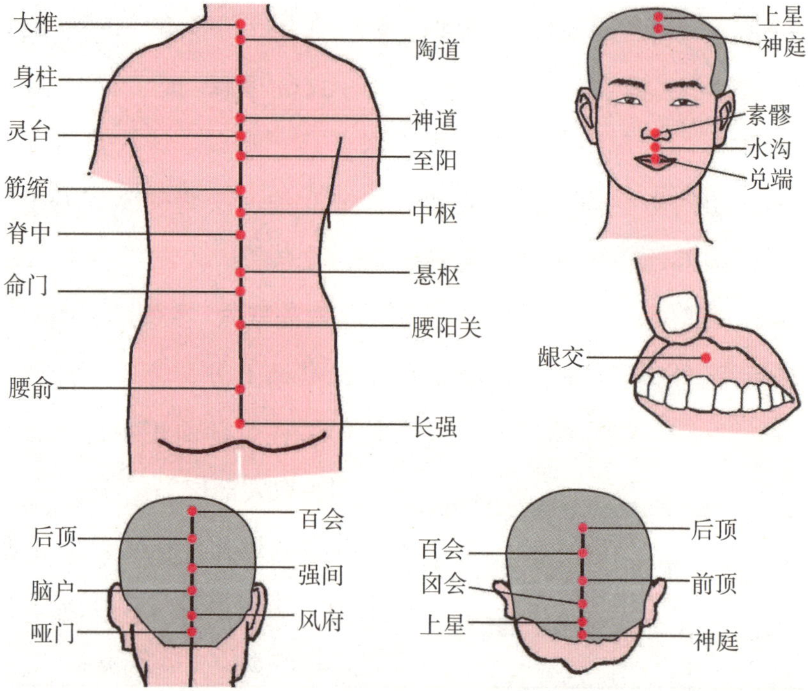

督脉循行图

养生要诀 督脉是全身的“阳脉之海”，对全身阳经脉气有统率、督促的作用。诸条阳经犹如江河，督脉就是调节这些江河水流量的湖泊。中医认为，阳气是人体生命的动力之气，“有阳气则生，无阳气则死”。对督脉进行保健就可以养护人体的逐条阳经。

经脉病候 邪犯督脉，可表现为脊柱强直、角弓反张、脊背疼痛、精神失常、小儿惊厥、牙关紧闭、头痛、四肢抽搐、神志昏迷、发热、苔白或黄、脉弦或数。督脉虚衰，多出现眩晕、健忘、头昏头重、耳鸣、耳聋、佝偻形俯、腰脊酸软、舌淡、脉细弱。督脉阳虚，则多有精冷薄清、遗精、背脊畏寒、阳事不举、宫寒不孕、腰膝酸软、女子少腹坠胀冷痛、舌淡、脉虚弱等症候。

功效主治 消化系统、呼吸系统、神经系统、泌尿生殖系统、运动系统病症、热性病症及本经所过部位的病症。

长强穴

穴位理解 长，长短之长；强，强弱之强。本穴属督脉第一穴，督脉为阳脉之长，脉气强盛，故名。

准确取穴 在尾骨端下，当尾骨端与肛门连线的中点处。

临床运用 腹泻、便秘、便血、脱肛、痔、癫痫、精神病、腰骶痛、阴部湿疹、遗精、阳痿。

腰俞穴

穴位理解 腰，腰部也；俞，输也。本穴居背部“腰尻之解”（骶管裂孔），故名。

准确取穴 在骶部，后正中线上，当骶管裂孔处。

临床运用 腰骶痛、痔、脱肛、便血、月经不调、下肢麻木瘫痪。

腰阳关穴

穴位理解 腰，腰部；阳，阴阳之阳；关，机关。督脉为阳。穴属督脉，位于腰部转动处，如腰之机关，故名。

准确取穴 在腰部上，当后正中线上，第四腰椎棘突下凹陷中。

临床运用 腰骶痛、坐骨神经痛、下肢瘫痪、遗精、阳痿、尿路感染、月经不调、盆腔炎。

命门穴

穴位理解 命，人之根本也，以便也；门，出入的门户也。肾为生命之源，该穴在肾俞之间，相当于肾气出入之门户，故名。

准确取穴 在腰部，后正中线上，第二腰椎棘突下凹陷中。

临床运用 遗精、阳痿、月经不调、带下病、泄泻、腰脊强痛。

悬枢穴

穴位理解 悬，悬挂；枢，中心。本穴在脊中下方，故名。

准确取穴 在腰部，当后正中线上，第一腰椎棘突下凹陷中。

临床运用 腰背痛、消化不良、腹泻、痢疾、脱肛。

脊中穴

穴位理解 脊，脊柱；中，中间。脊柱古作二十一椎，该穴在第十一胸椎下，正当其中，故名。

准确取穴 在背部，当后正中线上，第十一胸椎棘突下凹陷中。

临床运用 腰脊强痛、黄疸、腹泻、痢疾、便血、痔、脱肛、癫痫。

中枢穴

穴位理解 中，中间；枢，枢纽也。本穴在第十胸椎下，相当于脊柱中部之枢纽，故名。

准确取穴 在背部，后正中线上，第十胸椎棘突下凹陷中。

临床运用 腰背痛、胃痛、呕吐、腹胀、食欲不振、黄疸、寒热、感冒、腰背神经痛、神经衰弱。

筋缩穴

穴位理解 筋，筋肉；缩，挛缩。本穴能治疗筋肉挛缩诸病，故名。

准确取穴 在背部，当后正中线上，第九胸椎棘突下凹陷中。

临床运用 腰背痛、胃痛、胃痉挛、神经衰弱、癔症、癫痫、精神病。

至阳穴

穴位理解 至，极也；阳，阳气也。本穴之旁，为足太阳之膈俞穴，膈之上乃纯气之府，血为阴，气为阳，故名。

准确取穴 在背部，当后正中线上，第七胸椎棘突下凹陷中。俯卧位或坐位，双手平放于身体两侧或自然下垂，在背部，两侧肩胛下角连线与后正中线相交处，为取穴部位。

临床运用 咳喘、胸肌胀闷、胃脘痛、黄疸、脊强、四肢重痛、胆道感染与结石、胃十二指肠溃疡、肋间神经痛。

灵台穴

穴位理解 灵，神灵；台，亭台。本穴近心脏，与心相关，故名。

准确取穴 在背部，当后正中线上，第六胸椎棘突下凹陷中。俯卧位或坐位，在背部后正中线上，至阳穴上一个胸椎，为取穴部位。

临床运用 咳喘、脊背痛、项强、胃脘痛、疔疮痈疽、胆道蛔虫病。

神道穴

穴位理解 神，心神；道，通道。心藏神；本穴在心俞旁，如同心神的通道，故名。

准确取穴 在背部，后正中线上，第五胸椎棘突下凹陷中。

临床运用 心悸、心痛、失眠健忘、咳嗽、脊背强痛。

身柱穴

穴位理解 身，身体；柱，支柱。该穴当两肩胛冈之间，为背部负重支撑处，故名。

准确取穴 在背部，当后正中线上，第三胸椎棘突下凹陷中。

临床运用 发热、咳喘、惊厥、癫痫、脊背强痛、疔疮发背、百日咳、精神病。

陶道穴

穴位理解 陶，指陶灶（窑）；道，通道。胸与腹在其前下而中虚，该穴在其上的最高处，有陶之象，故名。

准确取穴 在背部，后正中线上，第一胸椎棘突下凹陷中。

临床运用 发热、头痛、感冒疟疾、咳喘、项背强痛、角弓反张、癫痫、精神病。

大椎穴

穴位理解 大，巨大；椎，椎骨。古称第一胸椎为大椎，该穴在其上方，故名。

准确取穴 在后正中线上，第七椎棘突下凹陷中。

临床运用 发热、感冒、咳喘、颈椎病、癫痫、精神病、小儿惊风、脑发育不全、脑炎后遗症、贫血、中暑、呕吐、黄疸、风疹。

哑门穴

穴位理解 哑，不能言语；门，门户。督脉由此入系舌本，与发音相关，主治“哑不能言”，故名。

准确取穴 在项部，后发际正中直上0.5寸，第一颈椎下。

临床运用 聋哑、中风、舌强不语、暴喑、癫狂、痫证、后头痛、项强。

风府穴

穴位理解 风，指风邪；府，

集聚处。本穴当风邪易侵之处，故名。

准确取穴 在项部，后发际正中直上1寸，枕外隆突直下，两侧斜方肌之间的凹陷处。

临床运用 中风不语、半身不遂、癫狂、头痛项强、眩晕、咽痛。

脑户穴

穴位理解 脑，脑髓；户，门户。督脉循脊上行入脑。该穴在枕部，相当于脉气入脑的门户，故名。

准确取穴 在头部，当后发际正中直上2.5寸，风府上1.5寸，枕外隆突上缘凹陷处。

临床运用 配通天、脑空治头重头痛；配人中、太冲、丰隆治癫狂、痫证。

强间穴

穴位理解 强，强硬；间，中间。本穴在脑户之上，后顶之下，最坚固之所，故名。

准确取穴 在头部，当后发际正中直上4寸。正坐或俯卧位，在头部，当脑户穴直上1.5寸，为取穴部位。

临床运用 头痛、眩晕、项强、面瘫、失眠、癔症、癫痫、精神病、脑震荡。

后顶穴

穴位理解 后，指本穴所处之位为头之后部；顶，头顶也。本穴在百会之后，百会为顶也，故名。

准确取穴 在头部，后发际正中直上5.5寸。

临床运用 头痛、眩晕、癫狂、痫证、中风偏瘫。

百会穴

穴位理解 百，数量词，多之意；会，交会也。本穴在头顶，为一身之宗，百神所会，故名。

准确取穴 在头部，前发际正中直上5寸，或两耳尖连线的中点处。

临床运用 眩晕、头痛、昏厥、中风偏瘫失语、脱肛、阴挺、癫痫、失眠。

前顶穴

穴位理解 前，前部也；顶，头顶也。百会为顶，该穴在百会之前，故名。

准确取穴 在头部，当前发际正中直上3.5寸（百会前1.5寸）。

临床运用 头痛、头晕、目赤、鼻塞、目赤肿痛、小儿惊风、癫痫。

囟会穴

穴位理解 囟，颅囟；会，会合。本穴当前囟（额囟）所在处，故名。

准确取穴 在头部，当前发际正中直上2寸（百会前3寸）。

临床运用 头痛、眩晕、鼻渊、癫痫、小儿惊痫。

上星穴

穴位理解 上，上方；星，星球。人头像天，穴在头上，如星在天，故名。

准确取穴 在头部，当前发际正中直上1寸。

临床运用 头痛、目痛、鼻渊、鼻衄、癫狂、中风偏瘫。

神庭穴

穴位理解 神，神明；庭，前庭。“脑为元神之府”，神在此指脑。该穴在前额部，如脑室的前庭，故名。

准确取穴 在头部，当前发际正中直上0.5寸。

临床运用 失眠、惊悸、痫证、头痛、眩晕、鼻渊。

素髎穴

穴位理解 素，有本始的意思；髎，指穴位。人之胚胎，鼻先结形，为人身本始，故名。

准确取穴 在面部，当鼻尖的正中央。

临床运用 昏迷、昏厥、新生儿窒息、鼻塞、鼻衄、鼻渊、酒糟鼻、目胀痛、视物不清、足跟痛。

水沟穴

穴位理解 水，水液；沟，沟本穴在人中沟中，人中沟形似水，故名。

准确取穴 在面部，人中沟的上与中2/3交点处。

临床运用 中暑、中风昏癫痫、急性腰扭伤、口㖞面肿。

兑端穴

穴位理解 兑，指口；端，尖本穴在上唇的尖端，故名。

准确取穴 在面部，当上励尖

端，人中沟下端的皮肤与唇的移行部。

临床运用 口窝、牙龈肿痛、鼻塞、鼻衄、癫痫、昏厥。

龈交穴

穴位理解 龈，牙龈；交，会。该穴位于唇内上牙龈与唇系带连接处，又为任、督两脉交会之所，故名。

准确取穴 在上唇内，唇系带与上牙龈相接处。

临床运用 牙龈肿痛、鼻渊、鼻癫痫、腰痛、项强、痔。

四

常见内科疾病刮痧拔罐疗法

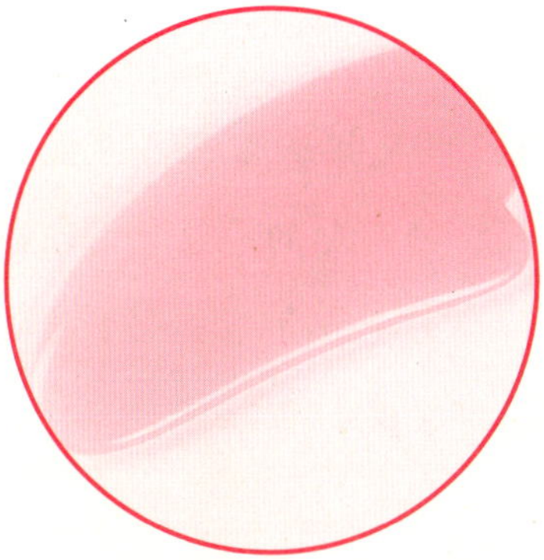

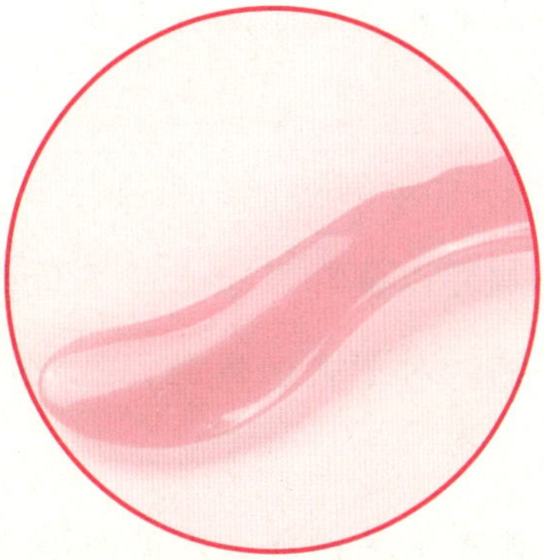

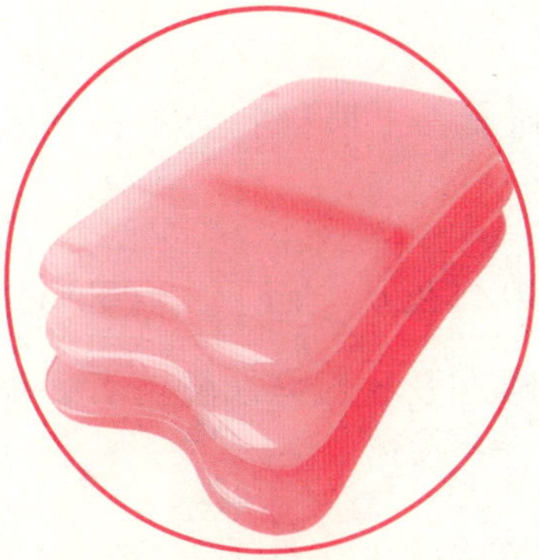

感冒

感冒的发生主要由于体虚，抗病能力减弱，当气候骤变，冷热失常时，人体不能适应，邪气乘虚由皮毛、口鼻而入，而引起的一系列肺卫症状。偏寒者，则致寒邪束表，肺气不宣，阳气郁阻，毛窍闭塞；偏热者，则热邪灼肺，腠理疏泄，肺失清肃。感冒虽以风邪多见，但随季节不同，多夹时气或非时之气，如夹湿、夹暑等。

70%～80%的上呼吸道感染都是由于病毒的入侵而导致的。包括鼻病毒、冠状病毒、腺病毒、流感等病毒。另外，还有通过细菌所引起的感冒。细菌感染能够直接感染或继发于病毒感染，通常来说，以溶血性链球菌最常见了。

感冒会导致呼吸道局部防御功能的降低，比如受凉、淋雨、气候突变、过度疲劳等，这些都可以使存在于上呼吸道的或从外界侵入的病毒迅速繁殖，从而导致了疾病。对于老幼体弱，免疫功能低下的患者，更容易感冒。

中医学认为，人体肺气不足，那么人的抗病能力就会减弱。如果气候剧变，防御功能就无法适应，这个时候邪气乘虚而入，结果导致了感冒的发生。感冒表现为一系列的肺经疾病症状，如咳嗽、鼻塞等。

刮痧疗法

取穴 项部：风池；背部：大抒、风门、肺俞；上肢部：合谷；下肢部：足三里。

操作方法 将刮痧活血剂滴于刮痧部位，用刮痧板从上而下，由里而外顺次刮拭。对体质较好者，可用力刮至患者能够忍受；对体质较弱者，刮拭力量要柔和一些，刮至皮肤出痧为度。

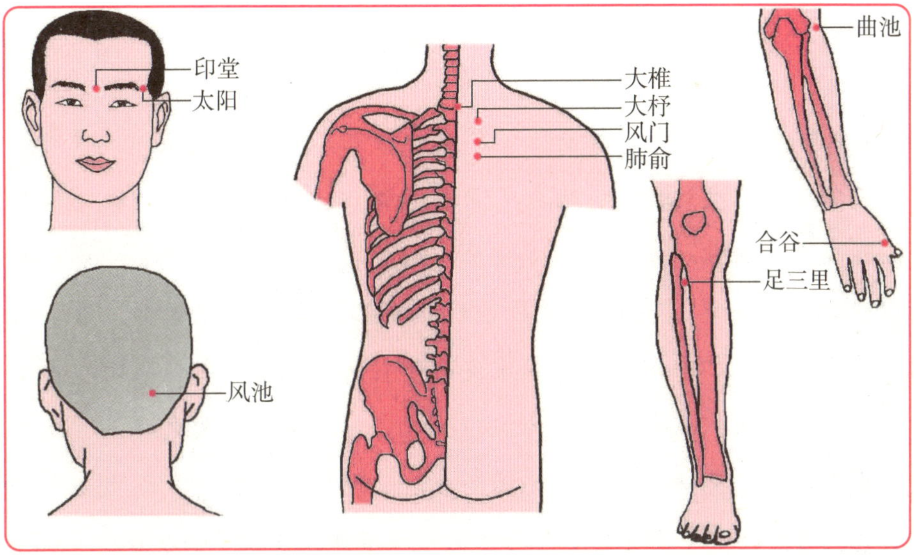

拔罐疗法

取穴 大椎、风门、肺俞、曲池、印堂、太阳、合谷，以及背部督脉、膀胱经循行部位。

操作方法 采取闪罐法，对穴位施以连续闪罐，以皮肤潮红为度，每日1次。或施以留罐法，留罐10～15分钟，每日1次。也可与贮水罐、药罐配合使用，留罐15～20分钟，每日1次。或用走罐法，将润滑剂或药液涂在背部，在督脉及膀胱经循行部位连续走罐，至皮肤发红为度，每日1次。

温馨提示

平时注意多锻炼，增强自身抵抗力；注意室内卫生，经常进行空气消毒（建议用食醋熏蒸）；感冒期间要更换牙刷以免反复传染。查明病因，做到辨证施治。多饮水，饮食应清淡。

咳　嗽

咳嗽是指肺失宣降，肺气上逆，发出咳声，或咳吐痰液的一种肺系病症。其中有声无痰称为咳，有痰无声称为嗽。一般声痰并见，很难截然分开，所以通称咳嗽。发病以冬春季为多，老幼易患。临床分为外感咳嗽和内伤咳嗽，中医学认为风寒燥热等外邪侵犯肺系引起的咳嗽，为外感咳嗽，多起病急，病程短，常伴恶寒发热等表证；由脏腑功能失调，内邪伤肺，致肺失肃降，引发咳嗽，为内伤咳嗽。内伤咳嗽多为久病，常反复发作，病程较长，常伴其他脏腑失调的症状。现代医学认为，咳嗽是上呼吸道感染、急慢性支气管炎、支气管扩张、肺炎等疾病常见的症状之一。

咳嗽的形成及发作同反复呼吸道感染有很大的关系。在咳嗽的患者中，能够存在有细菌、病毒、支原体等的特异性，假如说吸入相应的抗原就可以激发咳嗽。通常来说，在病毒感染之后，能够直接损害呼吸道的上皮，最后导致了呼吸道反应性的增高。有的学者认为，病毒感染会产生一些干扰素，让疾病更加严重。在乳儿期，呼吸道病毒感染后，通常会有咳嗽等症状的出现。这是由于寄生虫，比如说蛔虫、钩虫所导致的，在农村也能够发现。

吸入物通常分为特异性及非特异性两种。前者是一些花粉、真菌、动物毛屑等物质；而非特异性的吸入物，包括了硫酸、二氧化硫、氯氨等。那些职业性的咳嗽，吸入物如甲苯二异氰酸酯、邻苯二甲酸酐、青霉素、蛋白酶、动物皮屑或排泄物等。

由饮食关系最后所引起的咳嗽发作是我们经常可以见到的特别是婴幼儿，对于食物过敏较为严重，不过，随年龄的增长会慢慢减少。引起过敏的食物有鱼类、虾蟹、蛋类、牛奶等。如果气温、温度，以及气压和空气中离子有了改变，也非常容易诱发咳嗽，所以，在寒冷的季节，咳嗽较容易发生。

患者如果情绪激动，或者是紧张不安，易怒等，都非常容易导致咳嗽发作。通常来说，咳嗽是由于大脑皮质和迷走神经反射或过度换气而导致的。有很大一部分患者，他们咳嗽是因为在剧烈运动之后，诱发了咳嗽。临床表现为胸闷、气急、听诊可闻及哮鸣音。还有的患者，他们在运动后虽没有非常明显的哮喘表现，但是，在运动前后的肺功能测定可以看到他们有支气管痉挛。另外，一些药物也会引起咳嗽发作。

刮痧疗法

取穴 肺俞、天突、膻中、尺泽。

操作方法 患者取坐位，用刮痧板的厚缘刮肺俞，至皮肤出现痧痕或变成紫红色为止。患者坐位，施术者用刮痧板的厚缘沿着天突至膻中的方向进行刮拭，再刮尺泽，至皮肤出痧为止。

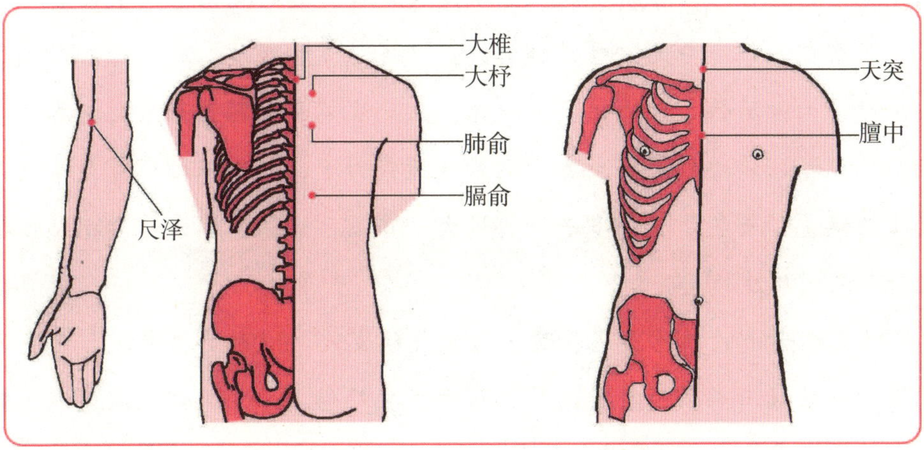

拔罐疗法

取穴 肺俞、大椎、膈俞、天突、膻中穴等。

操作方法 患者取坐位，施术者采用留罐法吸拔肺俞、大椎、膈俞每穴10～15分钟。患者取俯卧位，施术者跪坐患者身旁，用抽气罐分别吸拔天突、膻中。天突吸拔10～15分钟即可。但膻中时间应减半，因为吸拔膻中时间过长可能会引起气胸。

温馨提示

饮食宜清淡。以新鲜蔬菜为主，适当吃豆制品，荤菜量应减少，可食少量瘦肉或禽、蛋类食品。食物以蒸煮为主。水果可给予梨、苹果、藕、柑橘等，量不必多。

肺　炎

肺炎是细菌、病毒等致病微生物侵入肺脏引起的炎症。肺炎的种类繁多，按解剖部位可分为大叶性肺炎，小叶性肺炎和间质性肺炎。按致病微生物可分为细菌性、病毒性、支原体、立克次体和真菌性等。引起肺炎的病原体包括从病毒到寄生虫各种生物性致病因子，其中以细菌最为常见，其次为病毒。一般青壮年多患细菌性大叶肺炎，老幼体弱者易患病毒性小叶肺炎或间质性肺炎。

肺炎患者平时注意防寒保暖，遇有气候变化，随时更换衣服，体虚易感者，可常服玉屏风散之类药物，预防发生外感。戒除吸烟，避免吸入粉尘和一切有毒或刺激性气体。加强体育锻炼，增强体质。进食或喂食时，注意力要集中，要求患者细嚼慢咽，避免边吃边说话，防止食物呛吸入肺。

在饮食方面要食用高蛋白、高热量、高维生素、易消化的半流质食物。对伴有发热的肺炎患者应注意多饮水，这样不仅可使机体水分的丢失得到补充，还有利于细菌毒素的排泄及降低体温。多食用水果，不要大量食用辛辣、油腻食物。对于原有慢性肺病的肺炎患者，要注意食用高蛋白食物。

发热者要卧床休息，注意保暖，保持室内空气清新，鼓励患者每隔1小时进行深呼吸和有效咳嗽。卧床患者应注意翻身，每4小时为患者叩背排痰一次。恢复期适当活动，应增加休息时间，坚持深呼吸锻炼至少要持续4～6周，这样可以减少肺不张的发生；还要避免呼吸道的刺激，如吸烟，灰尘，化学飞沫等；尽可能避免去人群拥挤的地方或接触已有呼吸道感染患者。

刮痧疗法

取穴 大椎、身柱、肺俞、心俞、曲池、尺泽、孔最、合谷、丰隆。

操作方法 采用泻法从颈下刮拭大椎、肺俞、身柱、心俞穴，至出痧为止。采用泻法刮尺泽、孔最、曲池、合谷穴，最后刮丰隆穴。

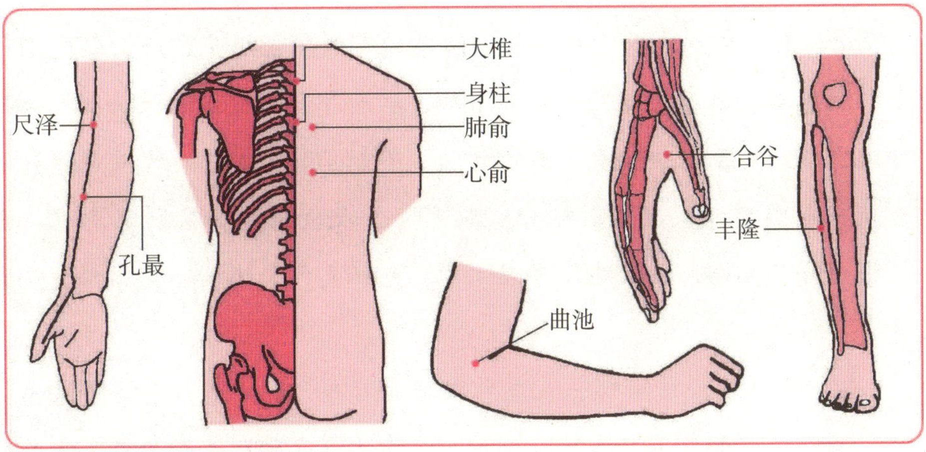

拔罐疗法

取穴 大椎、身柱、肺俞穴。

操作方法 取上穴，可选用单纯罐法进行吸拔，亦可采用刺络罐、挑针罐、皮肤针罐法，首先在穴位上施针，然后以闪火法，将罐吸拔在穴位上，留罐10～15分钟，每日1次。此外，还可以根据听诊时啰音较明显的相应区，如右侧肩胛区和右侧胸区稍下端等部位，施以单纯罐法，留罐10分钟，每日1次。

温馨提示

可适当多吃水果，以增加水分和维生素。维生素C能增强人体抵抗力，维生素A对保护呼吸道黏膜有利。尽量多饮水，多吃易消化或半流质食物，以利湿化痰。

哮　喘

哮喘是因气管和支气管对各种刺激物的刺激不能适应，而引起的支气管平滑肌痉挛、黏膜肿胀、分泌物增加，从而导致支气管管腔狭窄。喘症以呼吸困难，甚至张口抬肩、鼻翼翕动、不能平卧为特征；哮症是一种发作和痰鸣气喘疾病，发作时喉中哮鸣有声、气促困难，甚则喘息难以平卧。由于哮必兼喘，故又称作哮喘。哮喘包括支气管哮喘、哮喘性支气管炎等。

比较典型的支气管哮喘，在发作之前会有先兆，比如打喷嚏、流涕、咳嗽、胸闷等，如果不能够及时处理，会由于支气管阻塞而加重，导致哮喘的发生。严重者还会被迫采取坐位或呈端坐呼吸，干咳或咳大量白色泡沫痰。不过，通常来说，这些症状在使用了一定的药物后就会得到缓解，有小部分的患者会再次发作，甚至会导致哮喘的持续发生。

除此之外，在临床上还存在很多非典型表现的哮喘，比如说咳嗽变异型哮喘，患者在无明显诱因下咳嗽2个月以上，夜间以及凌晨会经常发作，运动，冷空气等诱发加重，而气道反应性测定存在有高反应性，抗生素或镇咳、祛痰药治疗无效，使用支气管解痉剂或皮质激素有效，但需排除引起咳嗽的其他疾病。

刮痧、拔罐是防治哮喘常用的辅助方法。这种方法对于慢性哮喘患者来说，要坚持长期的治疗，如果在季节变化之前给予预防性治疗，那么就可以使发作减轻、减少或不出现急性发作的症状。

刮痧疗法

取穴 天突、中府、膻中、尺泽、太渊、曲池、列缺。

操作方法 用单角刮法从上向下刮拭天突、膻中、中府穴；用面刮法从肘部向指尖方向以按压力大的手法刮拭尺泽、太渊、曲池穴，最后刮列缺穴。

拔罐疗法

取穴 大椎、肺俞、膏肓、定喘、膻中、足三里。

操作方法 留罐法，上述穴位轮流使用。采用留罐法，用闪火法或投火法将大小适宜的火罐吸拔在所选穴位上，留罐10～15分钟。每日或隔日1次，10～20次为1个疗程。

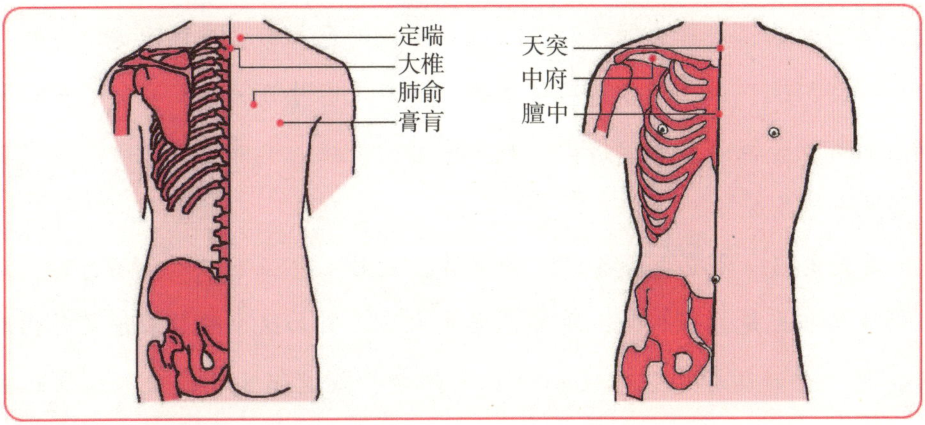

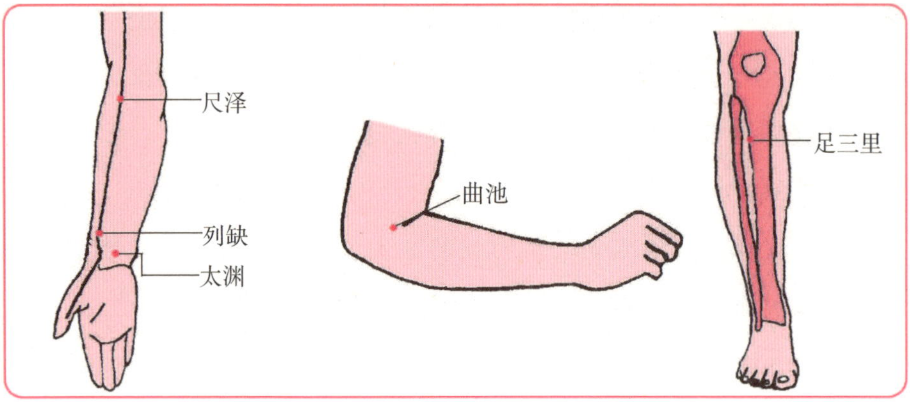

温馨提示

尽量不进食鱼、虾、蟹等易致敏的食物。治疗期间应注意保养。气候转变时应注意保暖。戒烟是减少哮喘发作和防止哮喘加重的有效措施。

中暑

中暑是在夏季长时间受烈日照射，或在高温环境中工作，体温调节障碍，体内产生的热量不能向外发散，而发生高热的常见急症。轻者全身不适，体温升高，头晕面红，泛恶心慌；重者面色苍白，皮肤湿冷，呼吸不匀，心搏加快，血压下降，高热昏迷，如不及时抢救可致死亡。在炎热夏季应做好综合性防暑降温措施，减少中暑的发生。本病重在预防，若发现中暑应迅速抢救。

夏天出门一定要记得备好防晒用具，最好不要在下午烈日下行走，这个时候的阳光是最强烈的，更容易发生中暑。假如这个时候必须要外出的话，那就做好防护工作，比如说打遮阳伞、戴遮阳帽、戴太阳镜等；另外，还要准备好充足的水和饮料。此外，在炎热的夏季，防暑降温的药品也要经常备用，以防应急之用。老年人、孕妇或有慢性疾病的人，最好不要在高温天气外出活动。

在天气炎热的季节，要多喝水，不要等到口渴了才喝水。一般情况下，根据气温的高低，每天喝1.5～2L的水。出汗比较多的时候，可以适当补充一些盐水，这样能够有效弥补人体由于出汗而失去的盐分。另外，在夏季，人体非常容易缺钾，这会让人感到倦怠疲乏，所以，要多喝含钾的茶水。

另外，夏天日长夜短，气温又非常高，这个时候人体的新陈代谢旺盛，而且消耗也非常大，很容易感到疲劳。所以，要特别注意保持充足的睡眠，这样可以让大脑和身体的不同系统都得到放松，也能够预防中暑。

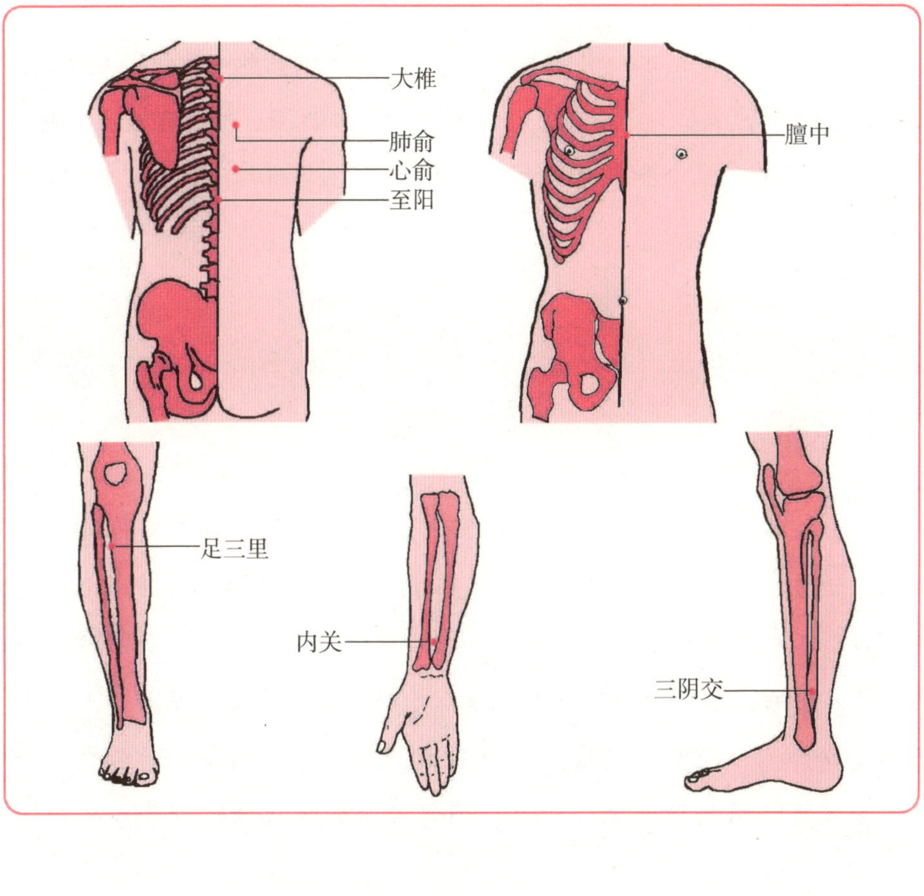

刮痧疗法

取穴 膻中、大椎、至阳、肺俞、心俞。

操作方法 一旦发现中暑，可用单角刮法从上向下刮拭膻中穴；或用百刮法从上向下刮拭大椎穴至至阳穴、双侧肺俞穴至心俞穴。

拔罐疗法

取穴 脊柱两侧，足三里、内关、三阴交。

操作方法 患者取俯卧位，轻症以梅花针叩刺后拔罐，因放血量多，须注意灵活掌握拔罐时间；重症重点叩打脊柱两侧、后颈、骶部及穴位，以三棱针点刺或梅花针中、重度叩刺后拔罐。每日2次，中病即止。

温馨提示

中暑后忌大量饮水。中暑患者应采用少量多次的饮水方法，每次以不超过300毫升为宜，切忌狂饮。忌大量食用生冷瓜果。中暑患者大多脾胃虚弱，大量食用生冷和寒性食物，会进一步损伤脾胃阳气，重者会出现腹泻、腹痛等症状。

痢 疾

痢疾是以发热、腹痛、里急后重、下痢赤白脓血为主要特征的常见病，可分为急性、慢性两种，为夏、秋季节较常见的消化道传染病。中医学认为，本病多由外受暑湿疫毒之气、内伤饮食生冷、损伤肠胃所致，但两者相互影响，往往内外交感而发病。本病的病位在肠，病邪侵入肠中，肠络受伤，气血与邪相搏结，化为脓血，而致痢下赤白。肠与胃密切相连，如果疫毒湿热之邪上攻于胃，则胃不纳食，成为噤口痢。若迁延日久，邪盛正衰，脾气更虚，则成久痢，或为时发时愈的休息痢。痢久不愈，或反复发作，不但伤及脾胃，更能影响到肾，使肾气虚衰，成为虚寒痢。治则应为初痢宜通，久痢宜涩。初期多属湿热，久痢之后，多从寒化。年老、久病体虚者，以温中健脾为主。

痢疾临床表现为腹痛、腹泻、里急后重、排脓血便，伴全身中毒等症状。婴儿对感染反应不强，起病较缓，大便最初多呈消化不良样稀便，病程易迁延。3岁以上患儿起病急，以发热、腹泻、腹痛为主要症状，可发生惊厥、呕吐。志贺菌或福氏菌感染患者病情较重，易出现中毒型痢疾，多见于3～7岁儿童。人工喂养儿体质较弱，易出现并发症。

急性菌痢是易感者通过污染的手、生活接触、污染食物或水源、或借苍蝇传播等方式经口感染，这是传播的主要途径；另外，痢疾杆菌也可在动物性食品和一些熟蔬菜、凉粉等植物性食品上繁殖。所以，食用生冷食物和不洁瓜果可引起菌痢散发；由于水源保护不当，而导致经口传播。如不注意水源的选择和水的消毒时，更易发生水源传播，引起暴发流行。苍蝇常生活于粪便与污染物中，蝇体带菌率可达8%～30%。

刮痧疗法

取穴 背部：胃俞、三焦俞、肾俞、大肠俞、气海俞；腹部：中脘、关元、天枢；下肢部：足三里、下巨虚、阴陵泉、三阴交、太溪、涌泉穴；上肢部：曲池、手三里、合谷穴。

操作方法 刮背部，由脾俞穴处沿脊柱两侧向下经胃俞、三焦俞、肾俞、大肠俞等穴，刮至气海俞处；刮腹部中脘至关元、天枢等穴处。

刮双侧下肢部，由足三里穴处沿小腿外侧，经足三里穴刮至下巨虚穴处；由阴陵泉穴处沿小腿内侧经三阴交、太溪等穴，刮至涌泉穴处。

刮双侧上肢部，由曲池穴处沿前臂后外侧，经手三里穴刮至合谷穴处。

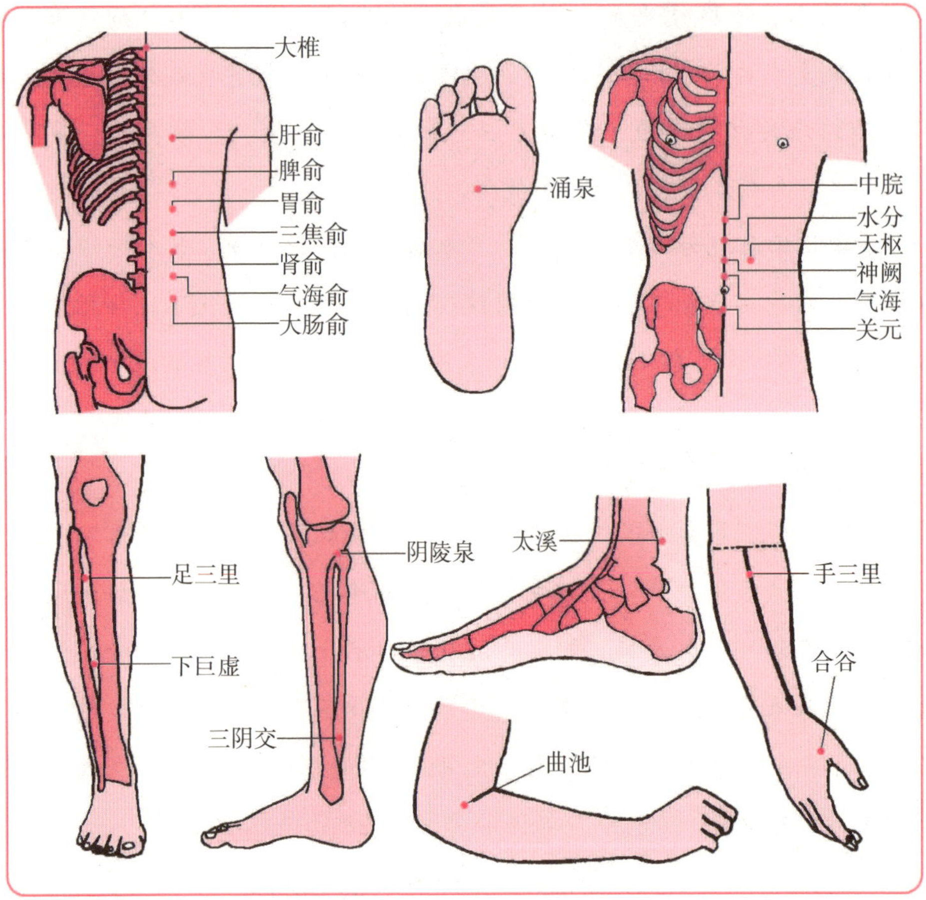

拔罐疗法

取穴 神阙、水分、天枢、气海穴。大椎、脾俞、肝俞、大肠俞穴，以及天枢、中脘、关元穴。

操作方法 取神阙、水分、天枢、气海穴，采用留针罐法，以双侧天枢穴为针刺点，分别向上透水分穴向下透气海穴，留针15～20分钟，后起罐出针。然后在神阙穴上拔罐，再围绕此罐在四周拔罐4个，留罐10～15分钟，每日施行1～2次，待急性症缓解后改为隔日1次。取大椎、脾俞、肝俞、大肠俞穴，以及天枢、中脘、关元穴，采用刺络罐法，先用三棱针或皮肤针在上述各穴点刺使微出血，然后用闪火法将罐吸拔在点刺的穴位上，留罐5～10分钟，每日1次。

温馨提示

刮痧治疗慢性及轻症痢疾疗效较好，应按疗程持续治疗。对于痢疾，应及时采用中西药综合治疗。

便　秘

便秘是指由于大肠传导失常，导致大便秘结，排便周期延长；或周期不长，但粪质干结，排出艰难；或粪质不硬，虽有便意，但便而不畅的病症。现代医学中的功能性便秘属本病范畴，同时肠道易激综合征、肠炎恢复期、直肠及肛门疾病、内分泌及代谢疾病的便秘，以及肌力减退所致的排便困难等均可参照本病辨证论治。

便秘的病位主要在大肠，同时和人体的脾、胃、肺、肝、肾等脏器有着非常密切的关系。日常生活中，引起便秘的病因非常多，比如，素体阳盛、热病之后，或肺燥下移大肠，或过食醇酒厚味辛辣等，这些都能够导致肠胃积热，耗伤津液，肠道干涩失润，粪质干燥、难于排出的情况发生。而忧思伤脾以及郁怒伤肝，或者久坐少动、气机不利等都非常容易导致腑气郁滞，传导失职，糟粕内停，最终形成“气秘”；有的人喜欢食生冷或外感寒邪的食物，这些都会导致身体功能传导失常，糟粕不行，而成“冷秘”；素体阳虚或年老体弱，气虚阳衰或久病产后这些也会是导致便秘的重要原因。

现代医学认为，大肠的蠕动功能失调，往往和饮食、排便、生活习惯有着非常大的联系。由身体体质或者是精神原因，最终导致了肠腑功能传导失常，这是便秘最为主要的原因。

刮痧疗法

取穴 有足三里、小肠俞、大肠俞、支沟、次髎等穴位。

操作方法 刮小肠俞、大肠俞、次髎穴区，以出痧为止。轻刮天枢穴，以出痧为度。刮手部的支沟穴、足部的足三里穴，直至出痧为止。

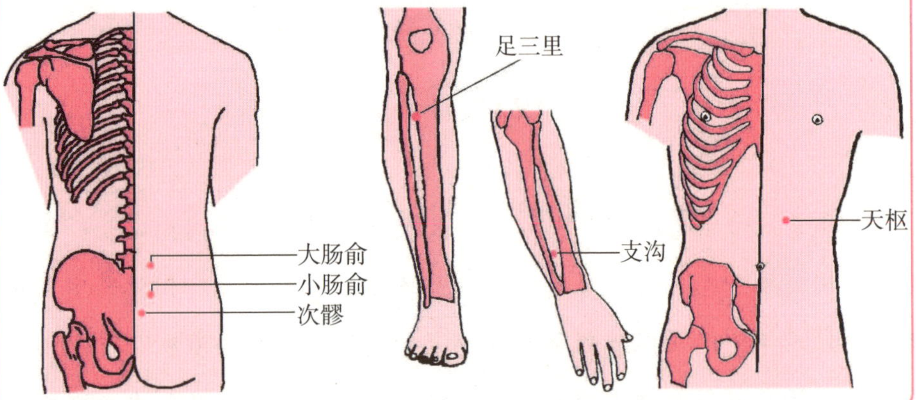

拔罐疗法

取穴 天枢、支沟、上巨虚、脾俞、胃俞、大肠俞。

操作方法 患者首先取仰卧位，选择大小合适的罐具，将罐拔在腹面所选的穴位上，留罐10～15分钟。然后取俯卧位，采用同样的方法在背面所选的穴位上进行治疗。每周2～3次，10次为1个疗程，疗程间休息1周。

温馨提示

应注意保持良好的饮食结构，改变偏食的习惯，多吃蔬菜、水果，少吃辛辣、油腻食物，多喝水。养成定期排便的习惯。进行适当的体育锻炼，以增加肠的蠕动，促进排便。

胃痛

胃痛，又称胃脘痛，是由外感邪气、内伤饮食情志、脏腑功能失调等导致气机郁滞、胃失所养，以上腹胃脘部近歧骨处疼痛为主症的病症。一般表现为胃脘疼痛，伴食欲不振，痞闷或胀满，恶心呕吐，吞酸嘈杂等。常可见于现代医学的急、慢性胃炎、消化性溃疡、胃痉挛、胃下垂、胃黏膜脱垂症、胃神经官能症等疾病。

饮食不节，暴饮暴食或过食生冷肥甘之品，以致脾胃受伤，食滞中焦，气机不利而产生胃脘疼痛。或因寒凉伤中、胃阳被遏、正邪交争，而胃痛乃作。脾胃虚弱病后脾胃受损或素体脾胃虚弱，中阳不振，寒从内生，以致脾不运化，胃失和降，而发生疼痛。胃阴素虚或病久阴伤，胃失濡养，胃气不和亦能发生疼痛。

胃不适伴随症状繁多，如打嗝、胀气、恶心、呕吐、腹泻、胸闷等。每种疾病表现的症状不同，如果伴随胸闷胃灼热、吐酸水、打嗝等症状，可能是食管疾病；假如伴随空腹疼痛、饱胀饿痛、打嗝具酸味、甚至吐血等症状，可能是胃溃疡；但如果是打嗝、黄疸、发热等症状，则与胃可能无关，或是胆囊的问题。因此，不能忽视腹痛外所伴随的各项症状。

不少人会把“我最近肚子不舒服，常胃痛”或“我不能吃这个，因为会胃痛”挂在嘴边，可是肚子不舒服就是胃痛吗？在临床上，“胃痛”一词也常会误导医生与患者本身。专家提醒，胃痛不见得是“胃”这个器官有毛病，除上腹部不舒适外，还可能伴随其他症状，这些症状是用来判断疾病的重要表象，如果患者将焦点集中在“胃”上，可能会延误其他潜在性疾病的诊断。

很多胃病患者经常会有久治不愈的情况，这是由于伴有胃自主神经功能紊乱的缘故，只要治疗好了胃的自主神经功能紊乱，那么胃病就自然会好。胃病患者假如感觉不到胃部的不舒服，但是睡眠、精神状态等不好时，那么，很有可能就是因为患有胃自主神经功能紊乱。

中医学认为，小腿肚内侧是足太阴脾经、足厥阴肝和足少阴肾经的循行之处，所以说，刺激这一部位，可以有效地刺激上述经络所在的穴位；对膝以下的远端穴位，能够起到一定的治疗作用。足太阴脾经与脾胃相连，所以说，捏按此处可能会治疗胃之疾病。

刮痧疗法

取穴 背部：脾俞、胃俞。腹部：中脘、天枢。上肢部：内关、手三里。下肢部：足三里。

操作方法 施术者持握刮痧板，按由上而下或由内而外的顺序刮拭穴位。注意刮板与皮肤成45°。在刮痧部位反复刮拭，直至刮拭出痧痕为止，力度以患者感觉舒适为准。

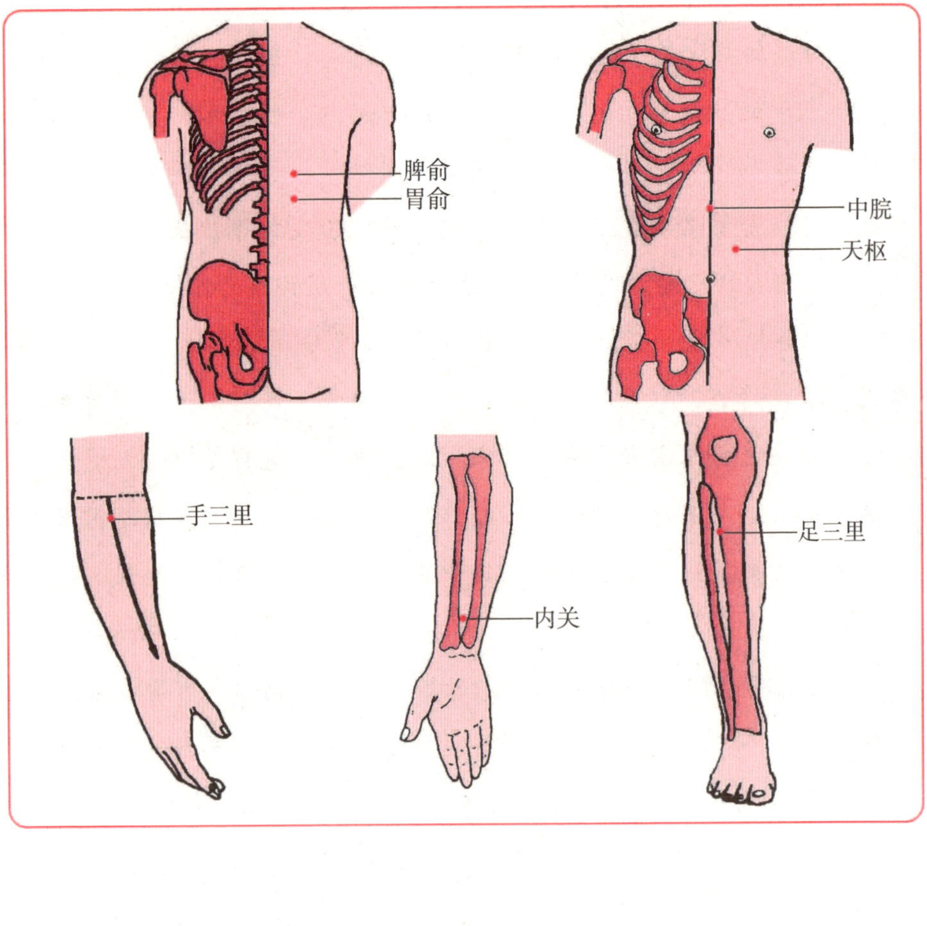

拔罐疗法

取穴 足三里、中脘、内关、胃俞。

操作方法 血罐法：先局部消毒，用消毒的三棱针在上述穴位上点刺，以微出血为度，闪火法将火罐拔于点刺穴位上，留罐15～20分钟，起罐后用消毒棉球擦净血迹，隔日1次。

温馨提示

日常生活要注意饮食调理、生活规律。少食刺激性食物，勿过饱、过饥，忌食生冷、刺激性食物，保持心情舒畅。

腹 痛

腹痛是一种常见临床症状，可由多种疾病引起。一般来说，阵发性腹痛或绞痛，多为胃肠道梗阻或痉挛；持续性腹痛，多为炎症，如胆、胰疾病引起的疼痛可向肩背部放射，肾脏疾病引起的疼痛可向会阴部放射。中医学认为，暴食属实，久病属虚，剧痛属实，轻痛属虚，痛而拒按属实，反之属虚，寒病为绞痛，热病为刺痛，虚病为隐痛，气病为钝痛。腹痛应先明确诊断，以防延误病情。

腹痛包括内脏性腹痛、躯体性腹痛及感应性腹痛三者。

内脏性腹痛是因腹腔中空性器官的平滑肌过度紧张收缩或因腔内压力增高而被伸展、扩张所引起。亦可因实质性器官的包膜受到内在的膨胀力或外在的牵引而引起。痛觉自内脏感觉神经末梢有关脊神经传入中枢。

躯体性腹痛因分布于腹部皮肤、腹壁肌层和腹膜壁层及肠系膜根部分脊神经末梢，因受腹腔内外病变或创伤等刺激而引起。经胸6～腰1各种脊神经传入中枢。

感应性腹痛是在腹腔脏器病变时在相应神经节段的体表或深部感到的疼痛，亦有表现在远隔部位的则为放射性痛。

防与调摄的大要是节饮食、适寒温、调情志。寒痛者要注意保温，虚痛者宜进食易消化食物，热痛者忌食肥甘厚味和醇酒辛辣，食积者注意节制饮食，气滞者要保持心情舒畅。积极治疗原发病，一定要在医生指导下用药。用药若不对症，就有可能加重病情。

腹痛的部位常提示病变的所在，是鉴别诊断的重要因素。不过许多内脏性疼痛常定位含糊。所以压痛的部位要较患者主觉疼痛的部位更为重要。疼痛的放射部位对诊断亦有一定的提示作用，如胆道疾病常有右侧肩背部的射痛、胰腺炎的疼痛常向左腰部放射、肾绞痛则多向会阴部放射等。

一般而言，胃肠道穿孔、肝脾破裂、急性胰腺炎、胆绞痛、肾绞痛等疼痛多较剧烈，而溃疡病、肠系膜淋巴结炎等疼痛相对轻缓。腹痛节律对诊断的提示作用较强，实质性脏器的病变多表现为持续性痛、中空脏器的病变则多表现为阵发性。而持续性疼痛伴阵发性加剧则多见于炎症与梗阻同时存在情况，如胆囊炎伴胆道梗阻、肠梗阻后期伴腹膜炎等情况。

腹痛的伴随症状在鉴别诊断中甚为重要。伴发热的提示为炎性病变，伴吐泻的常为食物中毒或胃肠炎，仅伴腹泻的为肠道感染，伴呕吐可能为胃肠梗阻、胰腺炎，伴黄疸的提示胆道疾病，伴便血的可能是肠套叠、肠系膜血栓形成，伴血尿的可能是输尿管结石，伴腹胀的可能为肠梗阻，伴休克的多为内脏破裂出血、胃肠道穿孔并发腹膜炎等。而如上腹痛伴发热、咳嗽等则需考虑有肺炎的可能，上腹痛伴心律失常、血压下降的则心肌梗死亦需考虑等。

刮痧疗法

取穴 背部：膈俞、脾俞、胃俞、大肠俞穴；腹部：中脘、建里、关元穴；下肢部：梁丘、足三里、三阴交、太溪穴。

操作方法 刮背部，从膈俞穴处沿脊柱两侧向下，经脾俞、胃俞等穴刮至大肠俞穴处；刮腹部中脘、建里及关元等穴处。以皮肤发红、感觉疼痛或能承受疼痛为度。

刮双侧下肢部，由梁丘穴处刮至足三里穴处；由膝关节内侧阴包穴及曲泉穴处，沿小腿内侧经三阴交穴，刮至太溪穴处。以皮肤发红、感觉疼痛或承受疼痛为度。

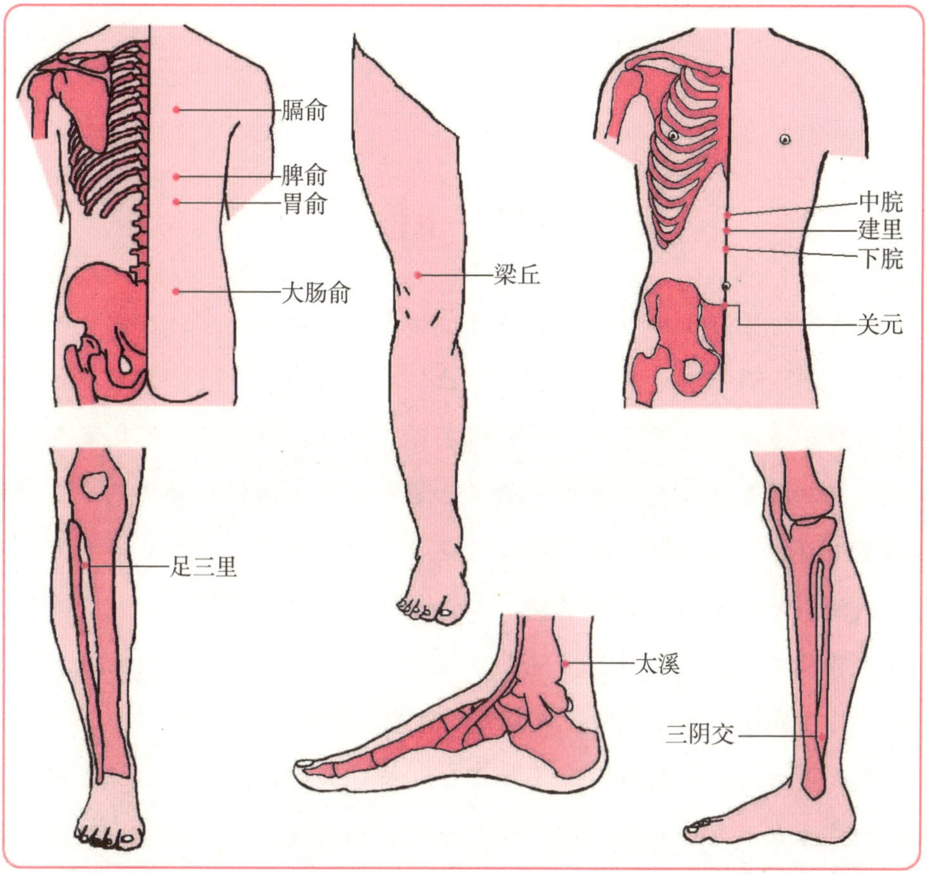

拔罐疗法

取穴 中脘、下脘、建里。

操作方法 三棱针点刺出血，然后留罐10分钟，10次为1个疗程。采用刺络拔罐法，穴位常规消毒，隔日治疗1次，或用单纯拔罐法。

温馨提示

腹痛剧烈、腹肌紧张时，应注意与急腹症相鉴别，如有急腹症，暂不刮痧治疗，应及时送医院急救治疗。腹痛患者应注意避免寒邪入侵，禁暴饮暴食，保持情绪稳定。

呕吐

呕吐是指胃内容物和部分小肠内容物通过食管反流出口腔的一种反射性动作。多由胃寒、胃热、伤食、痰浊、肝气犯胃等导致。胃寒多见呕吐清稀、口中多涎、喜热恶冷、舌苔白润等，治宜温胃降逆。胃热多见食入即吐、吐物酸苦、口鼻、喜冷恶热、舌苔黄腻等，治宜和胃清热。伤食引起的多见胃脘胀满不舒、嗳气腐臭、呕吐宿食、舌苔厚腻等，治宜消导和胃。痰浊引起的多有眩晕、胸闷、心悸、呕吐痰涎或清涎、舌苔滑腻等，治宜和胃化痰。肝气犯胃，多见胁痛脘胀、呕吐酸苦等，治宜泄肝和胃。本症可见于胃炎、幽门梗阻、颅内压增高等多种疾病。

呕吐的病因非常复杂，而且其发生及持续的时间是不同的，所以，对人体的产生也有不一样的影响。通常来说，轻者是没有任何影响的，仅仅是短时间的不适。而长期的慢性呕吐会发生消化性食管炎、低血容量、低钾、低钠、碱中毒等代谢紊乱。如此，再进一步发生贫血、营养不良、生长发育停滞等病症。严重的话，会导致水电解质平衡紊乱、休克或误吸、窒息。由外科原因致病的患者甚至会导致消化道穿孔、弥漫性腹膜炎、休克、败血症等的出现，后果非常严重。

另外，呕吐的发生还伴有头痛、高血压、偏头痛、鼻窦炎、青光眼、屈光不正等病症的发生。而伴有眩晕的患者则可能是梅尼埃病、迷路炎等病症，这个时候就需要了解是否是由硫酸链霉素、卡那霉素、新霉素或庆大霉素等药物一起引起的。除此之外，对恶心呕吐伴有厌食、疲乏，甚至出现黄疸，都需要特别警惕，也就是病毒性肝炎，如果可以及时就诊，并有所隔离，病情才能得到一定的控制。其中，育龄女性一定要了解月经的情况，假如说未经避孕而超过4周还没有行经的人，那么就可能是早孕所引起的恶心与呕吐。

呕吐在临床上非常的常见。大多数都是由消化系统本身病变所致，当然也有的是由消化系统以外的全身性疾病而导致的。要想对恶心与呕吐做出正确的诊断，那么，最好是去医院进行全面系统的检查。

中医学认为，呕吐的病机为胃失和降，气逆于上，其病因主要是由于外邪侵袭、胃失和降、饮食不节、伤胃滞脾、情志失调、肝失调达、脾胃虚弱、阳气不振、胃阴不足、失其润泽等，而疾病的发生和胃、肝、脾的关系非常密切。

刮痧疗法

取穴 背部：心俞、肝俞、脾俞、三焦俞穴；腹部：中脘、建里、天枢穴；上肢部：曲泽、大陵；下肢部：委中穴、足三里、丰隆、阴陵泉、照海穴。

操作方法 刮腹部中脘、建里、天枢穴处。

刮双侧上肢，由曲泽穴处沿前臂前侧刮至大陵穴处；刮委中穴处。以皮肤发红、充血、感觉疼痛或能承受疼痛为度。

刮双侧下肢，由足三里穴处沿小腿外侧刮至丰隆穴处；刮足太阴脾经，由阴陵泉穴处沿小腿内侧向下刮至照海穴处。以皮肤发红、充血或能承受疼痛为度。

刮背部，由心俞穴处沿脊柱两侧向下，经肝俞穴、脾俞穴刮至三焦俞穴处。

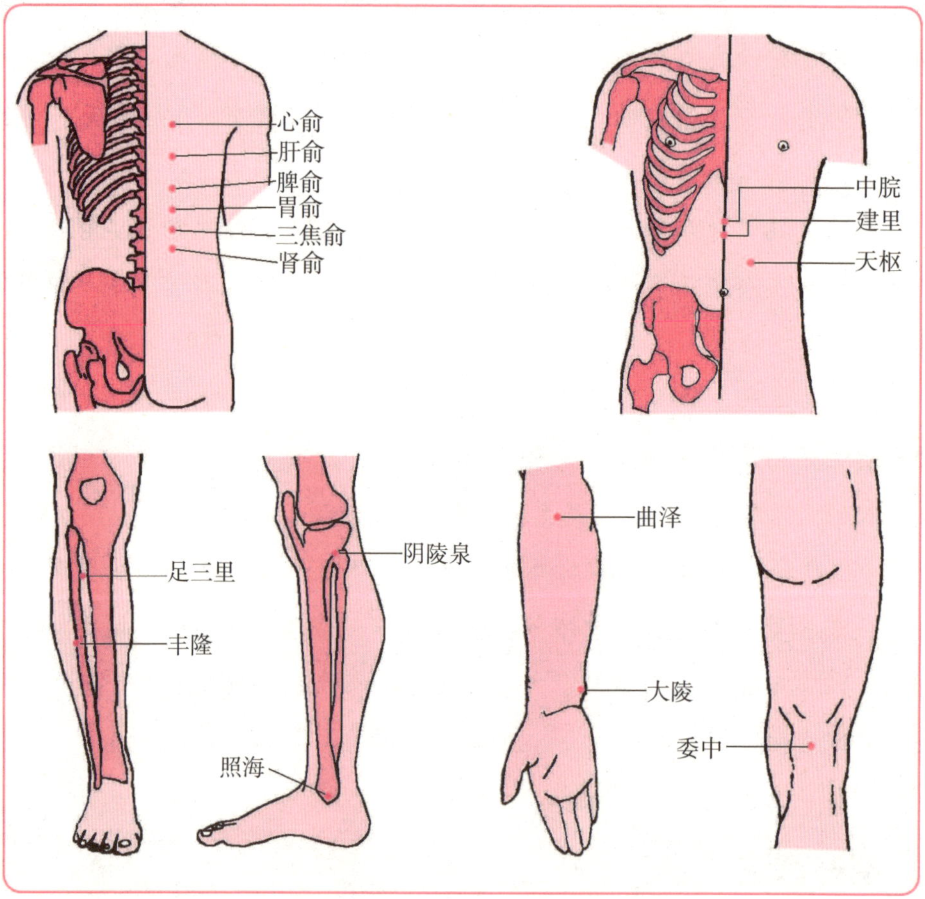

拔罐疗法

取穴 肾俞、肝俞、胃俞、中脘、足三里。

操作方法 采用单纯拔罐法或刺络拔罐法。留罐10～15分钟，每日或隔日1次，主治神经性呕吐。一般10次内即愈，忌生冷、刺激。

温馨提示

刮痧有一定的止屯疗效。但其他疾病引起的呕吐应重视原发病的治疗。平时饮食适度，忌暴饮暴食、厚味生冷以及酸辣等食物。

眩　晕

眩晕是患者的一种自觉症状，眼目昏花、眼前发黑为眩，自觉身体及周围景物旋转不停，或伴恶心、呕吐者为晕，两者常同时并见，故统称为眩晕！眩晕有耳性眩晕（如梅尼埃病、迷路神经炎、前庭神经炎、内耳药物中毒、位置性眩晕）、脑源性眩晕（如椎–基底动脉供血不足、脑动脉粥样硬化、延髓外侧综合征，锁骨下漏综合征，某些颅内占位性病变、颅内感染性疾病和癫痫）等，以及阵发性心动过速、贫血、头部外伤等。

常见的眩晕原因有很多种，比如说贫血、焦虑、神经衰弱、慢性阻塞性肺病及其他的慢性疾病等。严重的眩晕患者，通常会感到四周或身体好像在旋转。更严重的患者会有恶心呕吐、心悸、失眠、胸闷、出汗、食欲减退等病症。

患有眩晕的患者外出时应由家人陪伴，以防意外事件发生。眩晕症临床表现复杂多样，涉及多种学科、几十种疾病。患者应积极预防，控制原发病。一旦出现症状应尽快到医院诊治，以免耽误病情。

患者应保持心情舒畅。医生应多做解释工作以消除患者紧张情绪及顾虑。发作时应卧床休息，室内宜安静，空气要通畅，光线尽量暗些。避免刺激性食物及烟酒，饮食宜少盐。发作间歇期不宜单独外出，以防事故发生。

刮痧疗法

取穴 百会、四神聪、头维、头临泣、风府、太阳。

操作方法 用单角刮法刮拭头部百会穴、四神聪穴、头维穴、头临泣穴、风府穴，用平面按揉法按揉太阳穴。每天刮拭1次，每次5～10分钟。

拔罐疗法

取穴 中脘、阴陵泉、肝俞、丰隆、太阳，虚证取肾俞、足三里、脾俞、关元。

操作方法 患者取坐位，选用口径合适的玻璃火罐，以闪火法在上述穴位拔罐，留罐15分钟。每日1次，3次为1个疗程。

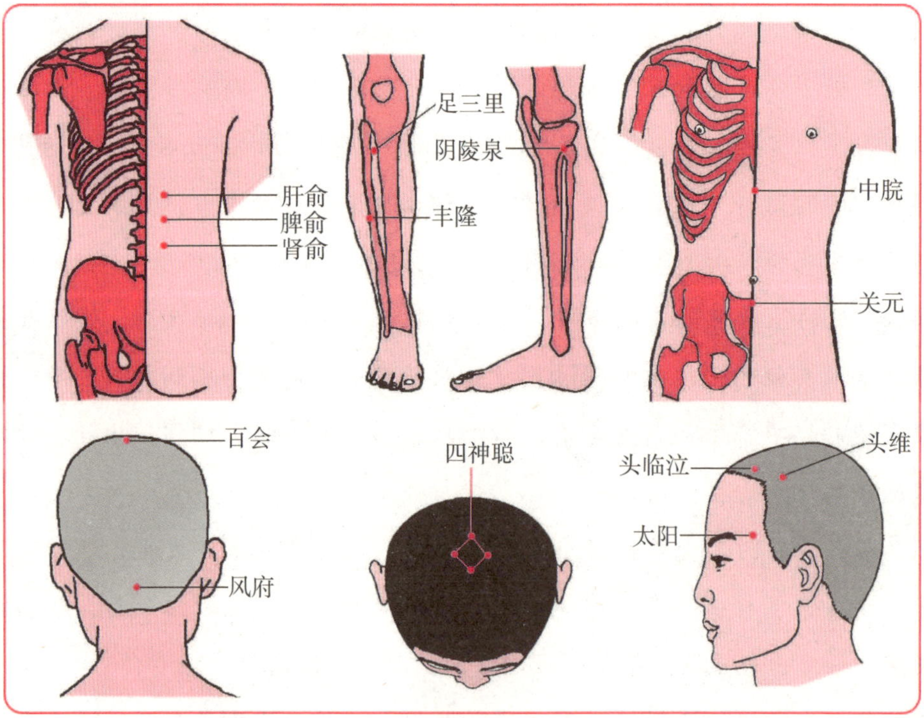

温馨提示

劳逸结合，戒除烟酒，调适情志，保持平和的心态，不做头部剧烈运动，避免可能导致眩晕的各种因素。颅内病变引起的眩晕适用于手术治疗，不宜拔罐。

神经衰弱

神经衰弱的症状有心情烦躁、情感不稳定、容易发怒、注意力不集中、记忆力减退、多梦、头昏脑涨、阳痿、遗精、早泄等。本病多发生于青壮年，常由于持久的情绪紧张和焦虑，或脑力劳动持续超负荷，引起神经系统功能失调，自主神经功能紊乱等。本病由于长期精神负担过重、过度劳累、病后体弱等原因引起。中医学认为，本病与情志内伤，劳神过度或大病久病之后，心肾亏虚、气血不足等有很大关系。患者常心烦意乱、惶惶不安、心情沉重，以致影响正常生活和工作，甚至有人因为罹患此症而自杀。

通常来说，患有传染病、慢性中毒、颅脑损伤及营养障碍等疾病的人，他们的抵抗力会有所下降，谨慎紧张，而且会有精神负担，常常感到非常的焦虑，这就导致了神经系统长期处于紧张的状态，最终引发了神经衰弱。如果脑力劳动时间太久，任务太重，那么，注意力高度集中就会使人的大脑神经细胞过分消耗，从而导致了神经衰弱的发生。

另外，在生活中遇到的一些让人忧伤、焦虑、惊恐等不良的事情，如果时间太长会对大脑有一个剧烈的刺激，这叫作“精神创伤”。比如说亲人丧亡、失恋、高考落榜、工作事故等，这些原因是常见的导致神经衰弱的原因。尤其是强烈的精神刺激，以及沉重的精神负担，这些压力长时间负担，会让人产生家庭纠纷、人际关系紧张等，如此一来，人的大脑活动过度紧张，等到超过了神经系统的耐受界限，那么就会发生神经衰弱。当然，长期处于嘈杂的环境中，人的身心不得安宁，休息睡眠也无法得到保证，这些也是导致神经衰弱的原因之一。

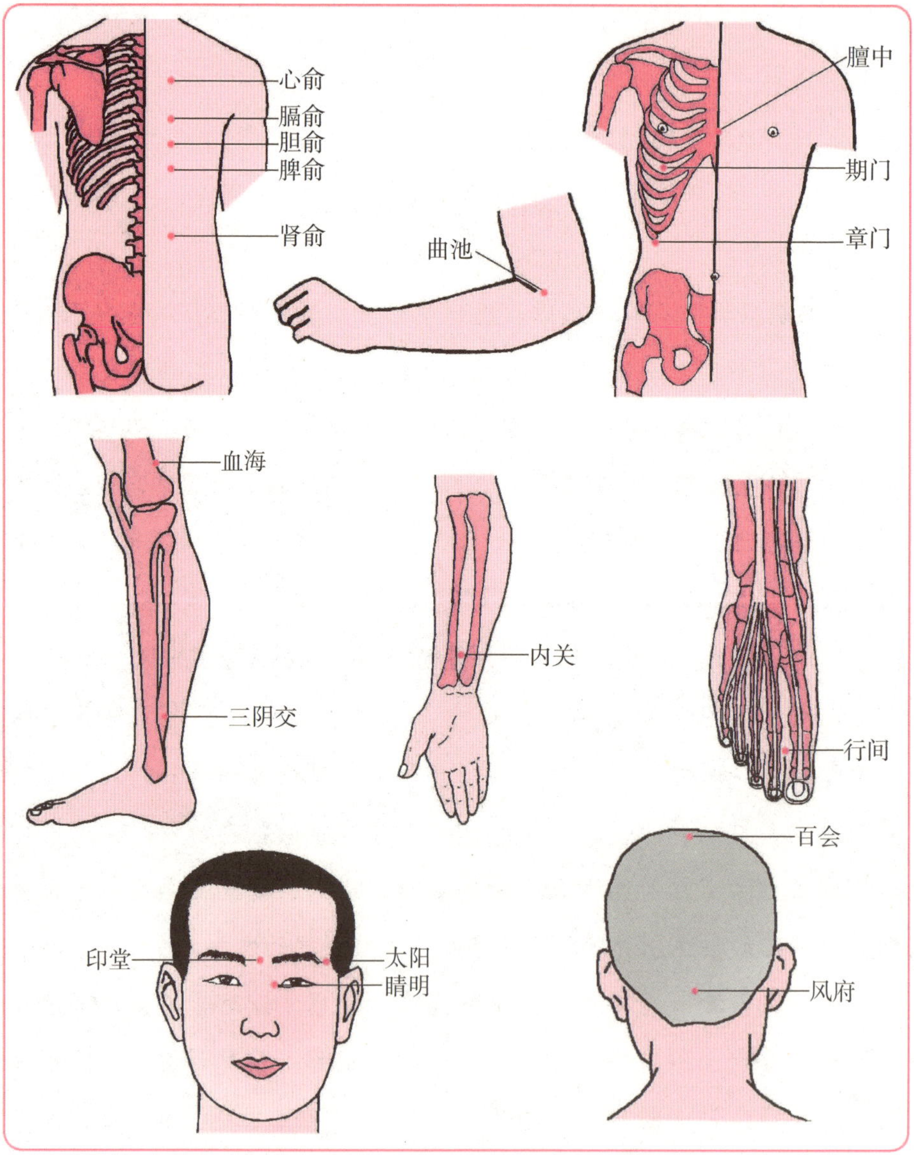

中医学认为，过度的劳心会导致气机阻塞、脾胃运化无力，因此，会导致气血不足，不能够有效起到安神养心的作用。通过刮痧、拔罐疗法能够有效起到养血安神、补益心脾的作用，让人快速进入轻松的状态，改善人体微循环，从而迅速消除疲劳、恢复精神。

刮痧疗法

取穴 头部：百会、太阳、风府、印堂、睛明；胸部：膻中、期门、章门；背部：心俞、胆俞、脾俞、肾俞；上肢部：曲池、内关；下肢部：血海、三阴交、行间。

操作方法 采用一般手法，在刮拭头胸部时手法宜轻柔。刮拭背部及下肢时，可根据虚实采用不同的手法。

拔罐疗法

取穴 心俞、膈俞、肾俞，胸至骶段脊柱两侧的足太阳膀胱经循行线。

操作方法 患者取俯卧位，充分暴露背部。医者先用拇指指腹在以上各穴进行往复重力按揉5次左右，然后在足太阳膀胱经循行线上用闪火法各吸拔4罐（均匀分布），留罐30分钟。每周2次，6次为1个疗程。

温馨提示

可利用生物反馈疗法和音乐疗法来减轻焦虑和紧张性疼痛。体育锻炼和适当的体力劳动有助于改善患者的躯体症状，太极拳、瑜伽等民间健身术有利于解除焦虑。神经衰弱患者均可选用。

失 眠

失眠是一种睡眠质量不满意状况，可引起患者焦虑、抑郁或恐惧心理，并导致精神活动效率下降。本病相当于中医“不寐”“不得眠”“不得卧”的范畴。中医学认为，其为情志所伤，劳逸失度，久病体虚，五志过极，饮食不节等导致阴阳失交、阳不入阴而形成不寐，与心、肝、脾、肾关系密切。

大部分的人在感到压力、刺激、兴奋、焦虑，或生病时，到高海拔的地方，或者睡眠规律改变时（如时差，轮班的工作等）都会有短暂性失眠障碍，这类失眠一般会随着事件的消失或时间的拉长而改善。但是短暂性失眠如处理不当部分人会导致慢性失眠。短暂性失眠主要治疗原则为间歇性使用低剂量镇静催眠药或其他可助眠药物，如抗忧郁药和好的睡眠习惯。

严重或持续性压力，如重大身体疾病或手术，亲朋好友的过世，严重的家庭、工作或人际关系问题等可能会导致短期性失眠，这种失眠与压力有明显的相关性。治疗原则为短期使用低量催眠药或其他助眠药物，如抗忧郁药和行为治疗（如肌肉放松法等），短期性失眠如果处理不适当也会导致慢性失眠。

躯体疾病和服用药物可以影响睡眠，如消化不良、头痛、背痛、关节炎、心脏病、糖尿病、哮喘、鼻窦炎、溃疡病或服用某些影响中枢神经的药物。由于生活方式引起睡眠问题也很常见，如饮用咖啡或茶叶，晚间饮酒，睡前进食或晚饭较晚造成满腹食物尚未消化，大量吸烟，睡前剧烈的体力活动，睡前过度的精神活动，夜班工作，白天小睡，上床时间不规律，起床时间不规律。精神原因可能的有压力很大，过度忧虑，紧张或焦虑，悲伤或抑郁，生气，容易出现睡眠问题。

我们知道，睡眠对于大脑健康是极为重要的，人一般需要有8小时以上的睡眠时间，并且必须保证高质量。如果睡眠的时间不足或质量不高，那么对大脑就会产生不良的影响，大脑的疲劳就难以恢复，严重的可能影响大脑的功能。如果睡眠不足或睡眠质量差，就应适当增加睡眠的时间，比如夏天午睡片刻，并且要设法改善睡眠状况等。按照一般的观点，睡眠是消除大脑疲劳的主要方式，如果长期睡眠不足或睡眠质量太差，就会严重影响大脑的功能，本来是很聪明的人也会变得糊涂起来，很多人患上了神经衰弱等疾病，很多时候就是因为严重睡眠不足引发的。

总之，人的一生中有1/3以上的时间是在睡眠中度过的。正常的良好睡眠，可调节生理功能，维持神经系统的平衡，是生命中重要的一环。睡眠不良、不足，第二天就会头昏脑涨，全身无力，睡眠与健康、工作和学习的关系甚为密切。

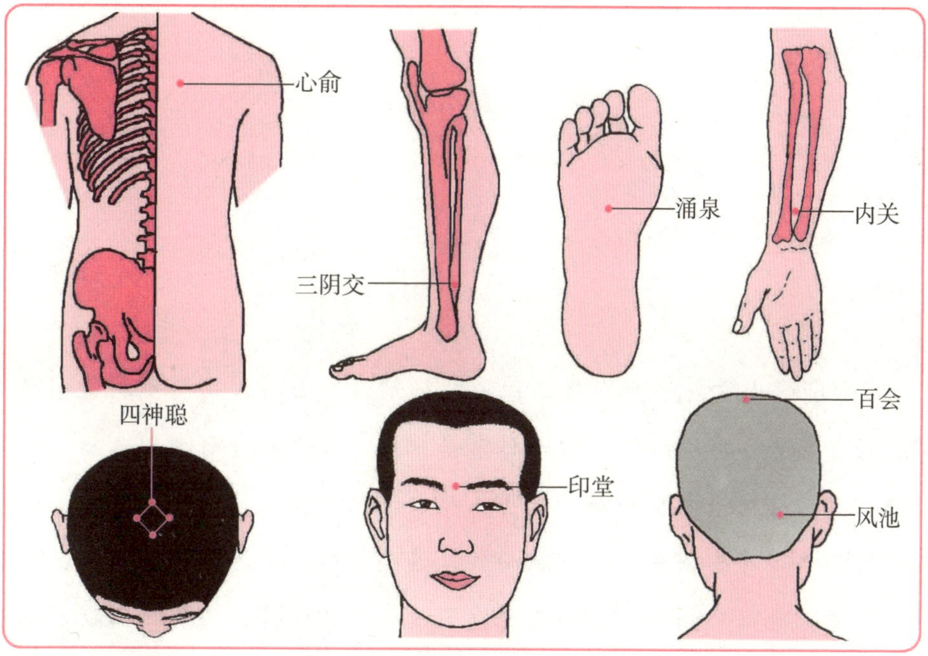

刮痧疗法

取穴 涌泉、心俞、百会穴。

操作方法 按照由上至下的顺序刮拭百会、风池及后头部，以出痧为止。泻刮心俞穴，直到出痧为止。点揉涌泉直到出痧为止。

拔罐疗法

取穴 百会、内关、风池、印堂、四神聪、三阴交。

操作方法 采用火罐单罐法，肝郁气滞配肝俞、胆俞、阳陵泉，营血不足配大椎、心俞、脾俞、曲池，肾阴亏虚配足三里、照海、太溪、大椎、曲池。用投火法，留罐15～20分钟。每日1次，10次为1个疗程。

温馨提示

治疗期间生活要有规律，定时上床，晚餐不宜过饱，睡前不饮茶和咖啡等刺激性饮料。可参加气功、太极拳等强调精神锻炼的运动，提高神经的调节能力。

头　痛

头痛即指由于外感与内伤，致使脉络绌急或失养，清窍不利所引起的以患者自觉头部疼痛为特征的一种常见病症。按部位分有太阳头痛、阳明头痛、少阳头痛、太阴头痛、厥阴头痛、少阴头痛；按病因分有外感头痛与内伤头痛。外感头痛，以突然而作，其痛如破，痛无休止为特征，其痛多以掣痛、跳痛、灼痛、胀痛或重痛为主；内伤头痛，以缓慢而病，痛势绵绵，时痛时止，长久不愈为特征，其痛多以空痛、隐痛、昏痛，遇劳或情志刺激而发作与加重为主。现代医学的感染发热性头痛、高血压性头痛、偏头痛，血管性头痛、紧张性头痛均可参考本证辨证论治。

通常来说，患者起居不慎，或者受到了风寒湿热等都会引起头痛，清阳之气受阻、气血不畅，也会引起头痛，其中以风邪为主。另外，长期的精神紧张、肝气郁结等因素也会让人气郁化火，导致清阳受扰而头痛。在饮食方面出现问题，会导致脾阳不振、痰湿内生，也非常容易导致气血化生不足，发生头痛。另外，一些禀赋不足、劳欲伤肾或是一些老久病，都会导致头痛的发生。头痛病位和头、肝、脾、肾有着非常密切的联系。

头痛的表现形式不同，有部位和性质的区别。从部位上来看，有全头痛、头顶痛、前额痛之分；而在性质上来看，有胀痛、冷痛、热痛、窜痛、刺痛的区别，在实际鉴别中需要进行非常详细的对比。我们更加需要注意的是，假如患者突然出现剧烈头痛，那么疼痛就会越来越重，甚至会有呕吐、抽搐等症状。这种头痛的后果非常严重，甚至会严重危害到生命。

头痛的预后差异非常大，外感头痛的治疗比较快，而且在正确调理后，患者基本上可以解除痛苦；而内伤头痛的病程非常长，通常来说都是虚实夹杂，治疗很困难，不过，只要辨证准确，精心治疗，那么也能够使病情得到缓解，并且治愈。但是，假如头痛并发中风、心痛、呕吐等症状，那么，预后就较差。头痛的预防及日常调摄一定要特别注意避免感受外邪。在平时要防止情志的过激，不要太过劳累，日常饮食还要特别避免过食肥甘、辛辣食物。

刮痧疗法

取穴 胃经头维；经外奇穴印堂、太阳；肺经列缺；膀胱经通天；胆经风池、丘墟、阳陵泉；督脉百会。

操作方法 ①采用常规刮痧手法，一般根据患者的体质而定，体质强壮者采用泻法（重刮为泻），体质消瘦、年龄较大者采用补法（轻刮为补）。②在刮痧部位反复刮拭，直至刮拭出痧痕为止，力度以患者感觉舒适为准。

拔罐疗法

取穴 大椎、风池、太阳。

操作方法 采用火罐单罐法，留罐15～20分钟。每日1次，痛止即止。若有其他症状，可随症配穴，风寒头痛配风府、外关，风热头痛配曲池、肺俞，肝阳头痛配百会、太冲（只点刺）、胆俞，痰浊头痛配中脘、丰隆、足三里，瘀血头痛配百会、膈俞，肾虚头痛配肾俞、气海、太溪。

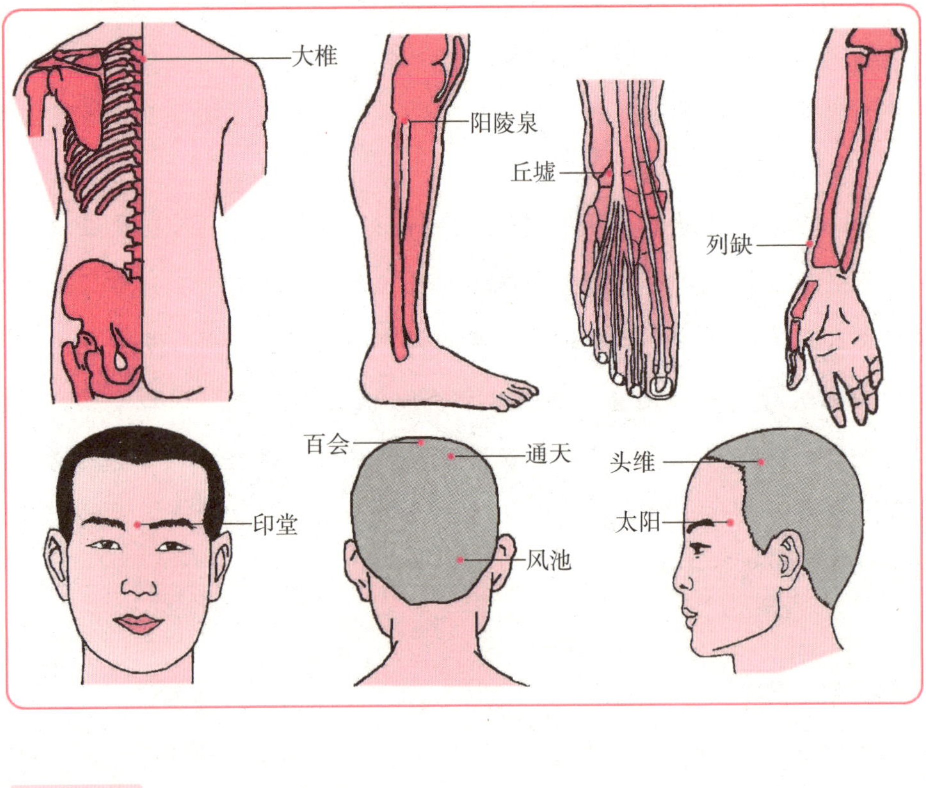

温馨提示

生活要有规律，避免过度劳累，应戒烟酒，保持情绪稳定。饮食宜清淡，忌辛辣、肥甘之品。保证充足的睡眠，多参加户外活动。

糖尿病

糖尿病是一种常见的代谢性内分泌疾病，病因大多未明，是胰岛素绝对或相对分泌不足所引起的包括糖、蛋白质、脂肪、水及电解质等代谢紊乱，病情严重时导致酸碱平衡失常。其特点为血糖过高，糖尿、葡萄糖耐量减少及胰岛素释放试验异常。临床上将糖尿病分为三型：即胰岛素依赖型，亦称1型（脆性或青幼年型糖尿病）；非胰岛素依赖，亦称2型（稳定性或老年型糖尿病）；还有其余型糖尿病，包括胰源性糖尿病，内分泌性糖尿病，药源性及化学性糖尿病；等等。临床上前两型绝大多数属原发性糖尿病，有明显遗传倾向。其余，则大部分属继发性糖尿病，受后天因素影响较大，如胰源性糖尿病，是由于胰腺切除，胰腺炎等引起的胰岛素分泌不足所致。

糖尿病属中医“消渴症”的范畴。中医学认为，糖尿病主要是由于人体阴虚，五脏柔弱，再加上饮食不节、过食肥肉、甜食等所引起的。情志失调、纵欲过度是导致糖尿病发生的主要原因之一。

糖尿病患者虽然说食欲和食量是正常的，甚至会有所增加，但是体重会下降，主要是由于胰岛素绝对或相对缺乏，而导致的脂肪和蛋白质分解的加强，只有消耗过多，呈负氮平衡，体重才会逐渐下降，以致出现消瘦。糖尿病患者如果经过了合理的治疗，病情得到控制，这个时候体重会维护到一定的重量，甚至会有所回升。

糖尿病患者，由于葡萄糖不能被完全氧化，也就是说人体不能充分地利用葡萄糖有效地释放出能量，那么就会使组织失水，电解质失衡，最后导致患者全身乏力，精神萎靡。

有很多糖尿病患者，在早期就诊的时候，主诉视力下降或模糊。这主要是由于高血糖导致的晶体渗透压改变，引起晶体屈光度变化而导致的，早期通常是属于多功能性改变，一旦血糖得到了控制，视力就会很快得到恢复。

刮痧疗法

取穴 中脘、气海、神阙。

操作方法 用面刮法从上向下刮拭腹部中脘穴至气海穴。腹部以神阙穴（肚脐）为界，分上、下两段刮拭。

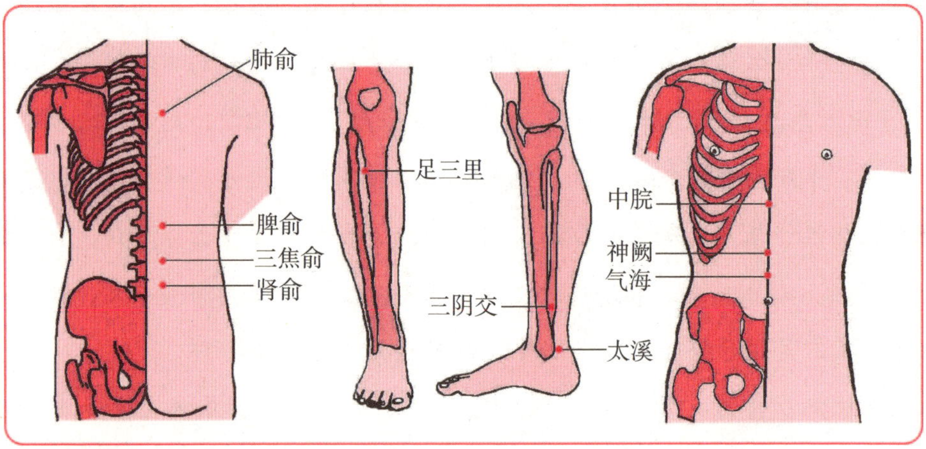

拔罐疗法

取穴 肺俞、脾俞、三焦俞、肾俞、足三里、三阴交、太溪穴。

操作方法 取上穴采用单纯火罐法吸拔穴位，留罐10分钟，每日1次。或采用背部俞穴走罐，先在肺俞至肾俞段涂抹润滑剂，然后走罐至皮肤潮红或皮肤出现痧点为止，隔日1次。

温馨提示

定时定量进餐，戒烟酒、浓茶及咖啡等；保持情志平和，忌恼怒、郁闷、忧思，避免惊恐。

高血压

心脏泵入动脉的血液在流动过程中会对动脉壁产生压力，如果这种压力太大，时间太长，就会对动脉管造成损害，进一步就可能导致高血压。高血压是一种以动脉血压增高为主的临床综合征。凡收缩压等于或高于21.3kPa（160mmHg），舒张压等于或高于12.7kPa（95mmHg），有一项存在者，即可诊为高血压。高血压几乎是一种没有症状的疾病。只有当血压高得很危险时，才会出现头痛、心悸、全身不适等症状。如果血压过高而得不到控制，长此下去，冠状动脉会受到损伤，在受损的地方会形成一种脂肪组织，使冠状动脉变窄，甚至完全封闭，这样就可能患充血性心力衰竭，或心脏病。高血压患者易发生心力衰竭。

钠盐能够有效升高血压及增加高血压的发病风险，但是，钾盐有对抗钠盐升高血压的作用。在我国各地的居民，钠盐摄入量都要比目前世界卫生组织每日应少于6克的推荐量要高，钾盐摄入却严重的不足。所以说，所有高血压患者都要采取不同的措施，尽可能去减少钠盐的摄入量。

超重及肥胖是导致血压升高非常重要的一个因素。主要表现为腹部脂肪堆积，会进一步增加患有高血压等心血管疾病的危险，通过适当地降低体重，可以减少体内脂肪的含量，对降低血压有促进作用。

吸烟会对高血压、心脑血管病患者不利。尤其是被动吸烟，更容易增加心血管疾病的危险。吸烟会导致血管内皮的损害，能够显著增加高血压患者发生动脉粥样硬化性疾病的风险。高血压疾病的患者最好能够戒烟，而且任何年龄戒烟都能够获益。

一般来说，体力活动能够有效增加能量的消耗，这对于健康非常有益。定期的体育锻炼也会产生非常有效的治疗作用，能够降低血压，改善糖代谢等。所以说，最好每天可以进行适当的体育活动，比如说步行、慢跑、骑车、游泳、做健美操、跳舞和非比赛性划船等。

心理或精神的压力非常容易引起心理的应激反应。长期的心理和精神压力会导致增加心血管疾病的风险。这个时候，我们应该采用不同的措施，从而有效帮助患者预防和缓解精神压力，并且纠正和治疗这种病态心理，必要的时候建议患者去做心理辅导或心理治疗。

刮痧疗法

取穴 太阳、人迎、足三里、太冲、曲池、风池、印堂、三阴交、肩井等穴位。

操作方法 先刮百会穴，直至感到头皮发热为止。再刮天柱、肩井、人迎、印堂、太阳等穴位，直到出痧为止。

拔罐疗法

取穴 大椎、肝俞、心俞、灵台、脾俞、肾俞。

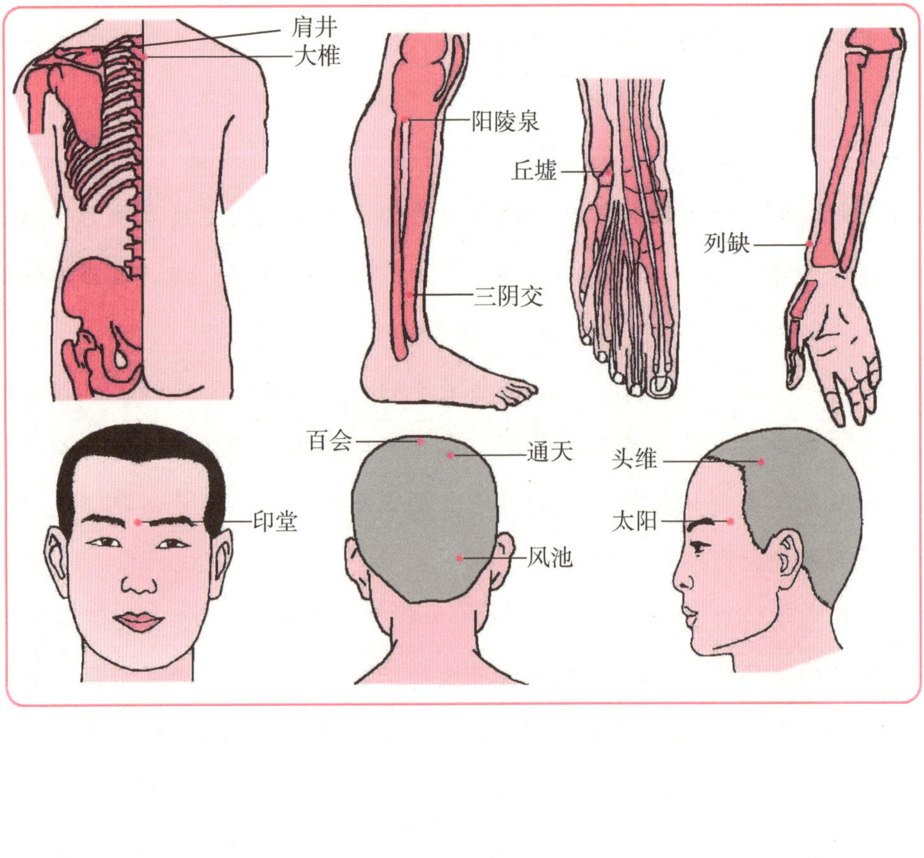

操作方法 刺络罐法，患者取俯卧位，暴露背部，常规消毒穴位皮肤后，先用三棱针点刺或梅花针叩刺各穴，再施用闪火法将罐具吸拔在叩刺的穴位上，留罐10～15分钟。隔日1次。

温馨提示

高血压与不良的生活方式关系密切，因此，要调整饮食结构（以低盐、低脂饮食为主，尽量不吃辛辣等刺激性食物），戒烟限酒，保持心情开朗，缓解心理压力。平时可进行适当的体育锻炼，如散步、打太极拳等。

低 血 压

低血压主要是由高级神经中枢调节血压功能紊乱引起的，以体循环动脉血压偏低为主要症状的一种疾病。成人如收缩压持续低于12kPa（90mmHg），并伴有不适症候时，一般即称为低血压。通常表现为头晕、气短、心慌、乏力、健忘、失眠、神疲易倦、注意力不集中等。女性有月经量少，持续时间短的表现。中医学认为，本病与身体虚弱、气血不足有关。

低血压病患者，通常会有头痛出现。头痛往往是在紧张的脑力或体力活动后更加明显。头痛性质和程度是不一样的，大部分表现为颞顶区或枕下区的隐痛，当然也有的会剧烈的搏动性疼痛，以及麻木性疼痛。头晕的轻重程度不一样，轻者两眼发黑、眩晕；而重者一般会失神、晕厥，在突然改变体位的时候最容易发生。除此之外，在静止并且又负担过重的工作条件下也是非常容易发生的。头痛和头晕可能和血压低致脑灌注不足也有关系。

低血压患者心前区隐痛、不适，不只是在体力劳动或紧张脑力劳动的时候发生，有的时候，在安静的时候也是会发生的，甚至会引起心绞痛的发作，特别是40岁以上的患者。这种情况不只是低血压患者会出现，一些冠心病患者也可能由于血压过低而导致心绞痛的发生。

通常来说，早上起床的时候应缓慢地改变体位，这样可以防止血压的突然下降。在起立的时候也不能太过突然，一定要转身缓缓而起，肢体屈伸动作也不要太猛，比如说提起、举起重物等，最好动作慢些。在洗澡的时候，水温也不要太热或过冷，这是因为热会使血管扩张而降低血压，冷会刺激血管而增高血压。通常来说，淋浴可以加速血液循环，或者以冷水、温水交替洗足。对于下肢血管曲张的老人，一定要穿有弹性的袜子，以加强静脉回流。

刮痧疗法

取穴 中脘、关元、足三里穴。

操作方法 患者取坐位，施术者使用刮痧板的薄缘或瓷勺在中脘至关元、足三里处重刮，如果腹痛绵绵，按之缓解者，可使用刮痧板的厚缘，用力刮拭。

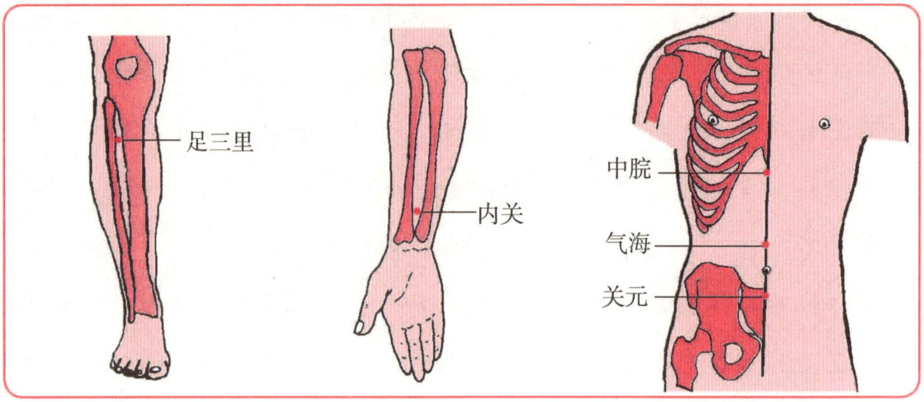

拔罐疗法

取穴 关元、气海、内关穴。

操作方法 患者取坐位或仰卧位，施术者用闪火法吸拔关元、气海、内关，留罐10～15分钟，关元可用艾条温灸。

温馨提示

平时体力活动较少的女性应适当参加体育锻炼，以减少低血压的发生。注意改善营养，多吃动物蛋白等营养成分较高的食物，多饮水。直立性低血压患者在起床、站立时动作宜缓慢，或先保持头低位再慢慢起立，以减少低血压发作。

慢性肾炎

慢性肾小球肾炎，简称慢性肾炎，是多种原因引起的原发于肾小球的一组免疫性炎症疾病。由于病情不一，所以病程长短也有所区别。慢性肾小球肾炎有不同程度的蛋白尿、血尿、水肿、高血压以及肾损害，以男性青壮年多见。病因常见于细菌、病毒、疟原虫等引起感染的免疫反应引发慢性肾小球肾炎。

慢性肾炎实际上是一组多病因的慢性肾小球炎，其主要是肾小球疾病，然而，很多患者并不知道病因。据统计，只有15%～20%是从急性肾小球肾炎转变而发生的，由于急性肾小球肾炎临床型不容易被诊断，所以，实际上百分比要更高一点。除此之外，大部分的慢性肾炎患者都没有急性肾炎的病史。目前较多学者都认为，慢性肾小球肾炎与急性肾炎之间没有相关的联系，很有可能是由各种细菌、病毒或原虫等感染而通过免疫机制、炎症介质因子导致的非免疫机制引起的本病。

典型的病例诊断不难，这是由于具有蛋白尿、血尿、水肿、肾功能不全等肾小球肾炎临床表现。通常来说，病程会持续1年以上。除了继发性肾小球肾炎，有可能就是本病。慢性肾小球肾炎的起病方式以及临床表现是多样化的。大部分都是起病隐袭、缓慢，有不同程度肾功能减退，其病情迁延、反复。

中医学认为，慢性肾小球肾炎属于“水肿”“腰病”“虚痨”的范畴。本病的发生，主要是外邪伤及时日过久，导致脏器功能虚弱，以脾肾受损为重。日久累及心、肝、肾等重要脏器，导致气血停滞、水液失调，故本病属于本虚标实。

刮痧疗法

取穴 背部：脊中、命门、腰阳关、腰俞穴、脾俞穴、肾俞、志室、关元俞、次谬穴；胸部：中脘、水分、关元、气海、中极穴；下肢部：阴陵泉、三阴交、复溜、涌泉穴。

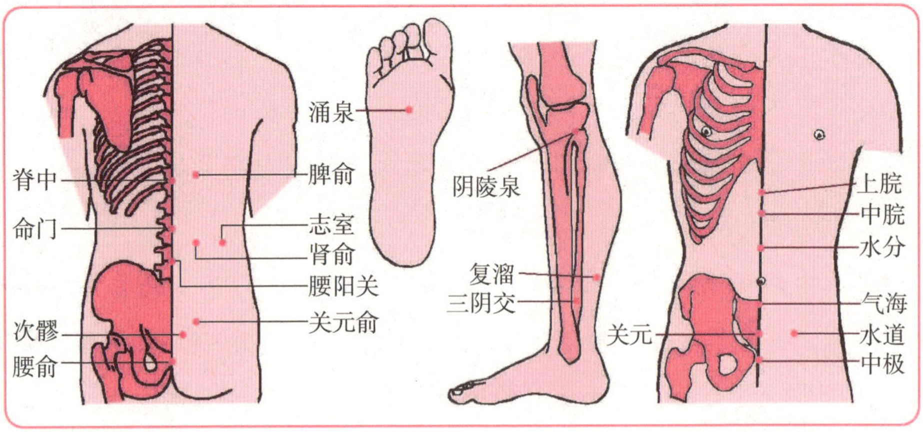

操作方法 刮背部正中线，由脊中穴处沿脊柱正中向下经命门、腰阳关等穴，刮至腰俞穴处。刮背部，由脾俞穴处沿脊柱两侧向下，经肾俞、志室、

关元俞等穴，刮至次髎穴处。以皮肤发红、感觉疼痛或能承受疼痛为度。

刮双侧下肢部，由阴陵泉穴处，沿小腿内侧经三阴交、复溜等穴，刮至涌泉穴处。以皮肤发红、充血，感觉疼痛或能承受疼痛为度。

刮前胸部正中线，由中脘穴处，沿前正中线向下经水分、关元、气海等穴，刮至中极穴处。以皮肤发红、感觉疼痛或能承受疼痛为度。

拔罐疗法

取穴 背部：脾俞、肾俞、命门；腹部：上脘、中脘、气海、水道、关元。

操作方法 用闪火法吸拔上述穴位，留罐10～15分钟即可。

温馨提示

刮痧治疗同时可配合中西药综合治疗，肾功能不健全患者应避免应用有损肾功能的药物。平时应注意控制钠盐摄入量，多吃低盐食物。

胃 炎

胃炎是胃黏膜炎症的统称，分为急性和慢性两类。中医学认为，本病属胃脘痛范畴，因饮食不节、情志失调，使脾失健运，胃失和降而致。

急性胃炎表现为上腹不适、疼痛、厌食、恶心、呕吐。慢性胃炎病程迁延，大多无明显症状和体征，一般仅见饭后饱胀、反酸、嗳气、无规律性腹痛等消化不良症状。根据发病部位的不同，可以分为胃窦炎、胃体炎、全胃炎。这种病的发病率会随年龄的增长而升高，通常50岁以上的老人，其发病率会超过50%。

目前来说，慢性胃炎的病因还不是非常清楚，但可以肯定的是和下面的因素有关：急性胃炎迁延不愈，会慢慢发展成为慢性胃炎；长期食用一些有化学性刺激作用的食物，比如说过冷、过热、浓茶、浓咖啡、烈酒等，这些都会对胃黏膜产生刺激，非常容易导致胃黏膜的慢性炎症；还有一些幽门螺杆菌的感染，也非常容易破坏胃黏膜。

胃炎的症状轻重同胃黏膜的病变程度实际上不是一样的。大部分的患者没有症状或有轻微的消化不良症状，比如说上腹隐痛、食欲减退、餐后饱胀、反酸等。而慢性萎缩性胃炎患者会导致发生贫血、消瘦、舌炎、腹泻等病症。症状一般会反复发作，疼痛也会发生于进食过程中或餐后，而且会有剧烈的绞痛。

刮痧疗法

取穴 脾俞、胃俞；腹部：中脘、天枢；上肢部：内关、手三里；下肢部：足三里。

操作方法 施术者持握刮痧板，由上而下或由内而外顺序刮拭穴位，注意刮板与皮肤成45°。在刮痧部位反复刮拭，直至刮拭出痧痕为止，力度以患者感觉舒适为准。

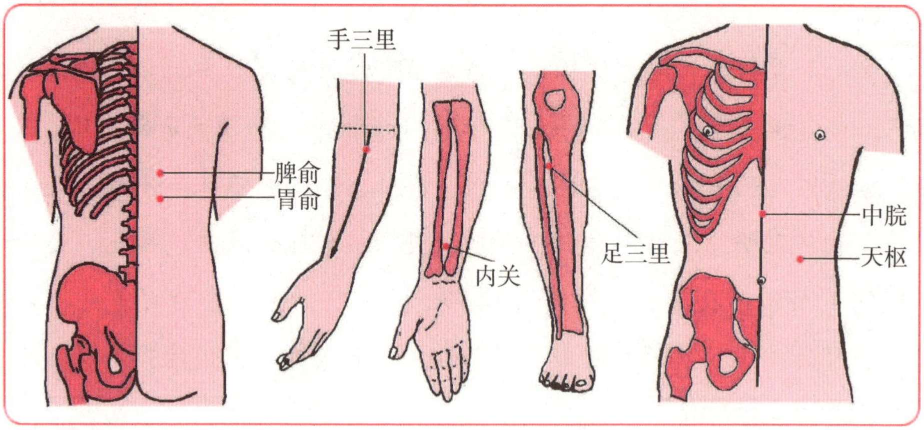

拔罐疗法

取穴 中脘、足三里。

操作方法 采用针罐法，食滞型留针15～20分钟后出针拔罐，虚寒型针刺后艾灸5分钟拔罐，留罐10～15分钟。隔日1次，5次为1个疗程。

温馨提示

不酗酒，不暴饮暴食，不要经常食用刺激性强和过热、过烫的食物。不吃不清洁的食物，因为其中含有大量致病细菌，如沙门菌、链球菌、大肠埃希菌等。

胃下垂

胃下垂主要是由于胃膈韧带与胃肝韧带无力松弛及腹壁肌肉松弛而导致的整个胃位置下移的疾病。胃的平滑肌及其周围韧带具有一定的张力，加之腹部肌肉还有腰背肌所形成的腹压，这会让人在直立时，胃的最低点不能够超过脐下2横指（约3厘米），如果说因胃的肌肉与韧带松弛或腹压降低，那么，这个时候胃就会向腹腔下部垂，有的甚至会低于脐下。

胃下垂的病因主要分为先天和后天两大类。先天因素主要是禀赋薄弱，体质亏虚；后天因素则是归纳为饮食失调，久病或者是产育过多，七情违和等。这种病的病位在脾胃，主要病机就是虚、瘀，而尤以虚为主。有的也因为禀赋素亏，思虑伤脾，最后导致了脾虚气陷，健运失司，甚至是肌肉不坚，胃腑失固而导致的下垂；有的是因为体虚，嗜茶多饮，过食寒凉，最后导致了中焦升降失调，气血无生，经筋失养导致了下垂。

中医学认为，胃下垂是因人体元气亏损、脾胃虚弱、中气下陷所致。刮痧、拔罐疗法主要是吸收了中西医的观点，在治疗的时候主要以健脾和胃、强肾益气、养血生精为原则，通过刺激特定的穴位，能够有效调整消化系统，增强膈肌悬吊力，从而有效改善肝胃、膈胃韧带功能，全面提高腹内压，缓解胃下垂。

刮痧疗法

取穴 百会、脾俞、胃俞、中脘、大横、气海、关元。

操作方法 患者采用合适的体位，先点揉百会穴；再用刮痧板刮拭脾俞、胃俞穴；最后点揉或刮拭中脘、大横、气海、关元穴。刮痧的力度由轻到重。

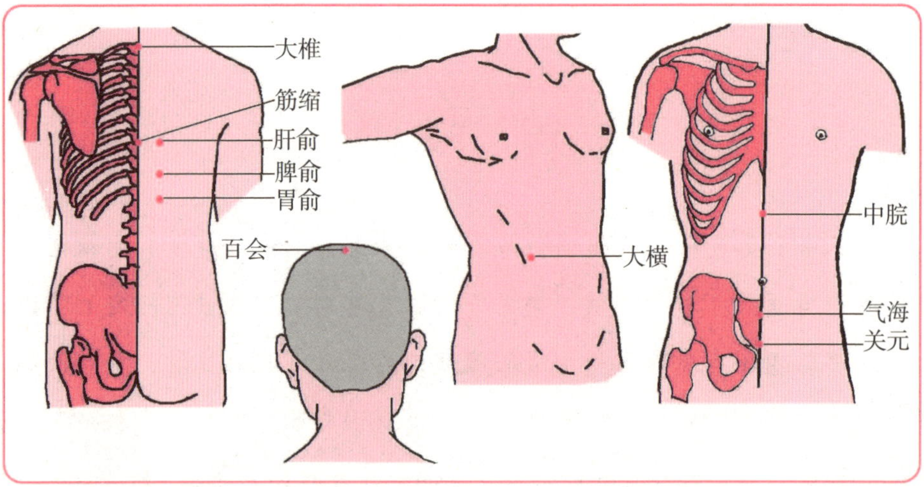

拔罐疗法

取穴 大椎、肝俞、脾俞、气海、筋缩、胃俞、中脘。

操作方法 用闪火法拔罐，留罐15～20分钟。每日1次，10次为1个疗程，每个疗程之间间隔7天。

温馨提示

纠正不良的习惯性体位，加强体育锻炼和腹肌锻炼。以少食多餐、食后平卧、放置胃托等保健措施来改善症状。增加营养并给予助消化药，必要时给予蛋白制剂以增加腹腔内脂肪并加强腹肌锻炼。

冠心病

冠心病，主要指的是冠状动脉粥样硬化导致的血管狭窄阻塞，或者是因急性动脉功能性改变而导致的心肌缺血、缺氧或坏死引起的心脏病，在医学上统称为冠状动脉性心脏病，也叫作缺血性心脏病。在临床上，主要的症状是心功能不全或者是心律失常。中医学认为属于“胸痹”“心悸”“喘咳”“水肿”等范畴。

由于体力活动、情绪激动等原因，有时会突感心前区疼痛，这多会具有发作性绞痛或压榨痛，也就是日常生活中经常遇到的憋闷感。疼痛主要从胸骨后或心前区开始，然后慢慢地向上放射至左肩、臂，通过休息或者是服用硝酸甘油能够得到一定的缓解。胸痛放散的部位甚至会涉及颈部、下颌、牙齿、腹部等。胸痛也经常会出现在安静状态下或夜间，主要是由于冠脉痉挛所引起的，也叫作变异型心绞痛。比如说，胸痛性质发生变化，痛阈逐步下降，会导致患者稍做体力活动就会发作，而且疼痛逐渐加剧、变频，持续时间延长。

现代医学认为，高血压、高脂血、高血糖、肥胖、高龄、吸烟、饮食习惯及口服避孕药等因素都能够诱发冠状动脉血液的流速减慢，血黏度增加，这是导致冠心病的主要原因。而冠心病发病的关键则是由于冠状动脉狭窄。刮痧、拔罐治疗时，通常都是遵循行气活血、疏经活络的原则，通过对相应穴位的刺激使心肌供血量增加，冠状动脉循环恢复正常。

刮痧疗法

取穴 心俞、肺俞、膈俞；胸部：膻中、乳根；上肢：内关、通里、神门。

操作方法 采用常规手法，先刮背部心俞、肺俞、膈俞，再刮前胸膻中、乳根，然后刮上肢内关、通里、神门。一般根据证型虚实不同，手法轻重应有差异。

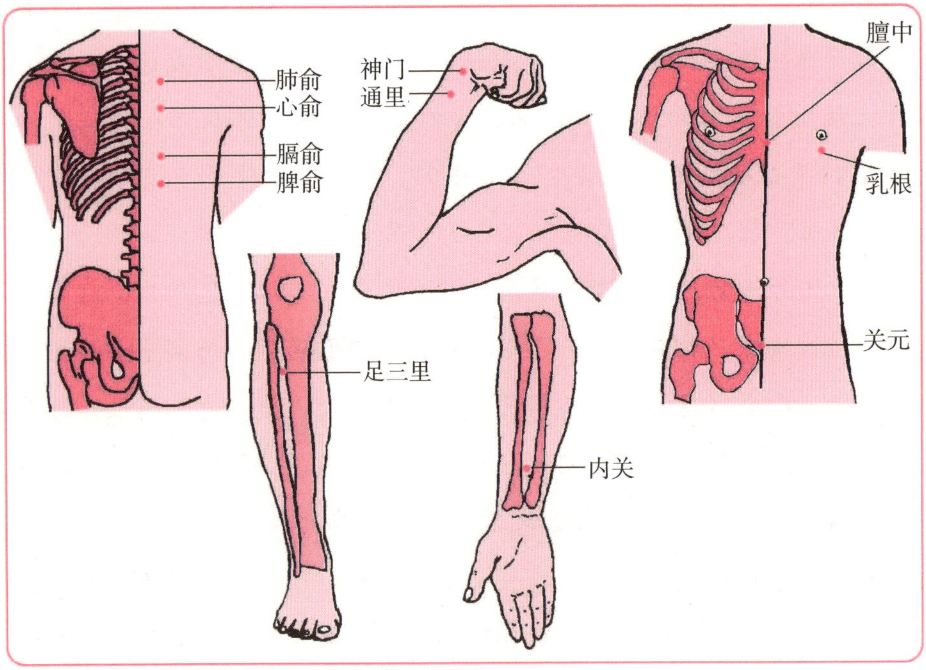

拔罐疗法

取穴 心俞、关元、足三里、膈俞、脾俞。

操作方法 患者取适当体位，选用口径合适的玻璃火罐，以闪火法在上述穴位拔罐，留罐15分钟。每日1次，3次为1个疗程。

温馨提示

要注意精神调养，避免喜怒忧思过度，保持心情愉快。注意生活起居规律，做到寒暖适宜，尽量避免风暑寒湿等诱发因素。

肺结核

肺结核是结核分枝杆菌引起的慢性肺部感染性疾病，占各器官结核总数的80%以上，基本病理变化是炎症渗出、增生和干酪样坏死。主要表现为潮热、咳嗽、咯血、盗汗、胸痛、消瘦、食欲不振等。中医属“肺痨”范畴，为内伤体虚、气血不足、阴精耗损的基础上感染“瘵虫”所致。病位在肺，与脾、肾有关，其基本病机是阴虚内热。

结核菌属于放线菌目，分枝杆菌科的分枝杆菌属，为有致病力的耐酸菌。主要分为人、牛、鸟、鼠等型。对人有致病性者主要是人型菌，牛型菌少有感染。结核菌对药物的耐药性，可由菌群中先天耐药菌发展而形成，也可由于在人体中单独使用一种抗结核药而较快产生对该药的耐药性，即获得耐药菌。耐药菌可造成治疗上的困难，影响疗效。

传染高峰期的活动性肺结核患者在不知情的情况下，将结核菌波及周围人群中，增加了发病率。咳嗽是传播结核病的主要传播途径。当咳嗽、打喷嚏或将痰吐于地面时，把带有结核菌的飞沫、痰液喷洒出来，被易感人群吸入后致病。除合并其他疾病如高血压、高脂血、糖尿病等有饮食禁忌外，没有其他禁忌。人体需要的营养成分如蛋白质、糖类、脂肪、维生素、矿物质等，都是结核患者需要的。特别是蛋白质能提高机体对疾病的抵抗力，有增殖、修复细胞作用。宜多食鱼、瘦肉、蛋、牛奶、豆制品等高蛋白食品。

刮痧疗法

取穴 主穴为大椎、大抒至肺俞、膏肓、神堂。配穴为列缺至尺泽。

操作方法 主刮及配刮经穴均用重刮手法3～5分钟，以局部出现紫红色痧点为佳。

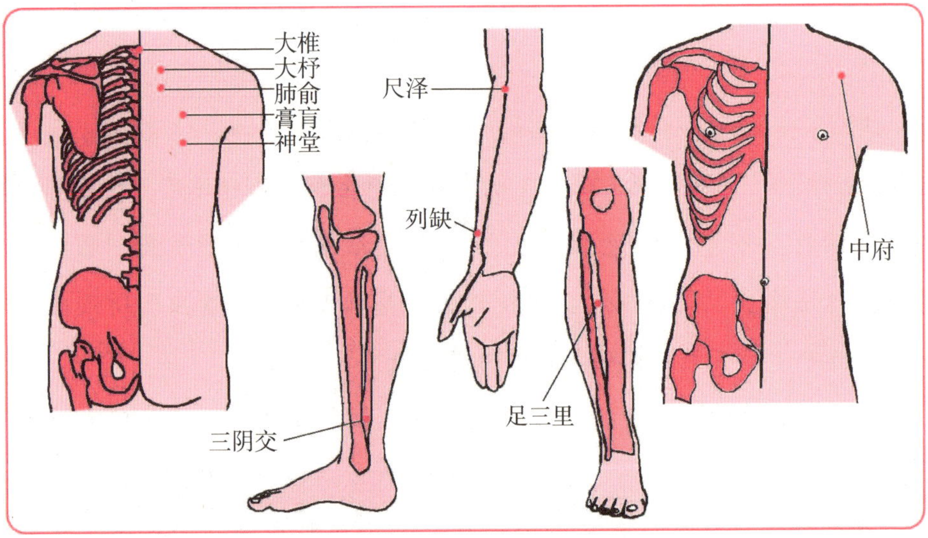

拔罐疗法

取穴 中府、肺俞、足三里、三阴交。

操作方法 选用大小适宜的火罐，点燃95%乙醇棉球，速投罐中，待火旺时将罐扣在穴位上，留罐15分钟，每天1次，15次为1个疗程。

温馨提示

患者不要随地吐痰，咳嗽、打喷嚏时应轻捂口鼻，养成良好的卫生习惯。必须注意营养，除维持正常生活需要的营养外，还要弥补因疾病消耗和修复破坏组织的需要。

五

常见外科病刮痧拔罐疗法

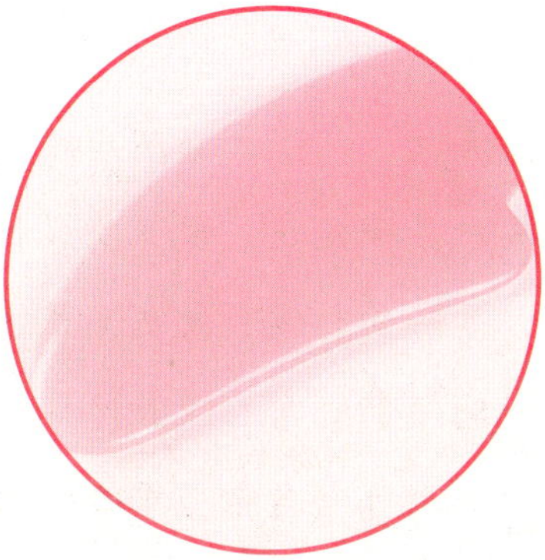

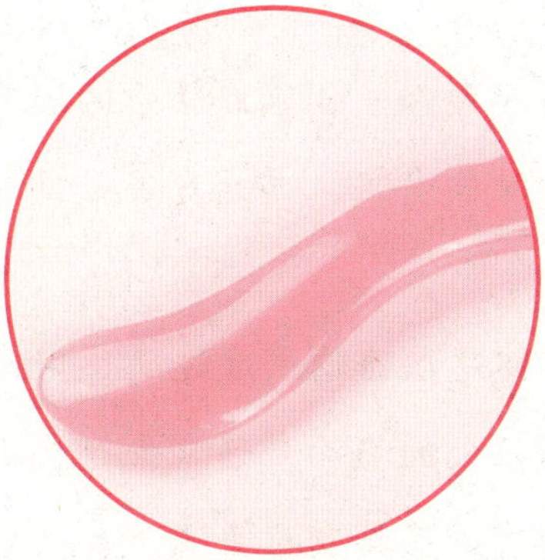

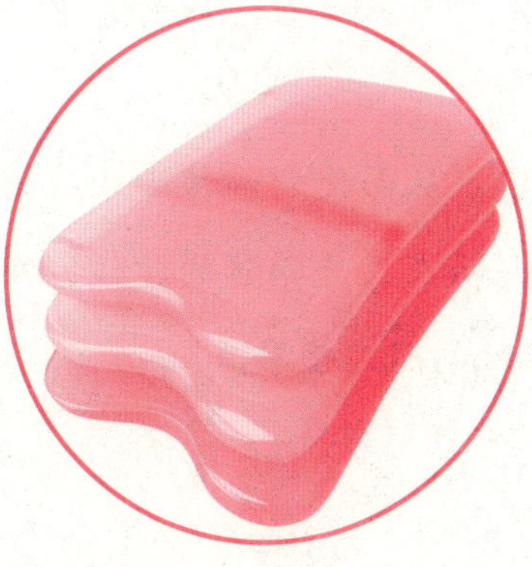

落 枕

落枕也叫作失枕，指的是在睡前没有任何的症状，而等到睡醒后出现急性的颈部肌肉痉挛、强直、酸胀、疼痛及转头失灵等症状。现代医学认为，落枕是由于人的体质虚弱，或者劳累过度，睡眠的时候，枕头高低不适，或者躺卧的姿势不良所造成的。落枕后，一侧颈部肌肉在很长时间内是无法活动的，这就导致了痉挛的发生。轻者4～5天可以自愈，重者疼痛难忍，会慢慢向头部及上肢放射，甚至数周都不愈。

落枕的病因主要有两个方面，其中一个就是肌肉扭伤，比如说，夜间睡眠姿势不良，或者头颈长久处于一个位置，或者睡眠头颈处于过伸或过屈的状态，这些都是引起颈部一侧肌肉紧张的因素；另一个是患者感受了风寒，比如说在睡眠的时候受寒，盛夏贪凉，使颈背部气血凝滞，筋络痹阻，最后导致了僵硬疼痛。

人生的大部分时间都是在睡觉中度过的，因此，一个好的枕头非常重要。高低软硬对颈椎有很大的影响。通常来说，最佳的枕头是可以支撑颈椎生理曲线，同时能够有效保持颈椎平直。枕头一定要有稳定的弹性。喜欢仰卧的人，枕头的高度最好是在8厘米；喜欢侧卧的，高度最好是10厘米左右。仰卧位的时候，枕头的下缘要垫在肩胛骨的上缘，不要让颈部脱空，颈部脱空的话，非常容易导致落枕的发生。枕头不合适，落枕就会经常发生，反复落枕也是颈椎病的先兆，所以一定要及时预防。同时，也要特别注意枕席，枕席要以草编为佳。

颈部受寒冷刺激通常会使肌肉血管发生痉挛，从而使颈部板滞的疼痛更加严重。在秋、冬季节，最好穿高领的衣服；而在天气稍热的时候，夜间睡眠要防止颈肩部的受凉。一般落枕都是单纯性的肌肉痉挛。

刮痧疗法

取穴 颈部：风池、风府；肩背部：肩井、天宗；上肢部：外关、合谷；下肢部：光明、悬钟。

操作方法 头部的风池、风府穴应以点揉为主。肩背部的肩井、天宗穴应以重手法刮拭，以疏通病变部位的血脉。在刮痧部位反复刮拭，直至刮拭出痧痕为止，力度以患者感觉舒适为准。

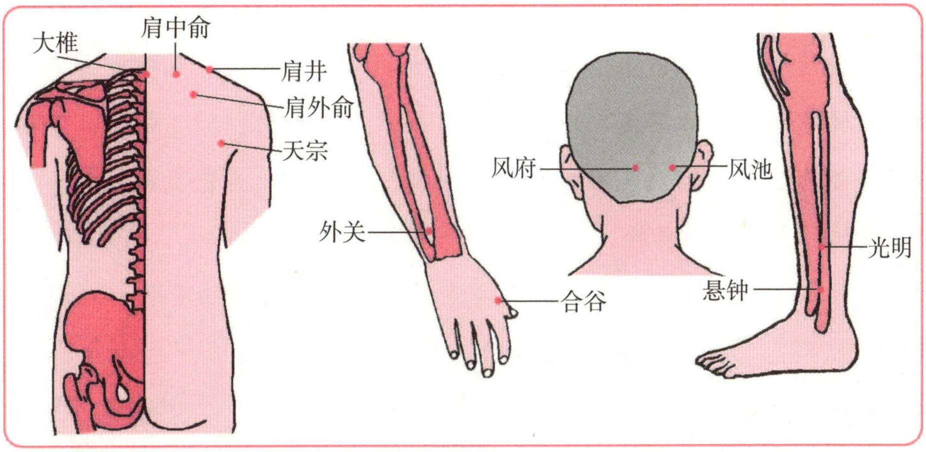

拔罐疗法

取穴 阿是穴、风府、大椎、肩中俞、肩外俞。

操作方法 刺络罐合灸法，先在阿是穴及其他穴位上按摩数分钟，接着用闪火法拔罐，留罐15～20分钟后起罐，最后用点燃的艾条温灸上述各穴数分钟，至皮肤有温热感为度。每日1次，痛止即止，一般2～3次即愈。

温馨提示

睡觉时枕头应软硬适当，高低适宜。寒冷季节或在空调房间睡觉时，颈项部不宜裸露在外，以免受凉。对于短期内多次落枕的患者，应积极预防颈椎病的发生。

肩周炎

肩周炎又称五十肩、冻结肩、漏肩风等。本病好发于45岁以上的中老年人，且多见于体力劳动者，右肩多于左肩，常为慢性发作。主要症状为肩周围疼痛，关节活动受限，尤以夜间疼痛为甚，有时可放射至肘、手及肩胛区，但无感觉障碍。肩周围持续疼痛，会使肩部肌肉痉挛，重者肌肉萎缩，肩关节各方向活动受限，有时因并发血管痉挛而发生上肢血液循环障碍，出现前臂及手部肿胀、发凉及手指活动疼痛等症状。本病多由年老体弱、肝肾亏损、气血不足，以致筋失濡养，关节失利，加之创伤、劳损或风寒湿邪为诱因，致使气血瘀滞，痰浊瘀阻而发病。宜常食补肝益肾、补中益气、补血活血的食物。

肩周炎起病缓慢，患者通常会感到肩部酸痛，无法持重物，在最初发病的1～2周后，疼痛会慢慢地增强，肩关节外展、外旋功能也会有所受限。重症者的肩臂肌肉逐渐在萎缩，疼痛较重。

起初发病的肩部会有阵发性的疼痛，大部分为慢性发作。到了后来，疼痛加剧，呈持续性，如果遇到气候变化或劳累过度，疼痛更加严重。有的时候，疼痛会向颈项及上肢扩散。如果肩部偶然受到碰撞，经常会疼痛难忍，大多数患者经常会诉说后半夜痛醒，无法入睡，特别是不能向患侧侧卧，在这种情况下，因血虚而致的患者更加明显。

肩关节被认为是人体全身各关节中活动范围最大的关节。由于肩关节的关节囊较松弛，所以，关节的稳定性大部分都是靠关节周围的肌肉、肌腱和韧带的力量来维持的。由于肌腱本身的血液供应比较差，所以，随着年龄的增长就会出现退行性的改变，由于肩关节在生活中的活动比较频繁，所以周围软组织经常会受到来自各方面的摩擦挤压，因而非常容易发生慢性劳损。

刮痧疗法

取穴 肩背部：大椎、身柱、肩井、天宗、阿是穴；上肢部：曲池、外关、合谷、中渚；下肢部：阳陵泉。

操作方法 施术者持握刮痧板，按由上而下或由内而外的顺序，刮拭受术者肩背及上、下肢穴位，以疏通病变部位的血脉。注意刮板与皮肤成45°。在刮痧部位反复刮拭，直至刮拭出痧痕为止，力度以患者感觉舒适为准。

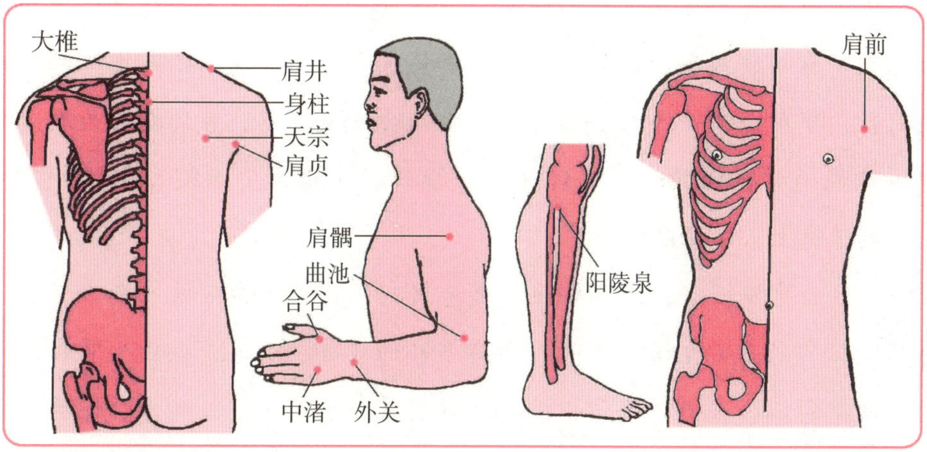

拔罐疗法

取穴 肩前、肩髃、肩贞、天宗。

操作方法 刺络罐法，以上各穴任选三个，用三棱针点刺出血后以闪火法拔罐，留罐5～10分钟，以局部皮肤出痧或潮红为度。隔日1次。

温馨提示

进行肩关节功能锻炼，防止粘连。注意颈肩部保暖，勿提拿重物，避免新的损伤。

坐骨神经痛

坐骨神经痛是指在坐骨神经走行径路及其分布区内发生的疼痛，为常见的周围神经疾病。本病多见于青壮年，男性较多，临床可分为原发性和继发性两类。本病多为一侧腰腿部阵发性或持续性疼痛，其主要症状是臀部、大腿后侧、小腿后外侧及足部发生放射性、烧灼样或针刺样疼痛，行走时加重，直腿抬高试验阳性，跟腱反射减弱。

坐骨神经痛一般多发生在中老年男子中，以单侧较多。起病比较急，会感到下背部酸痛和腰部僵直感，或者说在发病前数周，以及走路和运动的时候，下肢会有一个短暂的疼痛，之后会慢慢加重，直到发展为剧烈疼痛。疼痛通常会由腰部、臀部开始，慢慢向下沿大腿后侧、小腿外侧扩散，到了晚上，疼痛更加严重。

预防坐骨神经痛，一定要注意避免风寒的侵袭，特别是在冬季，要做好保暖工作。日常生活，有的人会有不良的坐姿，这也是导致坐骨神经痛的因素。所以，在日常生活中就要注意保持正确的坐姿。另外，还要懂得劳逸结合，这样也可以很好地预防坐骨神经痛。对于那些长期在办公室工作的人来说，预防坐骨神经痛要特别注意适当的起身活动，多运动为主。

坐骨神经痛在中医里属“筋痹”的范围。中医学认为，肝肾阴虚、气血不足就是内在的病因，风邪侵袭则是外在的病因。肝肾不足、经络闭阻便会发而为痛。刺激相关穴位，可以起到养护肝肾、利湿壮筋、通经活络、活血化瘀，解除神经根的压迫，缓解疼痛的作用。

刮痧疗法

取穴 背腰部：肝俞、肾俞、命门、关元俞、中髎、秩边；下肢部：环跳、风市、委中、承山、阿是穴。

操作方法 施术者持握刮痧板，按由上而下或由内而外的顺序，刮拭受术者腰骶部下肢穴位，以疏通病变部位的血脉。注意刮板与皮肤成45°。在刮痧部位反复刮拭，直至刮拭出痧痕为止，力度以患者感觉舒适为准。

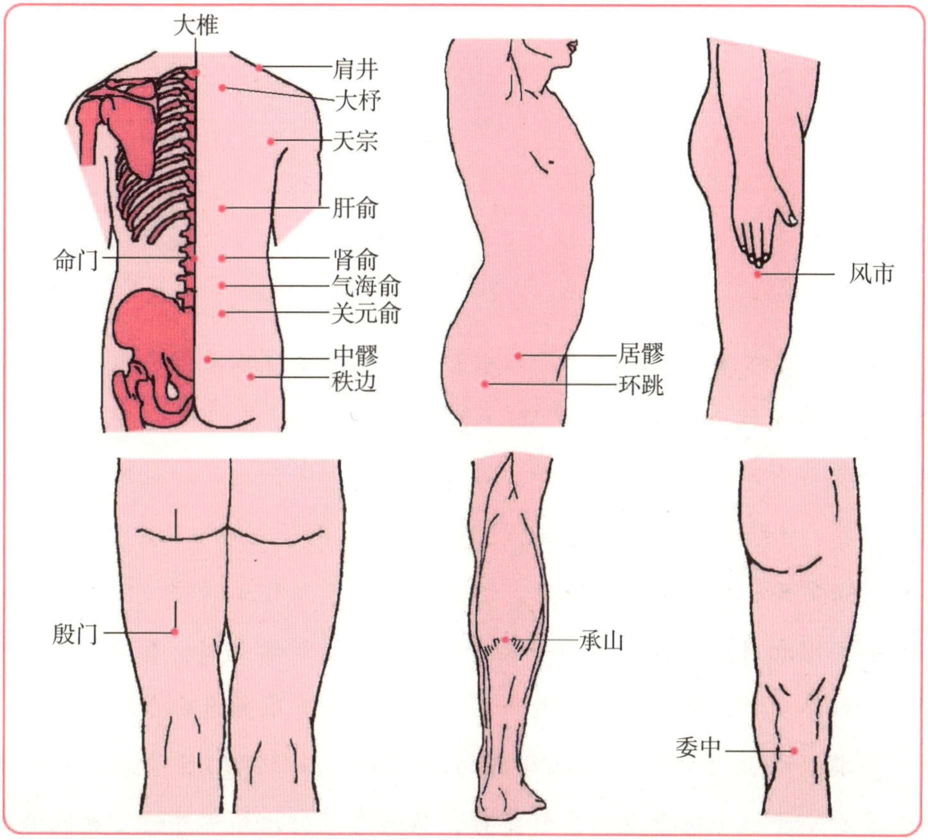

拔罐疗法

取穴 气海俞、环跳、殷门、关元俞、秩边、居髎穴。

操作方法 在下肢疼痛分布区域内寻找压痛敏感点，在此点处施用煮药罐法或毫针罐法、皮肤针罐法，并可在健侧下肢与患侧痛点相对应处施针，留罐、留针10分钟，一般治疗1次即可见效。也可取下肢穴位，施以刺络罐法，先用三棱针在穴位上点刺，然后用闪火法将罐具吸拔在穴位上，留罐10～15分钟，每日1次。

温馨提示

注意劳动强度，改正不良劳动姿势，长期弯腰或腰部负重的工种可用腰围护腰。注意保暖与休息，改善居室条件，保持环境通风、干燥。适当进行体育锻炼，以增强体质。

颈椎病

颈椎病又称颈椎综合征，是颈椎骨关节炎、增生性颈椎炎、颈神经根综合征、颈椎间盘脱出症的总称，是一种以退行性病理改变为基础的疾病。主要由于颈椎长期劳损、骨质增生，或椎间盘脱出、韧带增厚，致使颈椎脊髓、神经根或椎动脉受压，出现一系列功能障碍的临床综合征。

颈椎病通常在老年人中发生，这是由于老年人气血渐亏，阳气渐衰，风寒湿邪因此乘虚而入，结果导致阻滞经脉，引发颈椎病。有的是由于跌损伤，经络受损，最后出现了淤血内停而导致的；有的是由于积劳成疾，肝肾亏损，导致了痰凝血淤而形成的颈椎病。颈椎病的预防保健非常重要，要特别重视保持颈部的良好姿势，从而有效防止颈部外伤，也能够很好地避免颈部过度疲劳。

颈椎病的症状非常复杂，因而在诊断上也非常棘手。发病年龄通常都是40岁以上，年轻人很少见。起病缓慢，在开始的时候不容易发现，仅是颈部的稍微不适，而有的则会表现为“落枕”，等到过了一段时间后，就逐渐表现出了上肢放射痛的慢慢出现。上颈椎的病变可能会导致枕后部痛、头昏、耳鸣、恶心、听力障碍、视力障碍等病症的发生。中颈椎的骨赘甚至能够产生颈3～5根性疼痛及颈后肌、椎旁肌萎缩，膈肌也会受累。

下颈椎的病变则可能会产生颈后、上背、肩胛区及胸前区的疼痛。

枕头是用来维持头颈正常位置的一个工具。这个工具对于颈椎病的治疗非常有用。好的枕头可以保证颈椎外在的肌肉平衡，同时也能够保持椎管内的生理解剖状态。所以，一个合适的枕头非常重要，质地柔软，透气性好，主要是以中间低，两端高的元宝形为佳。这是因为，这样的形状能够维持颈椎的生理曲度，还可以对颈部起到一个固定的作用，对颈椎病的预防也有好处。

刮痧疗法

取穴 天柱、风池、大抒、天宗、肩井、大椎、膈俞、肾俞、合谷、曲池、列缺等穴位。

操作方法 刮拭天柱、风池、大抒、天宗、肩井、大椎、膈俞、肾俞穴，直至出现痧痕为止。刮拭合谷、曲池、列缺，以出现痧痕为宜。

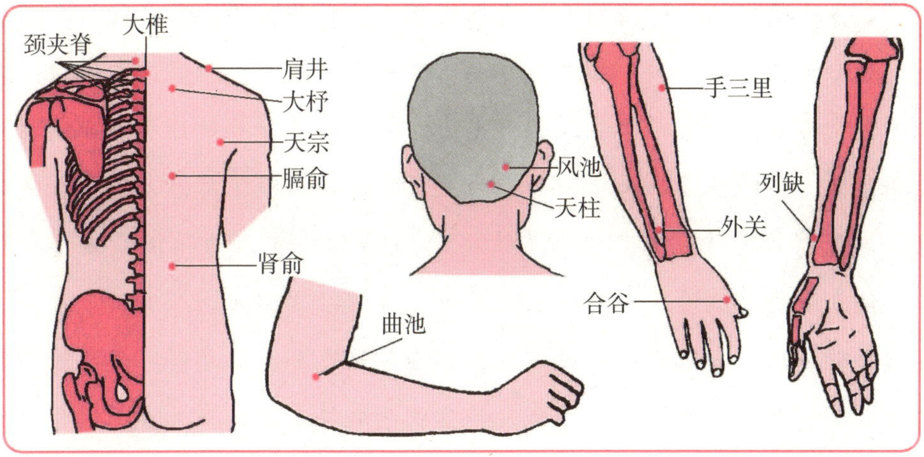

拔罐疗法

取穴 颈夹脊、阿是穴、大椎、肩井、天宗、曲池、手三里、外关。

操作方法 患者取坐位或俯卧位，颈痛拔颈夹脊、大椎、阿是穴，肩背痛加拔肩井、天宗，上肢麻痛加拔曲池、手三里、外关，留罐10～15分钟。每日1次，10次为1个疗程。

温馨提示

治疗期间，应注意休息，并适当运动，加强颈椎的承受力。工作、学习持续时间不宜过长，注意正确姿势，枕头软硬适中，注意颈肩部保暖。减少颈部过度屈曲活动（如长期伏案工作），坚持颈部和肢体功能锻炼。

痔 疮

痔疮又称痔，是肛门直肠下端和肛管皮下的静脉丛发生扩张所形成的一个或多个柔软的静脉团的一种慢性疾病。这种静脉团俗称痔核。按其生成部位分为内痔、外痔、混合痔3种，中医一般通称为痔疮。多因湿热内积、久坐久立、饮食辛辣、或临产用力、大便秘结等导致浊气瘀血流注肛门而患病。内痔的临床特征以便血为主；外痔则以坠胀疼痛、有异物感为主。在患痔过程中，皆因大便燥结，擦破痔核，或用力排便，或负重屏气，使血液瘀注肛门，引起便血或血栓。痔核经常出血，血液日渐亏损，可以导致血虚。如因痔核黏膜破损，感染湿热毒邪，则局部可发生肿痛。痔核日渐增大，堵塞肛门，在排便时可脱于肛外。患痔日久者，因年老体弱，肛门松弛，气虚不能升提，痔核尤易脱出，且不易自行回复。

痔疮主要发生在成年人中，经常因为有痔疮而无法进行劳动。发生痔疮的原因非常复杂，比如习惯性便秘、妊娠和盆腔肿物、年老久病、体弱消瘦、长期站立或久坐、运动不足、劳累过度、过食辛辣、冬季缺乏蔬菜、肠道慢性炎症等都会导致痔疮的发生。其中，不良饮食习惯可以说是引发持续便秘及造成痔患的主要原因，同时也是由于用力排便最终导致了腹压增加所造成的团块。

久站或久坐以及经常负重远行的情况，会影响到人的静脉回流，这样就会导致盆腔内血流缓慢及腹内脏器充血，最终导致了痔静脉过度充盈，静脉壁张力下降等，很容易导致血管瘀血扩张。另外，又因为运动不足，肠蠕动减少，所以导致了粪便下行迟缓，以及习惯性便秘，能够压迫和刺激静脉，使局部充血和血液回流障碍，最终导致了痔静脉内压力的升高，静脉壁抵抗力的降低。通常来说，肛门部受冷、受热、便秘、腹泻、过量饮酒和多吃辛辣食物，都是会刺激肛门和直肠的，这样会让痔静脉丛充血，影响到静脉血液的回流，最后导致了静脉壁抵抗力的下降。

痔疮的发病率是非常高的，痔疮患者经过手术治疗，以及其他疗法治疗之后的复发率是非常高的。这主要是由于治疗不彻底，以及不注意预防痔疮的发生而导致的。

刮痧疗法

取穴 头部：百会；背腰骶部：膈俞、肾俞、关元俞、次髎、长强；下肢部：承山、足三里、丰隆。

操作方法 先点按头部百会，再用泻法重刮腰骶部穴位，然后以补法刮拭足三里。根据虚实证型的不同，选择不同的穴位及手法。

拔罐疗法

取穴 大肠俞、气海俞、秩边、会阳、二白。

操作方法 先在主穴拔罐，留罐15～20分钟；然后针刺二白。得气后留针10分钟。每日或隔日1次，5次为1个疗程，一般3～7次即见效或痊愈。

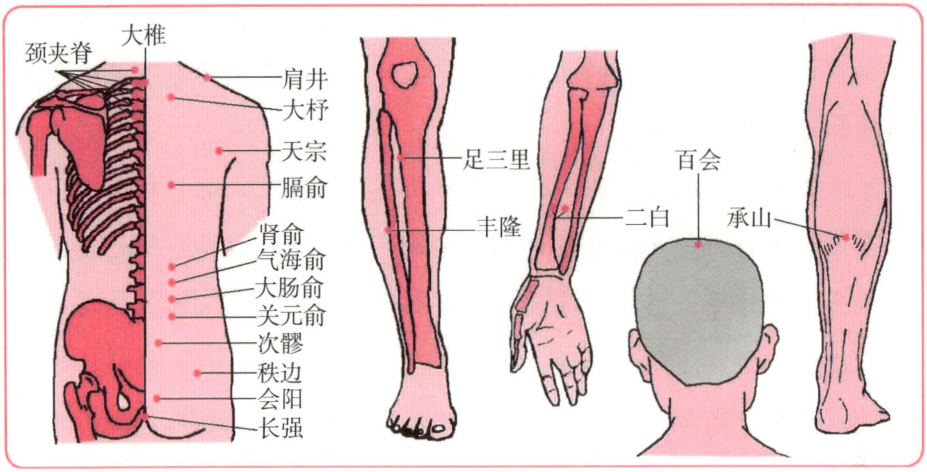

温馨提示

少食辛辣等刺激性食物，多食新鲜蔬菜。养成定时大便的习惯，以保持通利，防止便秘。加强肛提肌功能锻炼。

腰椎间盘突出症

腰椎间盘突出是西医的诊断病名。中医学典籍中无腰椎间盘突出症之名，根据该病的临床表现，可归于“腰痛”“腰腿痛”“痹症”等范畴。腰椎间盘突出症是一个多发病、常见病，它主要因腰椎间盘劳损变性、纤维环破裂或髓核脱出等刺激或压迫脊神经、脊髓等引起的一系列症状群。

日常生活中，有一些人通常会有腰部用力不当、过度用力的情况发生，这就会导致腰腿痛。比如说，长期从事弯腰工作的煤矿工人和建筑工人，他们需要长时间弯腰提举重物。这样日积月累，腰腿就会出现毛病。

腰椎间盘突出症的基本因素可以说是椎间盘的退变。然而，也会由于某些诱发因素导致了椎间隙压力增高，最后出现了髓核突出。很多人认为，身材过高会非常容易出现腰突症。腰椎间盘突出男性的发病率是女性的5倍。在临床上约有1/3的患者在发病前都有非常明显的增加腹压的因素，比如说，剧烈的咳嗽、喷嚏、用力排便等。人的腹压增高，就会破坏椎节与椎管之间的平衡状态。人在完成不同的工作的时候，需要不断地进行更换不同的体位，这样来缓解腰部的压力，假如长时间处于一种体位不变，那么就很容易发生局部的累积性损伤。尤其是长期处于不良姿势，更会导致疾病的发生。重体力劳动者的发病率是最高的，而白领劳动者的发病率是最低的。汽车驾驶员，由于长期处于颠簸和振动的状态，其椎间盘承受的压力很大，而且反复变化，也非常容易造成腰椎间盘突出。

刮痧疗法

取穴 腰部：肾俞、命门、环跳、腰俞；下肢部：风市、阳陵泉、承扶、委中、承山、悬钟。

操作方法 施术者持握刮痧板，按由上而下或由内而外的顺序，刮拭受术者腰骶部及下肢穴位。注意刮板与皮肤成45°。在刮痧部位反复刮拭，直至刮拭出痧痕为止，力度以患者感觉舒适为准。

拔罐疗法

取穴 足太阳膀胱经腰骶部第一侧线。

操作方法 在腰骶部足太阳膀胱经第一侧线均匀涂以液状石蜡或冬青膏，用闪火法将罐扣在相应部位，顺势旋转推动罐具，以每秒2～3厘米的速度移动至腰骶部八髎穴，然后旋转推动罐具到另一侧，周而复始，直至皮肤出现痧点为止。每2～3日1次。

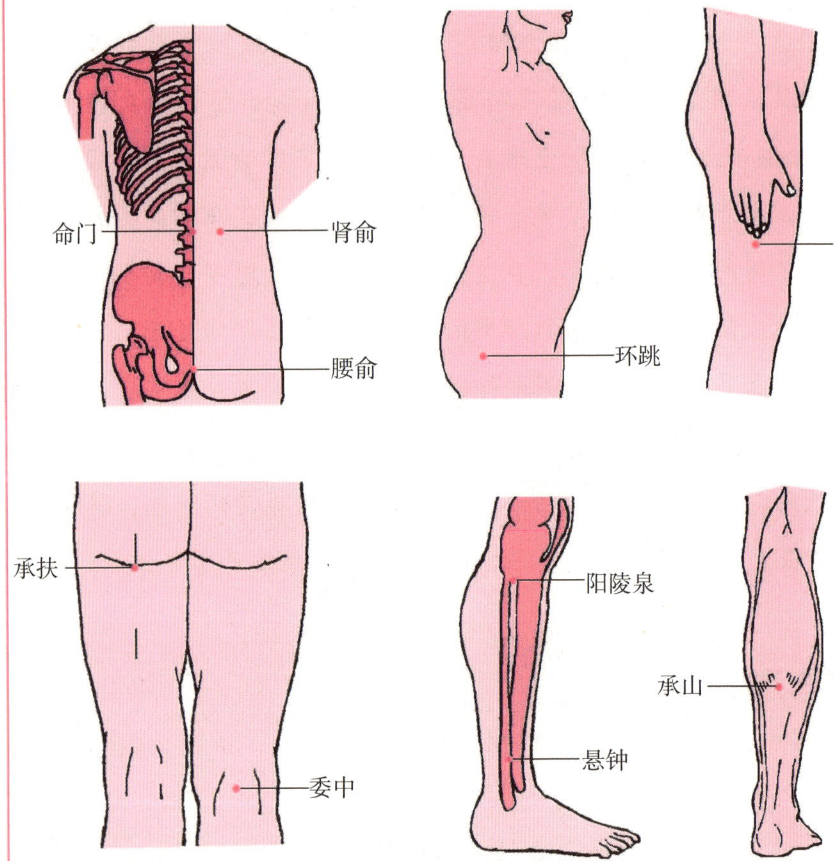

温馨提示

急性期应以卧床休息为主，以减少椎间盘所承受的压力，有利于纤维环修复。配合辨证用药，并适当进行屈髋屈膝、伸展下肢和腰背肌功能锻炼。动静结合能提高疗效，缩短疗程。在临床症状解除后，仍应注意合理的生活规律和正确的劳动姿势，以防止复发。

急性腰扭伤

急性腰扭伤是一种常见的软组织损伤。常因姿势不正、用力不当或外力撞击过猛所致。腰肌扭伤后一侧或两侧立即发生疼痛，有的可以在受伤后半天或隔夜才出现疼痛。症状见腰部活动受限，静止时疼痛稍轻，活动或咳嗽时疼痛较甚等。检查时局部肌肉紧张、压痛及牵引痛明显，无瘀肿现象（外力撞击者除外）。

大部分的突然损伤都非常严重，因此，患者局部疼痛也非常剧烈，而且会随着局部活动、振动越来越加重，平卧后会适当减轻。其痛点一般是固定的，同肌肉撕裂的部位是一致的。压痛点明显、局限，有的时候能够从此痛点逐渐向大腿后部放射，而且，在腹压增加的情况下逐渐加剧。传导叩痛一般都是阴性，同时和下肢抬举没有非常明显的关系。局部封闭后疼痛能够快速缓解。

腰背部的活动由于能够损伤组织的接应力增加，最终会导致疼痛加剧，特别是以向健侧的侧弯、旋转及前屈更严重。向患侧弯曲的时候，由于能够使损伤组织放松，所以，能够做小范围的活动。

受损肌肉由于疼痛问题才会发生其他反射性的痉挛，用手触摸可以摸到条索状，通常比较明显。腰扭伤如果不及时治疗的话，这种症状就会长时间的存在，慢慢地演变成了慢性腰痛。通过刺激穴位能够有效起到舒筋活络、活血止痛的效果，对于治疗急性腰扭伤有非常好的效果。

刮痧疗法

取穴 腰阳关、腰俞，健侧肢体部位。

操作方法 用面刮法刮拭背部腰阳关穴至腰俞穴。用面刮法刮拭与扭伤处相对应的健侧肢体部位。

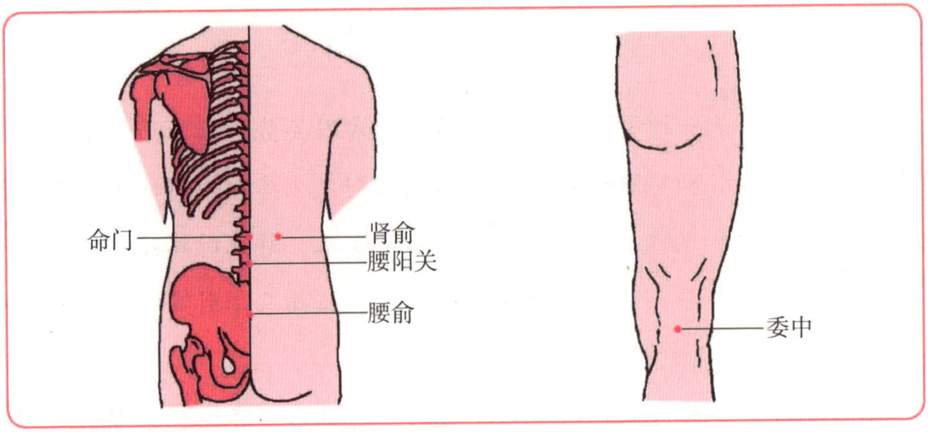

拔罐疗法

取穴 命门、肾俞、腰阳关、委中、阿是穴。

操作方法 取上穴及腰部压痛点，施以刺络罐法，先用三棱针在穴位上点刺，然后用闪火法将罐具吸拔在穴位上，留罐5～10分钟，每日或隔日1次，或取腰痛点与腹部相对应点，先用毫针在腰部行针，得气后出针，然后在腰痛部进行走罐，此方法对急性腰痛有特殊效果，大多1次即可治愈，还可用于急性腰椎间盘脱出症，其疗效相同。

温馨提示

掌握正确的劳动姿势，如拉、抬重物时要尽量让胸、腰部挺直，髋膝部屈曲，起身应以下肢用力为主，站稳后再迈步，搬、提重物时，应取半蹲位，使物体尽量贴近身体。可以常喝狗骨汤、吃醋煮雄鸡等类似补益汤菜。

六

常见儿科病刮痧拔罐疗法

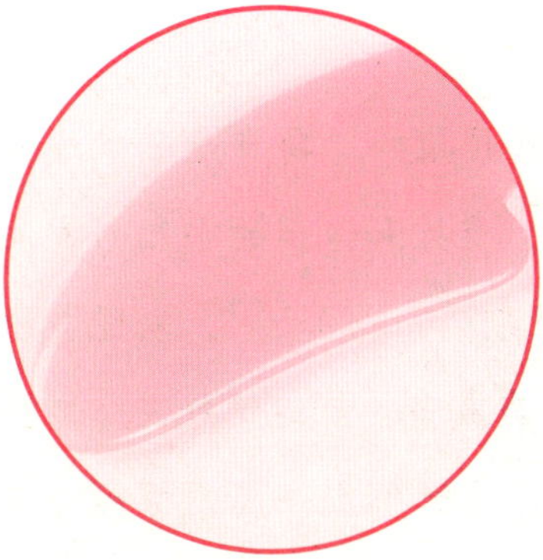

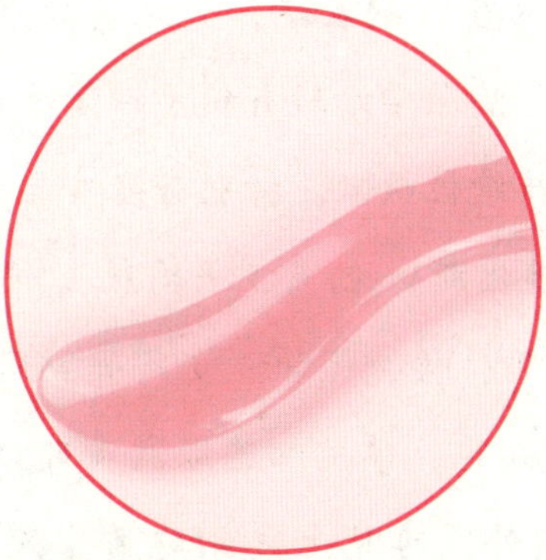

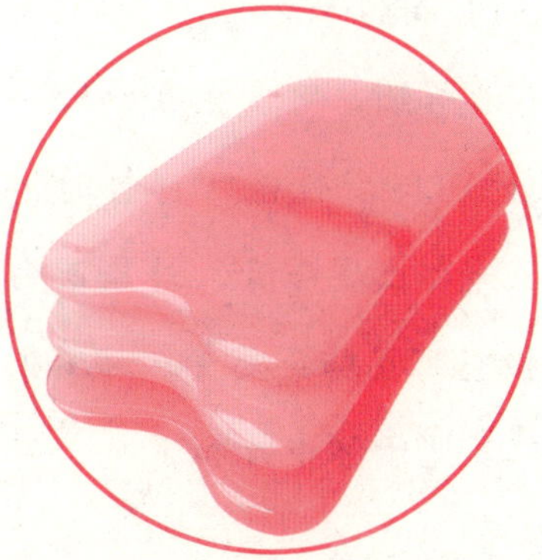

小儿百日咳

小儿百日咳是百日咳杆菌所致的小儿呼吸道传染病。特点是咳嗽逐渐加重，阵发性痉挛性咳嗽时可听到鸟啼样吼声，重症和体弱的小儿易发生肺炎及脑部并发症。百日咳一般分为3期：前驱期（7～10天），表现与感冒相似；痉挛性咳嗽期（2个月左右），患儿咳声成串，可连续短促咳嗽10余声以至数十声，咳时常涕泪交流，面红耳赤，身体缩成一团，咳后伴有一种特殊的高调鸡鸣样回声，每日痉咳发作次数至数十次，以晚间为多；恢复期（2～3周），痉咳逐渐减少直至消失。

根据接触史及典型的痉咳期表现，如无典型痉咳者可结合典型血象改变，均可做出临床诊断，病原学诊断有赖于细菌培养和特异的血清学检查，对各年龄组不明原因的持续性咳嗽，特别有痉咳症状者，均需考虑本病的可能，做进一步的检测。潜伏期3～21天，平均7～10天，典型临床经过分3期。

百日咳杆菌侵犯鼻咽、喉、气管、支气管黏膜，可见黏膜充血，上皮细胞的基底部有多核白细胞，单核细胞浸润及部分细胞坏死。支气管及肺泡周围间质除炎症浸润外，可见上皮细胞质空泡形成，甚至核膜破裂溶解、坏死、脱落，但极少波及肺泡。若分泌物阻塞可引起肺不张，支气管扩张，有继发感染者，易发生支气管肺炎，有时可有间质性肺炎；若发生百日咳脑病，镜检或肉眼可见脑组织充血水肿、点状出血、皮质萎缩、神经细胞变性、脑水肿等改变，此时常可见到肝脏脂肪浸润等变化。

支气管肺炎为最常见的并发症，多为继发感染所致，可发生在病程中任何时期，但以痉咳期多见，发生支气管肺炎时，阵发性痉咳可暂时消失，而体温突然升高，呼吸浅而快，口唇发绀，肺部出现啰音，外周血白细胞升高，以中性粒细胞升高为主，X射线胸部检查可见肺炎病变。肺不张是由支气管或细支气管被黏稠分泌物部分堵塞，多见于肺中叶和下叶，可能与中叶分泌物引流不畅有关。

刮痧疗法

取穴 主穴为大椎、大抒、风门、肺俞、膏肓、身柱。配穴为尺泽、列缺、太渊、丰隆、足三里。

操作方法 中等强度刮拭以上各经穴3～5分钟。

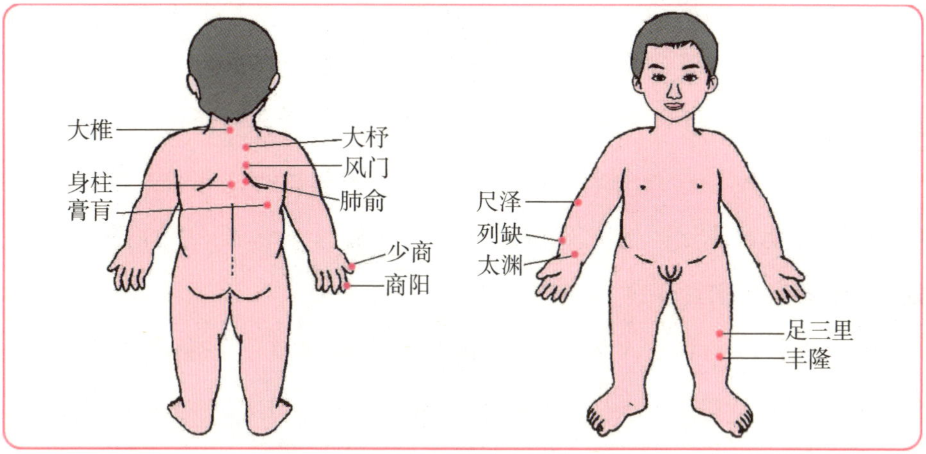

拔罐疗法

取穴 身柱、商阳、少商。

操作方法 穴位经常规消毒后，用三棱针点刺（婴幼儿用5分毫针代替）以见血为度。身柱穴点刺，然后选用大小适宜的火罐点燃95%乙醇棉球，速投罐中，待火旺时将罐扣在点刺穴位上，留罐1分钟。起罐后以75%乙醇棉球轻按其针孔，每日1次，身柱穴每日点刺、拔罐，少商、商阳左右轮流选用，5天为1个疗程。

温馨提示

在流行季节，若有前驱症状应及早用抗生素治疗。由于百日咳杆菌对外界抵抗力较弱，不需要消毒处理，但应保持室内通风，衣物在阳光下曝晒，对痰液及口鼻分泌物则应进行消毒处理。

小儿腹泻

婴幼儿腹泻是一种胃肠功能紊乱综合征。根据病因不同可分为感染性和非感染性两大类。2岁以下婴儿，消化功能尚不成熟，抵抗疾病的能力差，尤其容易发生腹泻。夏秋季节是病菌多发期，多种细菌、病毒、真菌或原虫可随食物或通过污染的手、玩具、用品等进入消化道，很容易引起肠道感染性腹泻。表现为每日排便5～10次，大便稀薄，呈黄色或黄绿色稀水样，似蛋花汤，或夹杂未消化食物，或含少量黏液，有酸臭味，偶有呕吐或溢乳、食欲减退。患儿体温正常偶或有低热，重者血压下降，心音，低钝，可发生休克或昏迷。

婴幼儿时期，通常胃酸及消化酶的分泌量不足，而消化酶的活性太低，神经系统对胃肠道调节功能也非常差，并不能尽快适应食物的质和量，并且生长发育也比较快，营养物质的需要也较多，这个时候胃肠道的负担较大，消化功能会长时间处于紧张状态，如此一来，就很容易发生消化功能紊乱。

婴幼儿的免疫功能还不是很成熟，血液中的免疫球蛋白及胃肠道都非常低，胃肠屏障功能也比较弱，胃酸分泌量较少，胃肠排空较快，因此，对于感染因素的防御功能也就非常差。除此之外，新生儿出生后还没有建立非常完善的肠道正常菌群。因此，对于侵入肠道的病原微生物的抵抗能力是非常弱的，通过人工喂养的食物中基本上是缺乏母乳中含有的大量免疫物质，而且，食物具有的污染机会也常多，肠道感染的发生率要高很多。

腹泻患者脾虚湿胜，蕴而生热，故过食甘腻之品，最容易“闭门留寇”，留湿生热，加重泄泻，可选用米粥服食。饮食上不宜生冷。如果饮食生冷，会损伤中焦，导致腹泻。即使是在炎热的夏季，也要注意热食热饮。热粥对幼儿有益，不要怕麻烦而不愿意去做。米粥最易消化，而且通利小便，古有“利不便，实大便”之说。因此，多给幼儿服食米粥有助于腹泻的康复。另外，要控制饮食，减轻幼儿的胃肠负担。轻度腹泻，呕吐频繁者可先禁食数小时，再喂米汤，或母乳，逐渐恢复正常喂养。腹泻较重，要补充糖、盐、开水，防止脱水及电解质失衡。

刮痧疗法

取穴 背腰部：大椎、脾俞、肾俞；腹部：中脘、建里、气海、章门；上肢部：合谷；下肢部：足三里、内庭。

操作方法 施术者持握刮痧板，按由上而下或由内而外的顺序，刮拭受术者上述穴位，注意刮板与皮肤成45°。由于婴幼儿的皮肤较嫩，刮拭时手法应轻柔。

拔罐疗法

取穴 脾俞、胃俞、大肠俞、足三里、天枢、中脘。

操作方法 患儿取俯卧位，选择适当大小的火罐，用闪火法轻轻将其吸拔于脾俞、胃俞、大肠俞，留罐5～10分钟，至皮肤出现红色瘀血现象时起罐。改变体位后，用同样的方法在足三里、天枢、中脘拔罐。隔日1次，6次为1个疗程。

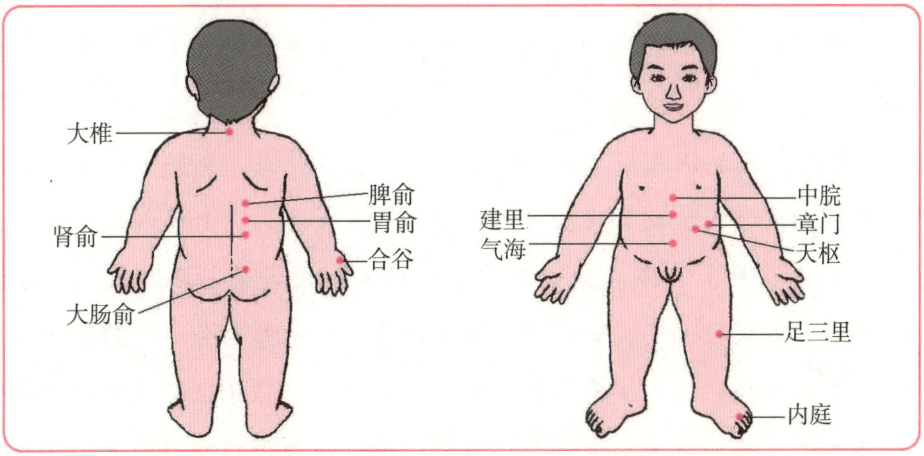

温馨提示

喂养时不要过冷、过热，量不要过多、过少，以避免消化酶分泌不足，增加消化道负担，而诱发腹泻。患儿应忌食生、冷、辛、辣食物，少食肥甘厚味。多做户外活动，加强体育锻炼。

小儿肺炎

小儿肺炎是指肺泡发炎，主要因感染病毒、病原体、细菌、真菌等引起。本病分为大叶性、小叶性、间质性、病原体性、非典型性、中毒性等多种形式，由分泌凝固性的渗出物充堵在肺胞内及气管内的一种严重疾病。

它是由病原体侵入机体，尤以细菌感染如肺炎球菌、金黄色葡萄球菌、军团菌、真菌、克雷伯肺炎杆菌等最为常见，是细菌或过滤性病毒所引起的。发病之初，伴有轻微的感冒现象，几小时后，高热、呼吸急促、咳嗽、面红、胸痛或咳出脓状铁锈色浓痰，小儿时有痉挛发生。病重者神态模糊、嗜睡、谵妄、下痢、蛋白尿、烦躁不安等。该病来如闪电，去得也快，很容易引发肋膜炎、心囊炎、肺坏痈等，甚至导致生命危险，患者千万不能忽视。

产前的胎儿生活在布满羊水的子宫里，发生缺氧（如脐带绕颈、胎心改变、胎动异常），就会发生呼吸运动而吸入羊水，引起吸入性肺炎；如早破水、产程延长，或在分娩过程中，吸入细菌污染的羊水或产道分泌物，易引起细菌性肺炎；如羊水被胎粪污染，吸入肺内会引起胎粪吸入性肺炎；如孩子接触的人中有带菌者（比如感冒），孩子很轻易受到传染引起肺炎，新生儿因败血症或脐炎、肠炎，通过血液循环感染肺炎，这种感染可以由细菌引起，日龄稍大一点的新生儿，肺炎也可由病毒及其他微生物引起。

在饮食上要吃易消化、高热量和富有维生素的食物，以软的食物最好，有利于消化道的吸收。咳嗽时要拍拍孩子的背部，有利于痰液的排出，拍背时从下往上拍，房间内不要太干燥，孩子要适当地饮水，以稀释痰液，有利于痰的排出。

预防上呼吸道感染，注意加强锻炼，可根据年龄选择适当的锻炼方法。户外活动时，注意适当增加衣服。社会上感冒流行时，不要带孩子到公共场所去。家里有人患感冒时，不要与孩子接触。

坚持锻炼身体，增强抗病能力，同时注意气候的变化，随时给小儿增减衣服，防止伤风感冒。合理喂养，防止营养不良。教育小儿养成良好的卫生习惯，不随地吐痰，让婴幼儿多晒太阳。不断地增强婴幼儿的抗病能力是预防该病的关键。

刮痧疗法

取穴 身柱、肺俞、肩井、孔最、太渊、曲池、手三里、膻中、丰隆。

操作方法 患儿坐卧位，在穴位上施以活血剂用刮痧板抹均匀后，以刮痧手法中的泻法为主反复刮拭10分钟，背部、四肝由上而下，换部曲内向外，轻则出现潮红，重则出现茶红色痧斑点，每日或隔日1次，穴位可交替使用。

拔罐疗法

取穴 大椎、风门、肺俞、尺泽。

操作方法 刺络罐法，患儿取俯卧位，常规消毒穴位皮肤后，先用三棱针在穴位上点刺，然后用闪火法将罐吸拔在点刺的穴位上，留罐3～5分钟。每日1次，10次为1个疗程。

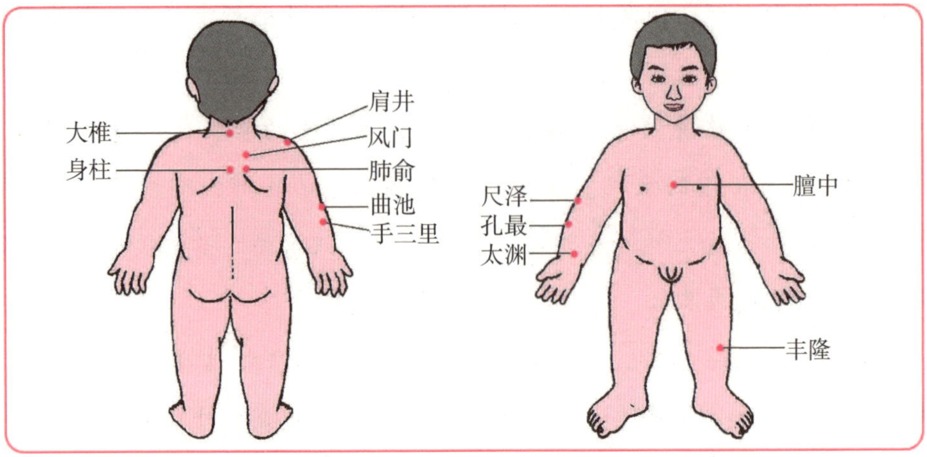

温馨提示

治疗期间患儿应充分休息，增加营养，食物宜清淡、易消化，多饮水，保暖防寒，避免感冒。小儿肺炎不可轻视，急性发作期必须送医院治疗，用抗生素消炎。待病情稳定后用拔罐疗法，以减轻症状，促进康复。

小儿厌食

小儿厌食一般是指1～6岁的儿童长期见食不思、胃口不开、食欲不振，甚则拒食的一种病症。该病主要是由于饮食喂养不当，损伤肠胃功能而引起的。厌食患儿一般精神状态均较正常，若病程过长，就会出现面黄倦怠、形体消瘦等症状，但与疳症的脾气急躁、精神萎靡等一系列症状有所区别。

有一部分药物的副作用会导致消化道变态反应，尤其是引起恶心、呕吐等，比如说红霉素、氯霉素、磺胺类药物以及氨茶碱等药物都会导致食欲不振、厌食的情况发生。维生素A或维生素D的中毒通常会表现出厌食的症状，一些抗癌药物更容易引起厌食的病症。身体缺乏某种微量元素会导致内分泌素不足，也是非常有可能引起厌食的。比如说，缺锌就会有厌食的症状；有一些内分泌素，比如说甲状腺功能低下、肾上腺皮质激素相对不足也会导致厌食的发生。

通过合理的喂养，可以养成一个良好的饮食习惯。4个月以内的婴儿最好是食用纯母乳。相关研究表明，纯母乳喂养可以减少小儿厌食。按一般的顺序来看，要合理添加辅食，不要太急躁。小儿饮食，实际上是以主副食为主的，所以不要乱加其他的“营养食品”。同时，也不要乱用补药和补品，要耐心地讲解不同食品的味道以及营养价值。另外，要特别注意定时、按顿进食，在饭前不要吃零食，这是由于血糖升高会影响食欲。家长要特别注意经常变换饮食的品种，这个时候不要千篇一律，最好能够荤素搭配。动物食品的含锌量比较多，一定要在膳食中保持一个合理的比例。

刮痧疗法

取穴 大椎、悬枢、脾俞、三焦俞、中脘、气海、天枢、章门、四缝、足三里、公孙。

操作方法 用面刮法从上向下刮拭小儿背部大椎穴至悬枢穴，脾俞穴至三焦俞穴；用面刮法从上向下刮拭小儿腹部任脉中脘穴至气海穴，胃经双侧天枢穴，肝经双侧章门穴；用垂直按揉小儿双侧奇穴、四缝穴；用平面按揉法按揉小儿下肢双侧足三里穴、足内侧公孙穴。每天刮拭1次，每次10～15分钟。

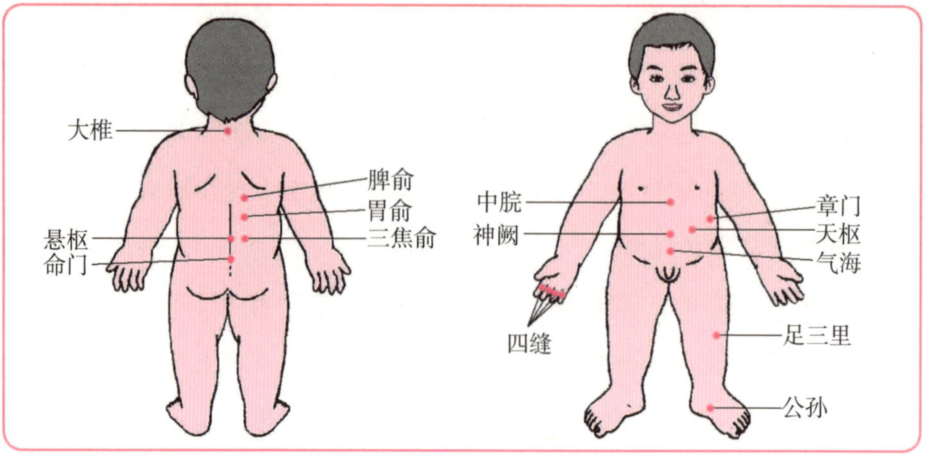

拔罐疗法

取穴 脾俞、胃俞、命门、神阙、四缝。

操作方法 患儿取俯卧位，选择合适口径的玻璃火罐，以闪火法吸拔于双侧脾俞、胃俞、命门上，留罐5～10分钟。起罐后，患儿取仰卧位，在神阙拔罐，然后以三棱针点刺四缝，以挤出少量白色黏液或血液为度。每日或隔日1次，治疗期间，嘱家长不给予零食。

温馨提示

调节饮食，是预防和治疗小儿厌食症的重要措施。定时进食，禁止吃零食，饮食要有规律。注意饮食卫生，防止挑食，纠正偏食。

小儿遗尿

小儿遗尿是指3周岁以上的儿童，膀胱的排尿功能已能由大脑皮质控制，却在睡眠中经常小便自遗，醒后方知的一种病症。本病发病与精神因素、大脑发育不全、脊柱裂、蛲虫病等有关。多见于10岁以下的儿童，男孩多于女孩。病程久者精神敏感紧张，日间尿频，面色苍白或萎黄，全身乏力。

据报道，原发性遗尿的人群占了大多数，在这之中，特别是夜间遗尿是最为常见的，主要以男孩多见，夜间遗尿的人约有50%会每晚都尿床，严重的话，甚至每晚会遗尿3次以上。由于白天过度的活动、兴奋，使身体疲劳，往往遗尿的次数会增加，在白天遗尿非常少见。另外，遗尿患儿经常会伴有夜惊、梦游以及多动的行为障碍。

遗尿症的流行病学研究发现，早产的儿童通常会在日间遗尿。这些早产儿，不仅仅有遗尿的问题，而且还有伴随其他症状，比如说注意缺陷多动障碍，有学者提示这可能是轻微神经损伤造成的缘故。

遗尿儿童的父母通常会发现他们的子女具有睡眠过深和难以唤醒的现象。实际上，夜间遗尿同睡眠的深度是没有关系的，遗尿能够发生在睡眠的任何阶段，其主要的问题就是，当膀胱充盈的时候，患儿无法从睡眠中觉醒。

强烈的应激因素也会导致儿童遗尿的发生，比如说幼儿时期的不良遭遇（父母离异、死亡、儿童与父母突然分离、因病住院或意外事故）、初入学不适应新的学习环境等都会引发儿童在控制排尿的关键时期由于心理紧张而出现遗尿的症状。遗尿症儿童也经常会出现多种行为问题及情绪问题，比如说多动、抽动、不合群、害羞、脾气古怪等。通过刺激一定的穴位，对小儿遗尿症有非常好的治疗效果。

刮痧疗法

取穴 百会，脾俞、肾俞、膀胱俞、次髎、气海、关元、中极、尺泽、神门、足三里、三阴交、太溪。

操作方法 刮拭头部百会穴时应以点揉为主。施术者持握刮痧板，按由上而下或由内而外的顺序，刮拭受术者腰背部及四肢穴位，注意刮板与皮肤成45°。

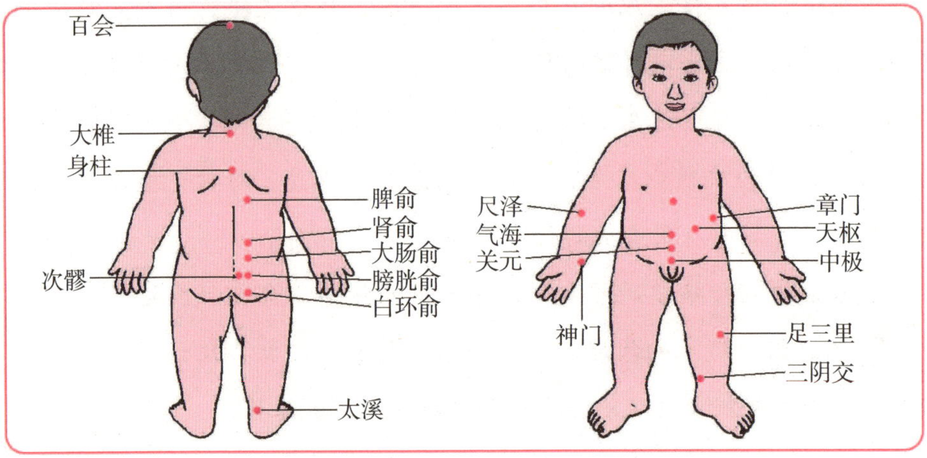

拔罐疗法

取穴 大椎、肾俞、膀胱俞、中极、身柱、白环俞、大肠俞。

操作方法 用闪火法拔罐，留罐10～15分钟。每日1次，5次为1个疗程，一般2～3次即可见效，1个疗程可痊愈。

温馨提示

夜间家长定时叫醒患儿起床排尿，有助于提高疗效。注意临睡前少饮水，并排空小便。家长要消除孩子的紧张和恐惧心理，不要因尿床而打骂孩子。

小儿夜啼

夜哭是指婴儿白日嬉笑如常而能入睡，入夜则啼哭不安，或每夜定时啼哭，甚至通宵达旦，少则数日，多则经月，故又称夜啼。其原因有多种，如腹部受寒、过食炙烤之物、暴受惊恐、体质较弱及父母体质素虚等。有的因营养过多、运动不足，有的因怕黑；而处在兴奋状态的小孩，也会常常夜啼，尤其是有神经质或腺病质的小孩，更有夜哭不停的情形发生。

能够引起小儿夜啼的主要原因就是脾寒、心热及惊恐。通常来说，孕母素体虚寒，所以胎儿生后禀赋不足，有的乳母恣食生冷，所以就用冷乳喂儿，或由于调护失慎，使得腹部中寒，这些都会使脾寒内生。在夜晚，寒邪凝滞，人体的气机不通，所以，到了夜晚腹痛而啼。小儿胎热内蕴，或者说乳母及乳儿过食香燥炙烤之物，都会使小儿心经热盛，心烦不安而导致夜啼。

实际上，预防小儿夜啼就应该从孕期做起，孕妇要特别注意饮食清淡，保持营养均衡，不要食用寒凉、燥热的食品。在哺乳期间，最好可以注意保养，少吃辛辣、肥腻的食物。

另外，要特别注意养成早睡早起的良好作息规律，可以按时睡觉。在宝宝入睡前0.5～1小时，就应该让宝宝安静下来，在睡前最好不要玩得太过兴奋，同时，也不要过分逗弄宝宝。不然的话，会使宝宝因过于兴奋、紧张而无法正常入睡。

治疗小儿夜啼首先需要注意的是养成孩子日醒夜睡的习惯，在白天的时候，最好不要让小儿睡得太多，等到夜晚的时候，最好能够让宝宝排净小便，夜间少喂奶。除此之外，小孩睡觉的时候也要养成熄灯的习惯。专家提醒，假如说宝宝每逢喝奶时或喝完奶后爱哭，排便稀软有酸臭味，那么很可能就是胃肠道出现了问题。

刮痧疗法

取穴 头部：百会；腰骶部：脾俞、肾俞、膀胱俞、次髎；腹部：气海、关元、中极；上肢部：尺泽、神门；下肢部：足三里、三阴交、太溪。

操作方法 刮拭头部百会穴时应以点揉为主。采用常规手法，虚证补之（手法轻柔），实证泻之（重手法）。

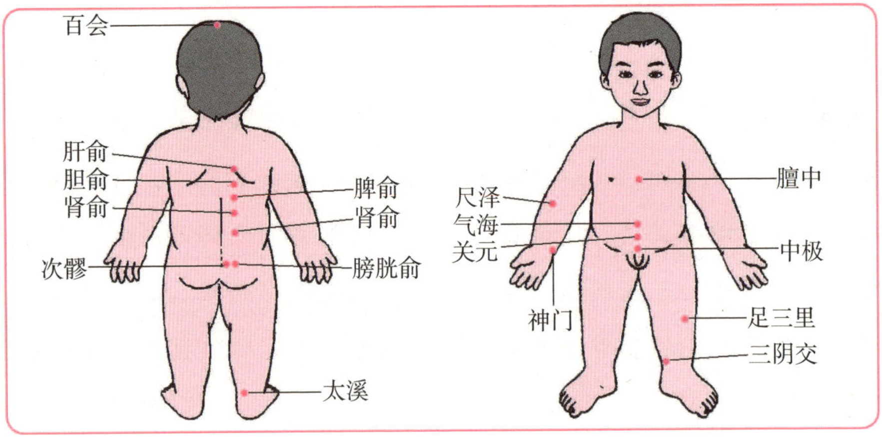

拔罐疗法

取穴 胃俞、肝俞、胆俞、膻中、足三里穴。

操作方法 取上穴，采用单纯罐法吸拔，并留罐5～10分钟。

温馨提示

加强新生儿护理，注意寒温适当，注意保暖，切忌过热。饮食温度适中，饮食量以满足婴幼儿生长发育需要为原则，不宜过量。脾寒夜啼者，注意腹部保暖。注意衣物、被褥有无异物刺激皮肤，及时换尿布等。

小儿惊厥

惊厥又称抽风，是小儿时期较常见的紧急症状，各年龄小儿均可发生，尤以6岁以下儿童多见，特别多见于婴幼儿。多由高热、脑膜炎、脑炎、癫痫、中毒等所致。惊厥反复发作或持续时间过长，可引起脑缺氧性损害、脑水肿，甚至引起呼吸衰竭而死亡。本病初发的表现是意识突然丧失，同时有全身的或局限于某一肢体的抽动，还多伴有双眼上翻、凝视或斜视，也可伴有口吐白沫和大小便失禁。新生儿期可表现为轻微的全身性或局限性抽搐，如凝视、面肌抽搐、呼吸不规则等。中医学认为惊厥是惊风发作时的症候。

惊厥发作前少数可有先兆：极度烦躁或不时“惊跳”，精神紧张；神情惊恐，四肢肌张力突然增加；呼吸突然急促，暂停或不规律；体温骤升，面色剧变；瞳孔大小不等，边缘不齐；典型表现为突然起病，意识丧失，头向后仰，眼球固定上翻或斜视，口吐白沫，牙关紧闭，面部或四肢肌肉呈阵挛或强直性抽搐。严重者可出现颈项强直，角弓反张，呼吸不整，青紫或大小便失禁，惊厥持续时间数秒至数分或更长，继而转入嗜睡或昏迷状态。在发作时或发作后不久检查，可见瞳孔散大，对光反应迟钝，病理反射阳性等体征，发作停止后不久意识恢复。低钙血症抽搐时，患儿可意识清楚，若意识尚未恢复前再次抽搐或抽搐反复发作呈持续状态者，提示病情严重，可因脑水肿，呼吸衰竭而死亡。如抽搐部位局限且恒定，常有定位意义。新生儿惊厥常表现为无定型多变的各种各样的异常动作，如呼吸暂停，不规则，两眼凝视，阵发性苍白或发绀，婴幼儿惊厥有时仅表现口角、眼角抽动，一侧肢体抽动或双侧肢体交替抽动。新生儿惊厥表现为全身性抽动者不多，常表现为呼吸节律不整或暂停，阵发性青紫或苍白，两眼凝视，眼球震颤，眨眼动作或吸吮，咀嚼动作，等等。

刮痧疗法

取穴 头面部：人中、印堂、百会；背部：大椎、身柱；上肢部：曲池、合谷、神门；下部肢：阳陵泉、丰隆、太冲、涌泉。

操作方法 在刮拭人中、印堂、百会穴时应以点揉为主。施术者持握刮痧板，按由上而下或由内而外的顺序，刮拭受术者背部及四肢穴位。注意刮板与皮肤成45°。急性宜用重手法清热，慢性以补益脾胃为主。

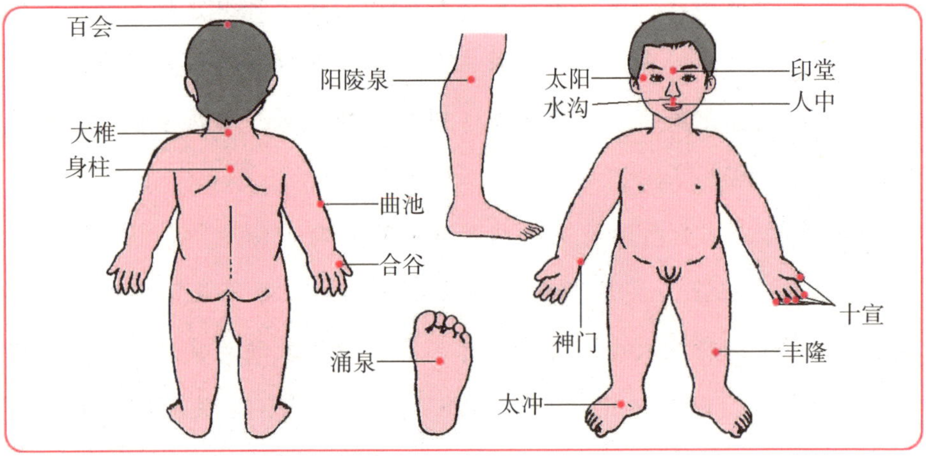

拔罐疗法

取穴 印堂、太阳、水沟、十宣、合谷、涌泉。

操作方法 先对印堂、水沟、太阳、合谷、涌泉、十宣进行消毒，之后迅速用三棱针在各穴点刺2～3下，并挤出少量血，再用闪火法将罐吸拔于太阳、印堂、合谷穴，留罐5～10分钟，每日1～2次。

温馨提示

积极治疗原发病，避免惊恐。抽搐时忌强行牵拉扭伤筋骨，以免造成瘫痪或强直等后遗症。昏迷、抽搐、痰多的患儿，应保持呼吸道畅通，防止痰涎聚积导致窒息。注意加强营养，不会吞咽者给予鼻饲。

小儿疳积

疳积是指小儿由于内伤乳食，停聚中焦，积而不化，气滞不利所形成的一种肠胃疾病。其证候以不思乳食，腹部胀满，食而不化，嗳腐呕吐，大便酸臭或便秘而积滞，日久形体日渐羸瘦而形成疳积。引起本病的原因，多为乳食不节或喂养不当，乳食无度，或食难以消化的食物，而伤害脾胃，运化失职，升降失调，乳食停滞，积而不消，乃成积滞。食久成积，积久成疳；或脾气虚弱，病后体虚，脾气虚损，令乳食停蓄，每多形成虚中夹实的积滞或疳积。除此外，虫、湿热等均可形成疳疾。

这是由于婴幼儿时期脏腑娇嫩，机体的生理功能未成熟完善，而生长发育迅速，对水谷精微的需求量大，因此产生了生理上的“脾常不足”。而很多家长生怕孩子吃不饱，就像填鸭一样喂哺饮食尚不能自节的婴幼儿。俗话说：“乳贵有时，食贵有节”，绝不是吃得越多就能长得越好。孰不知，哺食过早，甘肥、生冷食物吃得太多，会损伤脾胃之气，耗伤气血津液，就会出现消化功能紊乱，产生病理上的脾气虚损而发生疳积之证。

注意调养，在喂养方面，应注意遵循先稀后干、先素后荤、先少后多、先软后硬的原则。注意营养搭配。

刮痧疗法

取穴 背部：大椎、身柱、脾俞、胃俞；腹部：中脘、天枢；下肢部：足三里。

操作方法 施术者持握刮痧板，按由上而下或由内而外的顺序，刮拭受术者上述穴位，注意刮板与皮肤成45°。刮痧部位以出微红色痧痕为宜。

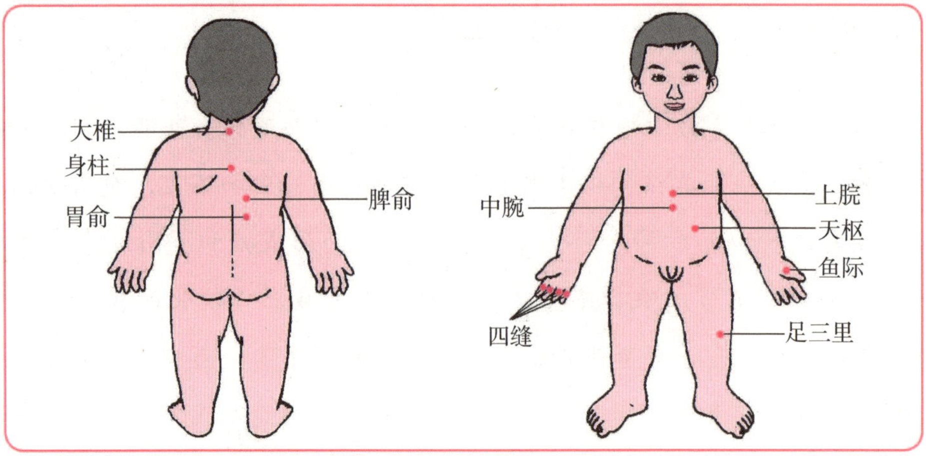

拔罐疗法

取穴 上脘、四缝、鱼际。

操作方法 先取上脘穴施以单纯罐法，将罐吸拔于穴位上，留罐5～10分钟，然后用三棱针点刺四缝、鱼际穴至微出血，再用梅花针重刺背部脊柱两侧膀胱经所循行路线；亦可在背部脊柱两侧施以走罐，以皮肤潮红为度。以上方法，隔日1次。

温馨提示

常带小儿到户外活动，呼吸新鲜空气，多晒太阳，增强体质。提倡母乳喂养，合理添加辅食。

小儿流涎

流涎是指唾液经常流出口外的一种现象。主要表现为涎液过多，经常流出，渍于唇外。有些婴儿出生3～4个月时，因为唾液分泌增加，还不会及时吞下，引起流涎，属于正常的生理现象。出牙、口腔炎、舌炎等可以引起流涎。神经系统疾病发生吞咽障碍及某些药物中毒，也可引起流涎，应查明原因进行治疗。

注意护理好口腔周围的皮肤，每天至少用清水清洗两遍。让脸部、颈部保持干爽，避免患上湿疹。如果皮肤已经出疹子或糜烂，最好去医院诊治。在皮肤发炎期间，更应该保持皮肤的整洁、清爽，并依症状治疗。如果局部需要涂抹抗生素或止痒的药膏，擦药的时间最好在睡前，以免不慎吃入口中，影响健康。

有些孩子的父母和亲友出于喜爱，经常捏压孩子的面颊部，这种做法容易造成腮腺的机械性损伤。很多口腔炎症、如卡他性口炎、细菌感染性口炎、疱疹病毒引起的口炎等，均可刺激唾液腺分泌旺盛而导致流涎，此时流出的唾液多为黄色或血色，气味臭秽，常伴发热、烦躁不安、拒食等症状。

刮痧疗法

取穴 脾俞、中脘、合谷。

操作方法 施术者持握刮痧板，刮拭受术者背部、腹部及上肢穴位，以健脾或泻热，注意刮板与皮肤成45°。因小儿皮肤较嫩，刮痧手法应轻柔。

拔罐疗法

取穴 取阴陵泉穴。

操作方法 皮肤常规消毒，以梅花针叩刺出血，拔罐留罐3～5分钟。用消毒棉球擦干，以防止感染。每日或者隔日1次，10次为1个疗程。此穴为足太阴脾经之穴。流清涎不止，为脾经有寒所致，拔罐刺激本穴，可去除寒气。

温馨提示

保持孩子口腔卫生。多吃容易消化的食物。

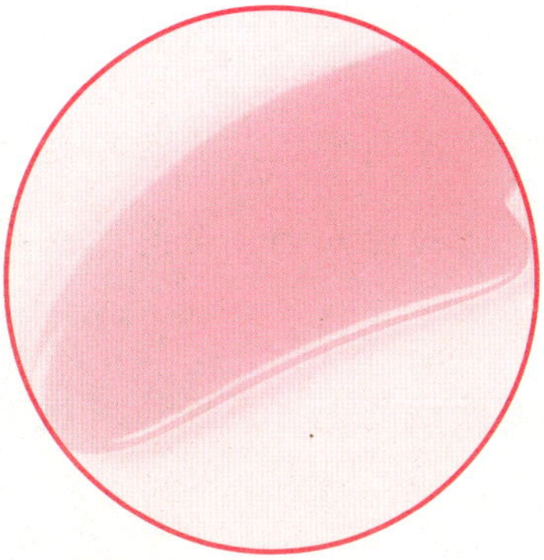

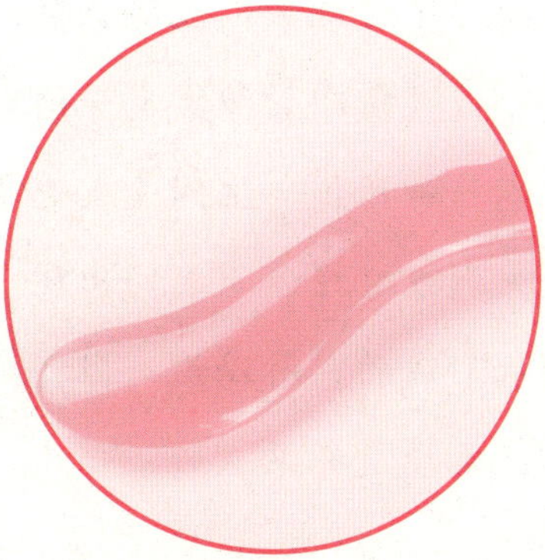

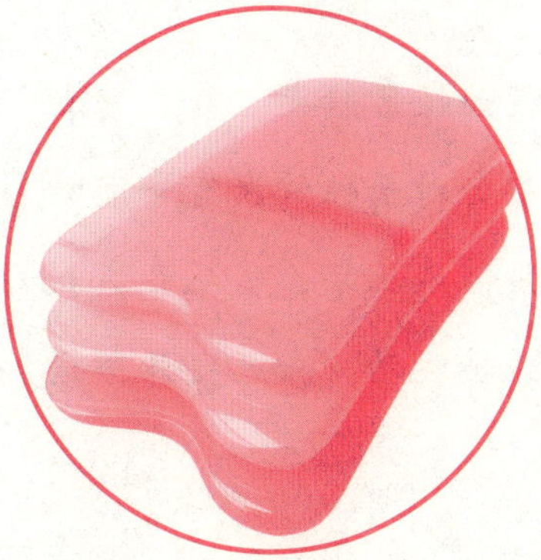

七

常见妇科病刮痧拔罐疗法

月经不调

月经不调是妇科常见的一种疾病，表现为月经周期紊乱，出血期延长或缩短，出血量增多或减少，甚至月经闭止。卵巢功能失调、全身性疾病或其他内分泌腺体疾病影响卵巢功能者，都可能诱发此病。此外，生殖器官的局部病变如子宫肌瘤、子宫颈癌、子宫内膜结核等也可表现为不规则阴道出血，应注意两者的区分。

月经不调的原因主要分为两大类：一是由器质性病变或者是功能失常引起的，比如说血液病、高血压、内分泌失调、流产、宫外孕、葡萄胎、高催乳素血症、卵巢肿瘤、子宫肌瘤、乳腺腺病、输卵管结核、子宫内膜结核、慢性子宫内膜炎、慢性输卵管卵巢炎等均可引起月经失调；二是由于情绪异常所导致的长期精神压抑、生闷气或遭受重大精神刺激及心理创伤，这些都会导致月经失调或痛经、闭经的出现。这是由于月经是卵巢分泌的激素刺激子宫内膜后形成的，所以说，当卵巢分泌激素受脑垂体和下丘脑释放激素的控制时，无论是卵巢、脑下垂体，还是下丘脑的功能发生异常，都可以影响到月经。

另外，便秘也能够引起女性月经紊乱。当女性直肠内大便过度充盈后，那么，子宫颈就会被向前推移，子宫体就会向后倾斜。假如长时间反复发生子宫后倾，那么子宫壁就会发生充血，这就会导致女性腰痛、月经紊乱。

良好的生活习惯会有助于女性规律月经。假如经常熬夜、暴饮暴食、不吃早餐、少运动、爱吸烟喝酒等，这些习惯都会对女性健康有一定的影响，长时间如此，会影响女性正常月经。调养月经不正常，要从养成良好的生活习惯开始，保证正常的作息时间，进行适当运动。除此之外，通过适当的刮痧、拔罐也能够起到治疗月经不调的作用。

刮痧疗法

取穴 背腰部：肝俞、脾俞、胃俞；腹部：气海、关元、期门、天枢、归来；下肢部：足三里、太冲、地机、三阴交。

操作方法 施术者持握刮痧板，按由上而下或由内而外的顺序，刮拭受术者背腰部、腹部及下肢穴位，以调和冲任，疏通血脉。注意刮板与皮肤成45°。在刮痧部位反复刮拭，直至刮拭出痧痕为止，力度以患者感觉舒适为准。

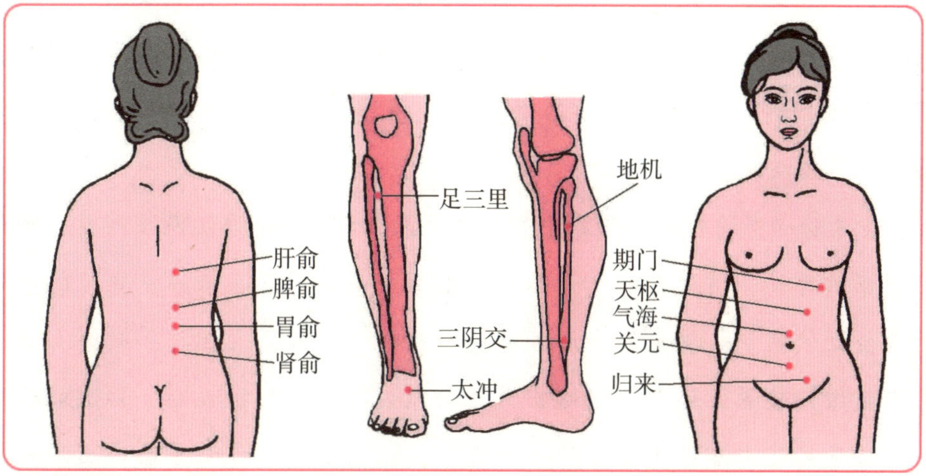

拔罐疗法

取穴 肝俞、脾俞、肾俞、气海、关元、足三里、三阴交。

操作方法 火罐法：取脾俞、肾俞、关元、足三里、三阴交，用闪火法拔罐或用闪罐法。针罐法：取肝俞、脾俞、肾俞、气海、关元、三阴交，消毒后，毫针针刺，并在针刺部位拔罐。

温馨提示

行经期间应适当休息，避风寒，忌冷饮，避水湿，禁止房事和剧烈运动。经期应保持精神愉快，饮食营养丰富，少食刺激性食物。长期月经不调者，应及时到医院就诊，排除血液病、妇科肿瘤等疾病。

闭 经

凡年龄超过18岁而未行经者，称为原发性闭经。月经初潮之后，正常绝经之前的任何时期，月经3个月不来潮者，称为继发性闭经。而妊娠期、哺乳期不在此例，此乃生理现象。病理性闭经又可名为假性闭经和真性闭经，假性闭经像处女膜、阴道、宫颈等有先天性粘连或闭锁，致使月经不能流出，形成假性闭经。真性闭经的原因很复杂，像全身性疾病——结核病、第二性征发育不良等。尚有子宫性闭经、卵巢性闭经、垂体性闭经、下丘脑性闭经等。所以在诊治闭经时必须周密考虑，仔细检查，对症下药，方不致误诊。

女孩6～9岁的时候会从尿中查出去氢表雄酮（DHEA）及硫酸盐，等到了10岁的时候，迅速升高，开始正常发育。这个时候，来源于肾上腺的雄激素会促使阴毛、腋毛的出现，并且身材也开始长高。但是，此时女孩子宫内膜增殖较差，还不会引起出血，所以说，月经推迟来潮，初潮前这一阶段未见月经来潮是很正常的生理现象。而有的女孩在初潮后会出现一年半载的月经数月来潮一次，也是正常现象。

月经太少，那么等到月经后期就容易发展为闭经。这个时候通过积极治愈月经过少的情况，能够有效减少闭经的发病率。另外，明确闭经的病因和部位，可以对治疗闭经的效果以及预后都有一定的参考价值，比如说下丘脑性闭经，主要是由精神因素、环境改变、营养不良所引起的，而药物治疗的预后较佳，预后较好。

中医文献中也有记载终身不来月经而受孕的人，这称为是“暗经”。因此，对此需要非常谨慎，在用药前一定要仔细询问病史。目前来说，用减肥药的妇女很多。有一部分妇女就是因为闭经而导致了肥胖的发生，还有的是由于多次人工流产手术导致的闭经，以上闭经都是能够预防的。

刮痧疗法

取穴 背腰部：肝俞、膈俞、脾俞、肾俞；腹部：气海、关元、中极；上肢部：合谷；下肢部：足三里、太冲、行间、血海、三阴交。

操作方法 施术者持握刮痧板，按由上而下或由内而外的顺序刮拭受术者穴位。注意刮板与皮肤成45°。根据虚实证型的不同，选择不同的刮痧手法。

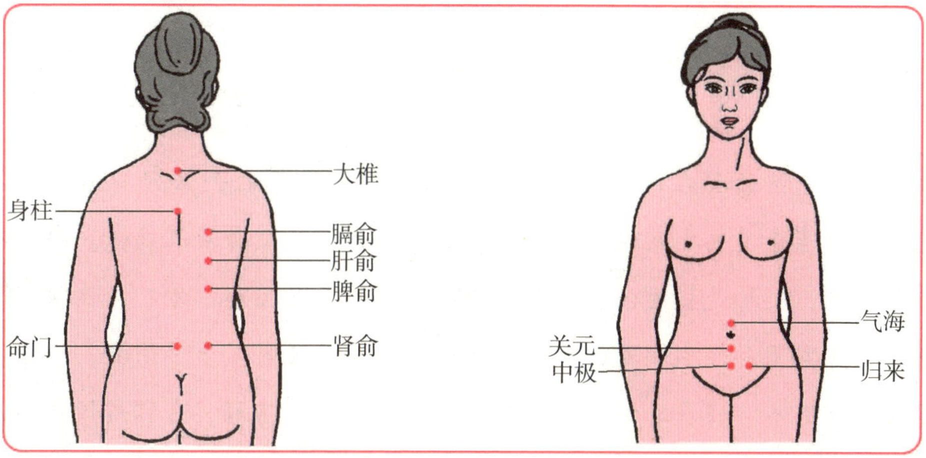

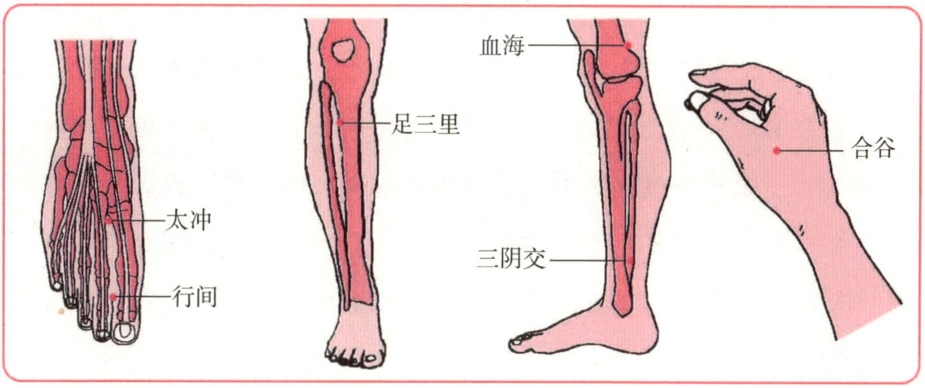

拔罐疗法

取穴 大椎、肝俞、脾俞；身柱、肾俞、气海、三阴交；命门、关元。

操作方法 取上述各穴，均施以火罐单罐法或刺络罐法。首先用三棱针在穴位上点刺，然后用闪火法将罐吸拔在穴位上，留罐15分钟。每日1次。

温馨提示

闭经治疗难度较大，非短期内能奏效，容易反复，必要时需中西医结合治疗。多吃些补脾温肾的食物。忌过食生冷、寒凉食品。

痛 经

痛经是指妇女在经期前后或是在行经期间出现的一系列身体不适状况，常以腹痛为主要表现。严重的会影响工作，给生活带来烦恼。痛经有两种情况，一种是指生殖器官无明显器质性病变月经痛，称功能性痛经。这种病常发于月经初潮或初潮后一两周，多见于未婚或未孕妇女，一般在生育后可有不同程度的缓解或消失；另一种是指生殖器官有器质性病变，由子宫内膜异位，子宫黏膜下肌瘤和盆腔炎等病症引起的月经疼痛，称继发性痛经。应针对发病原因进行治疗。

疼痛大多数情况下是自月经来潮后开始的，最早会出现在经前的12小时，在行经第1天的疼痛最为剧烈，在持续2～3天后会有所缓解。疼痛经常是呈痉挛性，位于下腹部耻骨上，能够放射到腰骶部及大腿内侧。可伴有恶心、呕吐、腹泻、头晕、乏力等症状，严重时面色发白、出冷汗。

一般情况下，来月经的时候是不能够碰冷水的，尤其是对于那些月经不正常的人来说，更不要去碰冷水。除此之外，要调整好自己的心态，很多时候心理上的压力也会引起月经失调的情况发生，精神上受挫折、压力大等负面情绪，均会造成月经失调，所以说，女性朋友一定要调整好自己的心态。

多吃一点含有铁的滋补性食物，可以补充足够的铁质，以免发生缺铁性贫血。另外，在来经前的一周最好不要吃生冷的东西。这是因为，来经前或来经时吃生冷的东西对于月经不调的人有很大的伤害。还要保持良好的生活规律，熬夜、过度劳累、生活不规律等都会引起月经不调的发生。

刮痧疗法

取穴 肝俞、肾俞、秩边、次髎、中髎、气海、关元、中极、水道、归来、内关、阳陵泉、足三里、悬钟、三阴交、太溪。

操作方法 施术者持握刮痧板，按由上而下或由内而外的顺序，刮拭受术者穴位，注意刮板与皮肤成45°。根据虚实证型的不同，选择不同的刮痧手法。

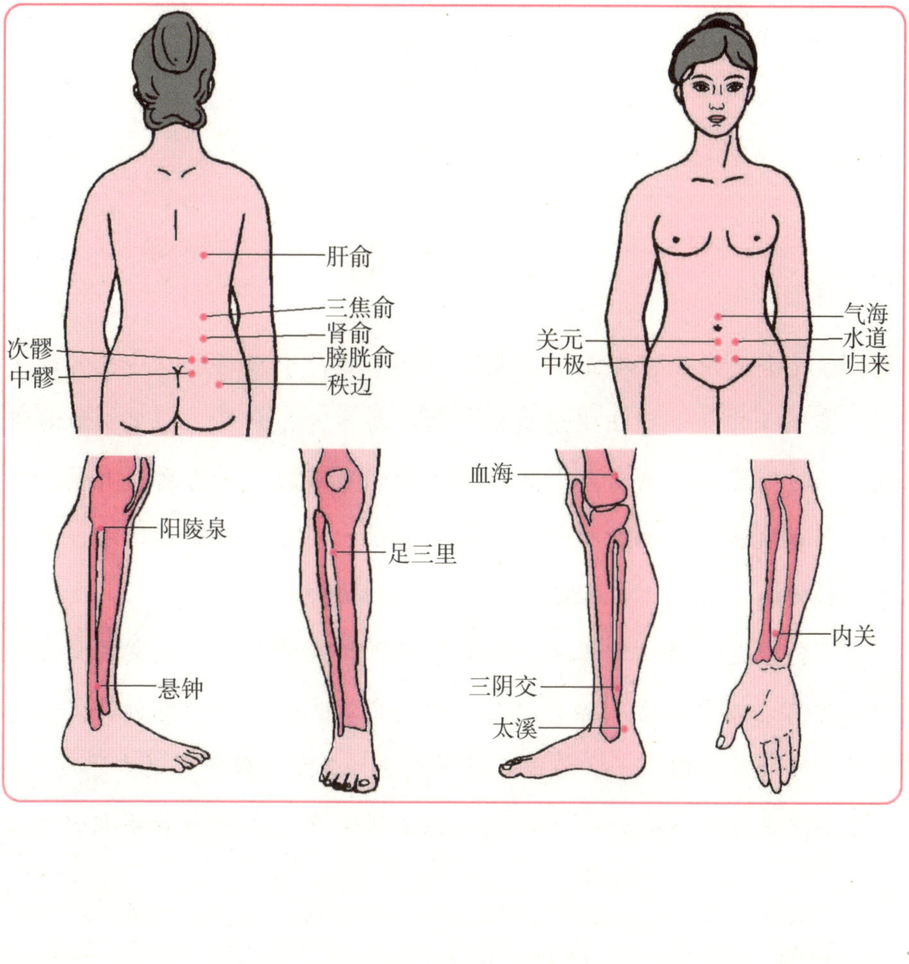

拔罐疗法

取穴 气海、关元、中极、血海、三阴交、肾俞、三焦俞、膀胱俞。

操作方法 在选用的穴位处涂抹适量刮痧油，用水牛角刮痧板进行刮拭，采用平补平泻的手法刮拭10分钟。刮痧后，在肾俞、气海、关元、中极、血海5穴上拔罐，留罐5～10分钟，以局部皮肤充血为佳。每3日1次，4次为1个疗程。

温馨提示

注意经期卫生，勤换卫生巾和内裤，以免细菌滋生。衣着要温暖，忌涉水、游泳。适当进行体育锻炼和体力劳动，以增强体质、改善血液循环，但经期不宜做剧烈运动，而应注意休息。痛经者应注意忌生冷、油腻。

子宫脱垂

子宫脱垂是指子宫从正常位置沿阴道下降，子宫颈外口达坐骨棘水平以下，甚至子宫全部脱出阴道口外。本病与多产、产伤、卵巢功能减退，以及产后过早参加体力劳动，或习惯性便秘所致腹内压力增高有关。可见肿物自阴道脱出，最初咳嗽等腹压增高时脱出，休息平卧后回缩，久之需用手协助回纳。同时可有腰酸、下坠感、排尿困难等。

分娩会造成宫颈、宫颈主韧带同子宫骶韧带的损伤，通常需要很长一段时间才可以恢复正常。除此之外，产褥期的产妇大部分喜仰卧，而非常容易并发慢性尿潴留、子宫易成后位等病症，最终导致子宫脱垂的发生。

更年期是女性衰老的一个体现，也是从生育成熟期到老年期的过渡。

在这个时期，卵巢功能慢慢衰退，一直到最后消失。所以，妇女在更年期及老年期的时候，其卵巢功能在逐渐衰退，雌激素水平也在慢慢降低，这会使盆底组织及子宫的悬吊装置变得非常薄弱，张力减退。另外来说，随着年龄的增长，妇女的身体状况也在慢慢衰弱，全身的组织张力也慢慢地发生变化。所以，在更年期及老年期的妇女更容易发生子宫脱垂。

在妇女月经期的时候，其大脑皮质兴奋性会降低，而且，受内分泌的影响而盆腔充血。所以，这个时候妇女的全身及局部抵抗力都是非常差的，如果不注意月经期的保健，那么非常容易引起妇科疾病，这样会让妇女身体健康受到严重损害。尤其是妇女在月经期间受到冷的刺激，很容易导致月经失调、闭经的发生。所以说，加强月经期的卫生保健，对预防子宫脱垂有很大的作用。

刮痧疗法

取穴 百会、肾俞、上髎、次髎、气海、关元、维道、足三里、阴陵泉、三阴交、照海。

操作方法 刮拭头部百会穴时应以点揉为主。施术者持握刮痧板，按由上而下或由内而外的顺序，刮拭受术者腰骶部及腹部穴位。注意刮板与皮肤成45°，在刮痧部位反复刮拭，直至刮拭出痧痕为止，力度以患者感觉舒适为准。

拔罐疗法

取穴 天枢、肺俞、心俞、灵台、肝俞、脾俞、胃俞。

操作方法 患者先取俯卧位，用闪火法将火罐吸拔在背部穴位上，留罐15～20分钟。起罐后翻身取仰卧位，用闪火法将罐吸拔在天枢穴，留罐15～20分钟。每日1次，10次为1个疗程。

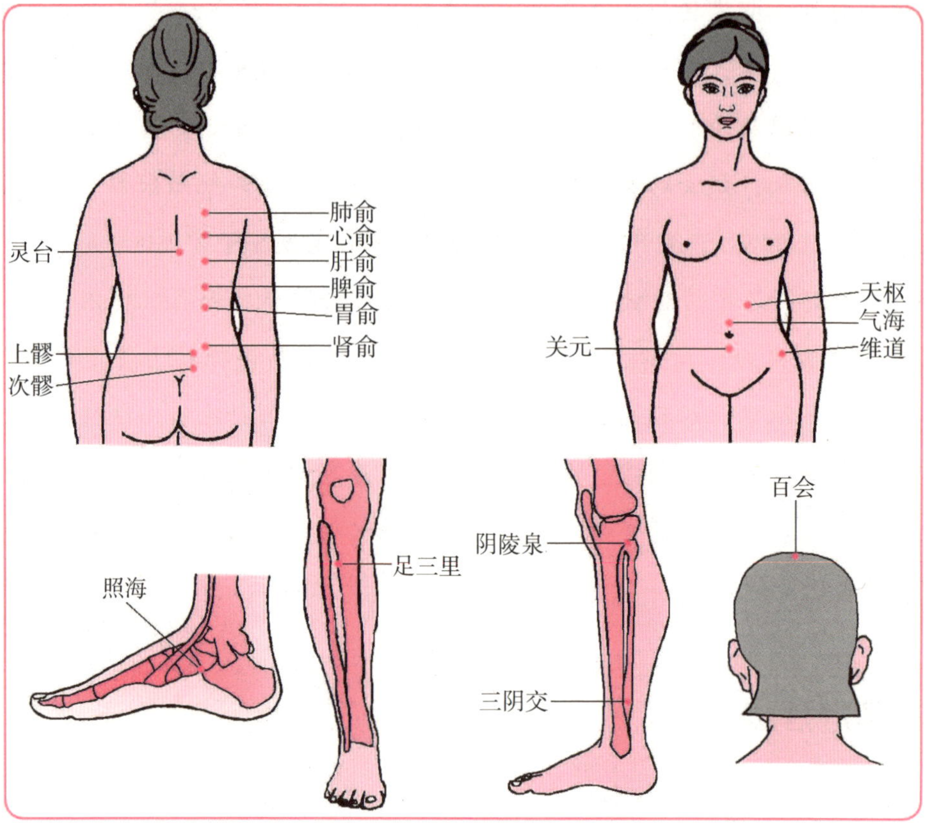

温馨提示

产后需要多卧床，防止子宫后倾；分娩后1个月内应避免增加腹压的劳动；哺乳时间不宜过长。平时保持大便通畅，坚持做骨盆肌肉锻炼。锻炼方法是：取坐位，做忍大便的动作，继而缓慢放松，如此一紧一松连续地做，每天锻炼2～3次，每次3～10分钟。

子宫肌瘤

子宫肌瘤又称“子宫平滑肌瘤”，是女性生殖系统最常见的一种良性肿瘤，可能与体内雌激素水平过高有关。由于子宫肌瘤生长较快，当供血异常时，可以出现不同程度的变性。肌瘤愈大，缺血愈严重，则继发性变性的可能性愈大，所以对子宫肌瘤应当有足够重视。常见子宫出血，月经量多或淋漓不尽，腹部包块及邻近器官的压迫症状，可引发盆腔炎、白带增多、不孕症等。

雌激素分泌量增多，伴随着绝经期的到来，中年女性开始出现“雌激素控制期”。在这个时期中，女性自身因为家庭和工作的双重压力更容易产生抑郁情绪，促使雌激素分泌量增多。另外，长期服用含雌激素高的避孕药、瘦身、美白等激素类药物及高激素污染的食物，这些都是子宫肌瘤产生的重要原因。

女性一生原始卵泡数目有限，排卵的年限约有30年。妊娠期和哺乳期，由于激素作用，卵巢暂停排卵，直至哺乳期的第4～6个月才恢复，卵巢由此推迟了一定数量的排卵，有生育史的女性要较晚进入更年期。而未育女性得不到孕激素及时有效保护，易发生激素依赖性疾病，子宫肌瘤就是其中之一。

子宫肌瘤压迫周围脏器时，宜做手术切除肌瘤，对于年龄在40岁以下，出血量多并出现贫血等并发症时，可以考虑手术根治（仅限于不再生育的妇女）。年龄大于45岁者宜非手术治疗，度过更年期后，不治而愈（出血停止）。经期要慎用活血化瘀的药物，以防出血量增加，饮食上也应以清淡饮食为主，禁食辛辣煎炸之物，并适当休息。对于出血量多，急性失血，出现头晕眼花、心悸、面色苍白者应到医院治疗，以防发生失血性休克。

刮痧疗法

取穴 气海、中极、归来、血海、三阴交、复溜、行间。

操作方法 取俯卧位、仰卧位依次刮拭。每日或隔日治疗1次，10次为1个疗程。

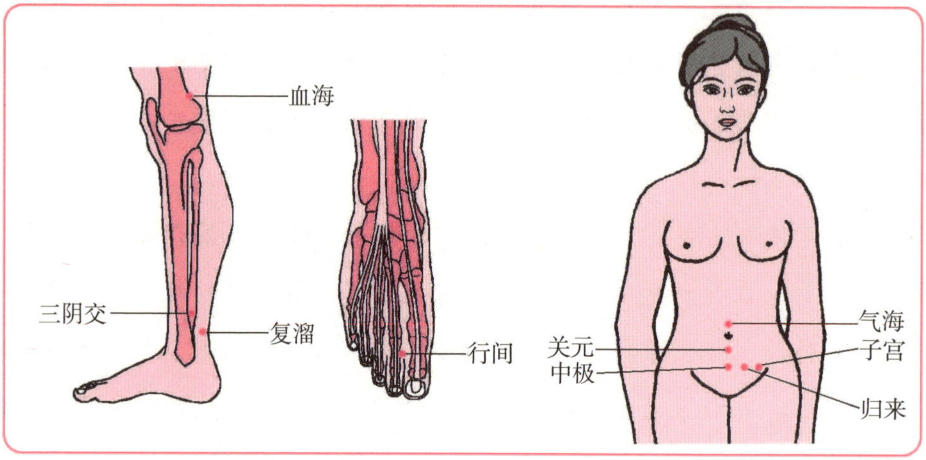

拔罐疗法

取穴 气海、关元、子宫穴。

操作方法 任脉自脐下用小罐直线走罐，出痧多处与气海、关元、子宫穴（脐中下寸，旁开3寸）留罐5～10分钟。

温馨提示

子宫肌瘤的形成与长期大量雄激素刺激有关，而动物实验表明，高脂肪食物促进了某些激素的生成和释放，故肥胖妇女子宫肌瘤的发生率明显升高。因此，培养良好的饮食习惯，对子宫肌瘤有一定的抑制作用。患者需饮食定时定量，不暴饮暴食，忌食辛辣、酒类、冰冻等食品。

乳腺增生

乳腺增生是乳房的非炎性疾病，其特点是乳房单侧或双侧出现肿块，大小不一，表面光滑，推之可移动。患者主诉乳房疼痛，多发生在月经前，行经后疼痛减退或消失。本病多与内分泌失调有关，属中医学乳癖范畴。

精神刺激会改变人体内的环境，从而使分泌系统功能发生变化，这样就会导致某种或几种激素的分泌出现异常。精神过于紧张、情绪过于激动等不良精神因素都会导致本来应该复原的乳腺增生组织得不到复原，长时间下去，就会形成乳腺增生病，并且，这些不良的精神刺激甚至会加重已有的乳腺增生症状。

另外，还有其他人为的因素及不健康的生活方式，人工流产、不生育、不哺乳、夫妻不和等，都会有损乳腺健康。

对于心理上的治疗是非常有必要的，乳腺增生通常对人体的危害要高于心理的损害，由于缺乏对这种病的正确认识，所以常会有不良的心理因素。比如说，过度紧张刺激、忧虑悲伤等，都会造成神经衰弱，促使增生症的加重。患病的妇女要少生气，保持情绪稳定，这样才有利增生的早日康复。另外，生活上也要有规律，通过劳逸结合，保持性生活的和谐，可以有效调节内分泌的失调，从而更好地保持大便通畅，减轻乳腺胀痛。

刮痧疗法

取穴 乳腺投影区、膻中、屋翳、期门、肩井、膏肓、膈俞、胆俞、天宗。

操作方法 先刮拭一侧背部乳腺投影区。由于区域较大，可以中心画十字将其划分为4个区域，分别用面刮法从上向下刮拭。边刮拭边寻找疼痛、结节等阳性反应，并重点刮拭阳性反应。用同样的方法刮拭另一侧背部乳腺投影区；以单角刮法自上而下刮拭胸部膻中穴，然后沿肋骨走向从内向外刮拭屋翳穴和期门穴。然后，以面刮法由内向外刮拭肩井穴，并自上而下刮拭背部膀胱经双侧膏肓穴、膈俞穴、胆俞、小肠经天宗穴。以上方法用涂油法每周刮拭1次。

拔罐疗法

取穴 肩井、天宗、肝俞、库房、膺窗、膻中、乳根、期门、外关。

操作方法 用闪火法，将罐吸附于肝俞、膻中、天宗、肩井、外关，或用抽气罐法；用药罐法，取患侧乳房相对应的背部压痛点，以及天宗、库房、膺窗、膻中、乳根，涂姜汁后拔罐。

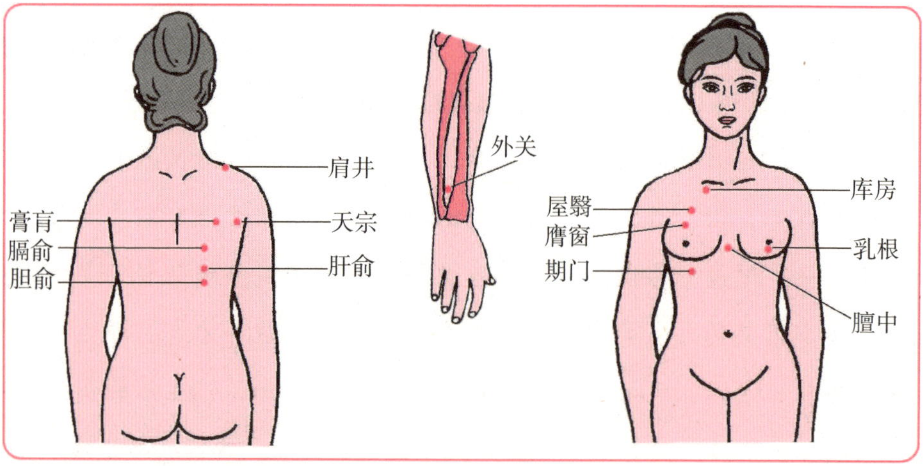

温馨提示

乳腺增生应避免过度疲劳及精神压力过大，同时，忌食辛辣及刺激性食物。乳房保健刮痧对促进乳房发育、正常泌乳及保持形体有一定作用，有利于预防乳腺增生。

更年期综合征

妇女在绝经前后出现的一系列自主神经功能失调为主的症候群，称为更年期综合征。表现有阵发性潮热，伴有胸闷、气短、心悸、眩晕及情绪不稳、紧张易激动、易疲乏等，多为卵巢功能衰退所致。

通常来说，机体衰老及卵巢功能的减退，还有体内雌激素水平的下降等都会对机体产生非常重要的影响。生理上的变化主要是卵巢功能的衰退，还有分泌雌激素和排卵逐渐减少，并且会慢慢失去周期性，直到停止排卵。更年期综合征会导致妇女出现心理上的不适应，比如说记忆力下降、多疑、多虑和抑郁等。

另外，绝经期综合征的轻重程度，同个体素质、健康状态及社会环境等因素有着非常重要的联系。在社会关系方面，围绝经期的妇女通常会遇到很多问题，比如说职业困难、离婚、父母疾病及死亡、孩子长大离开身旁等，这些因素都会给她们带来一定的精神压力，从而在一定程度上干扰了围绝经期妇女的生活。这个时候，她们也会感觉自己变老了，不喜欢参加公共活动，经常对其他人发脾气。在家庭中，更年期综合征的妇女很容易与家人产生矛盾，甚至危及妇女的健康。

俗话说“人到中年百事多”，工作、生活上的各种问题随之而来，家庭的负担，以及孩子的升学、就业问题都会让人烦恼。在这样的情况下，大脑皮质会长期处于紧张的状态，使身体健康状况下滑。所以说，这个时候要全力控制自己，保持情绪的稳定，从而更好地陶冶自己的情操。

刮痧疗法

取穴 百会、神门、内关、足三里、三阴交、公孙、太冲、太溪。

操作方法 用厉刮法刮拭头部双侧额旁3带、额顶带后1/3段，并在这些穴区内寻找疼痛敏感点，做重点刮拭；用面刮法刮拭足内外侧及足底生殖器官穴区，刮至有微热感即可，对疼痛敏感点做重点按揉；刮拭腰骶部子宫、卵巢脊椎对应区；用面刮法刮拭头部百会穴；用面刮法从上向下刮拭上肢神门穴、内关穴，下肢足三里穴、三阴交穴，足部公孙穴；用垂直按揉法按揉足部太冲穴，用平面按揉法按揉太溪穴。以上方法每天刮拭1次，每次10～15分钟。

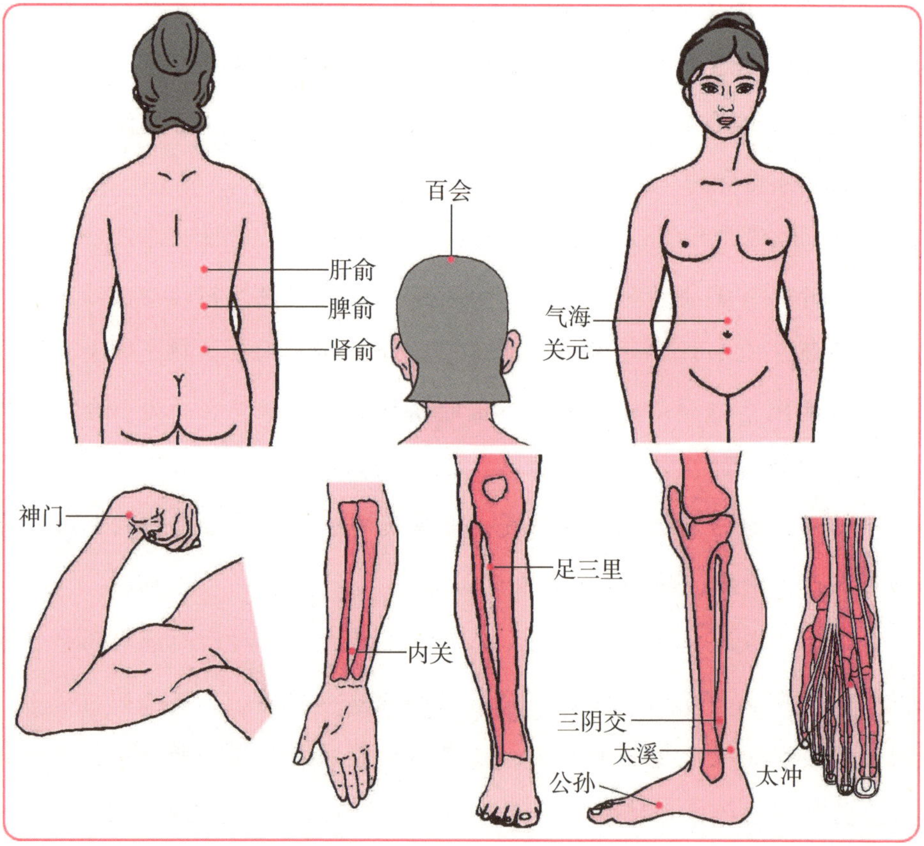

拔罐疗法

取穴 肝俞、脾俞、肾俞、气海、关元。

操作方法 取上穴，针刺得气后，用闪火法拔罐于针刺处，留罐10～15分钟，阴虚者加刺三阴交、复溜等穴，阳虚者加灸命门。隔日1次，10次为1个疗程。

温馨提示

解除思想顾虑，不要有任何恐惧与忧虑。定期去医院体检，发现病情及早治疗。加强营养，多做户外运动。多吃富含雄激素的食物。

盆腔炎

盆腔炎是指女性盆腔器官组织发生的炎性病变，一般以子宫内膜炎和输卵管炎为多见，又分为急性和慢性两种。临床研究表明，腹部以下持续性疼痛和白带增多为其主要症状。在急性盆腔炎发作期，常伴有发热、头痛、畏寒等症状，而慢性盆腔炎在发病期间常伴有腰酸、经期腹痛、经量过多等症状，若不及时治疗，可因输卵管闭锁而造成继发性不孕。

急性盆腔炎的发生会伴随腹痛、发热、阴道分泌物增多等病症的发生。如果病情严重的话，还会出现寒战、高热、头痛、食欲不振等病症。在月经期，发病者出现经量增多，经期延长。急性盆腔炎能够引起弥漫性腹膜炎、败血症、感染性休克，严重的患者会危及生命。

慢性盆腔炎则是由于急性盆腔炎没有全面治疗或者是患者的体质较差，病程迁延而导致的。慢性盆腔炎的主要症状是下腹部坠胀，疼痛及腰骶部酸痛。经常会在劳累、性交后及月经前后发生，并剧烈疼痛。另外，月经异常、月经不规则也会导致疾病的发生。病程长时，部分女性可出现精神不振、周身不适、失眠等神经衰弱症状。通常会经久不愈，反复发作，从而导致妇女健康问题的出现。

另外，要特别注意个人卫生，杜绝各种各样的感染途径，一定要保持会阴部清洁、干燥。每天晚上用清水清洗外阴，一定不要用热水、肥皂等洗。在妇女敏感时期要忌性生活。月经期、人流术后及上环、取环等妇科手术后会导致大量出血，所以一定要禁止性生活，禁止游泳。

刮痧疗法

取穴 背腰骶部：心俞、脾俞、胃俞、肾俞、次髎；腹部：气海、中极；上、下肢：内关、足三里、丰隆、阴陵泉、血海、三阴交。

操作方法 施术者持握刮痧板，按由上而下或由内而外的顺序，刮拭受术者穴位，注意刮板与皮肤成45°。在刮痧部位反复刮拭，直至刮拭出痧痕为止，力度以患者感觉舒适为准。

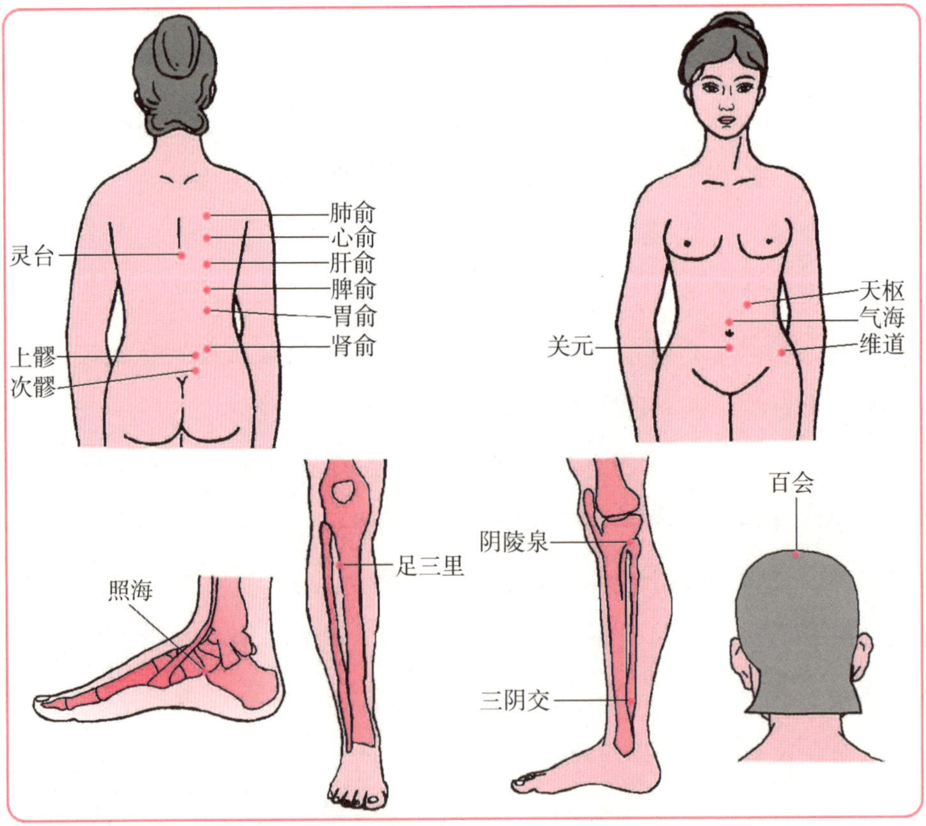

拔罐疗法

取穴 肝俞、肾俞、命门、大椎、曲池。

操作方法 用闪火法将罐具吸定在穴位上，再立即向上提拉罐具，使之脱离，发出“啪”的响声。如此反复操作，每穴闪罐5～6次，至皮肤潮红为度。每日1次，7次为1个疗程。

温馨提示

盆腔炎患者在拔罐的同时，最好配合使用抗生素治疗，应及时就医，彻底治疗。饮食应清淡，忌烟酒、辛辣等刺激性食物。注意个人卫生，尤其是经期、孕期和产褥期卫生。

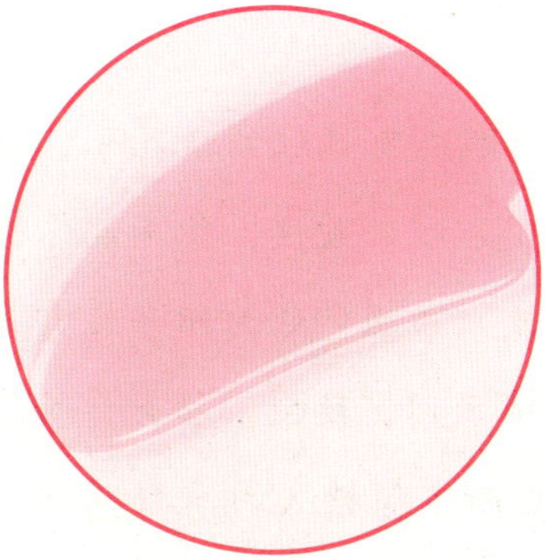

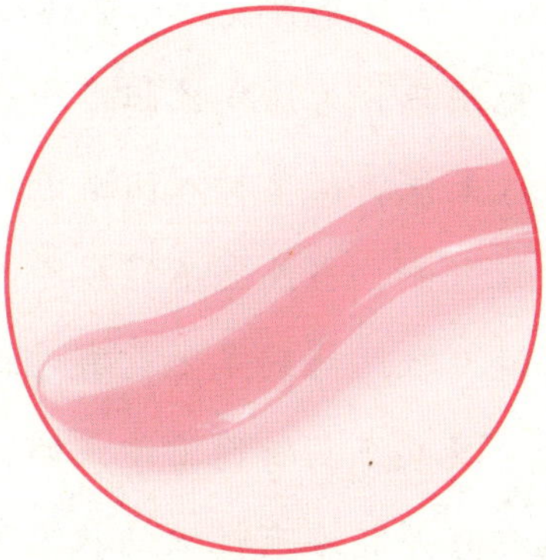

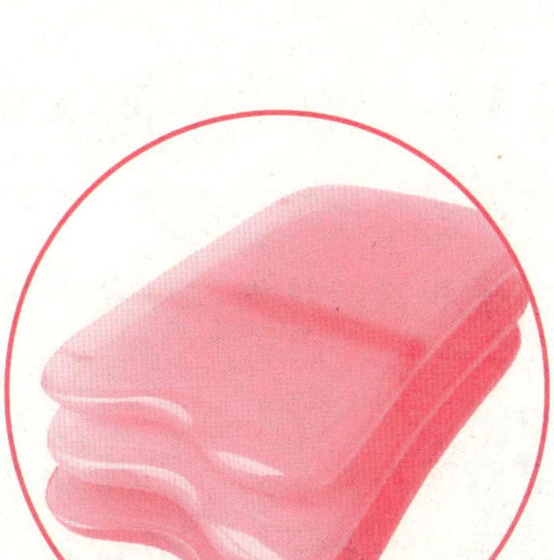

八 常见男科病刮痧拔罐疗法

阳　痿

阳痿是指男性阴茎勃起功能障碍，表现为男性在有性欲的情况下，阴茎不能勃起或勃起不坚，或者虽有勃起且有一定程度的硬度，但不能保持性交的足够时间，因而妨碍性交或不能完成性交。中医学认为阳痿是青壮年男子由于房劳太过、频繁手淫、惊恐、湿热等原因，致使宗筋失养而弛纵，引起阴茎痿弱不起，临房举而不坚，或坚而不能持久的一种病症。病位在肾，与脾、胃、肝关系密切，主要有命门火衰、心脾受损、恐惧伤肾、肝郁不舒、湿热下注等分型。

实际上，阳痿可以说是一种非常复杂而整体效应又特别明显的一种性功能障碍。通常来说，把阳痿分为原发性阳痿和继发性阳痿两种。原发性阳痿比较少见，指的是从未能将阴茎插入阴道进行性交者，通常来说，要考虑患者体内是否缺少雄激素，当然也不能排除因为第一次性生活失败而造成的恐惧心理所致；继发性阳痿则是之前有过正常的性交，后来才出现障碍，通常来说是心理、疾病或药物因素造成的。也有学者根据阳痿表现的程度来分类，完全性阳痿是指在有性欲的状态下，阴茎完全不能勃起来进行性交；不完全阳痿是指阴茎虽能勃起，但不能维持足够的硬度完成性交。如果根据阳痿的病因来分析的话，阳痿则可分为心因性阳痿、器质性阳痿及混合型阳痿。

阳痿的病因非常多，过去认为大多数都是由于精神性因素或心理性因素所导致的。随着研究的逐渐深入，诊断技术不断创新，发现将近一半的阳痿有器质性病变存在，而且有许多是精神性因素和器质性因素综合影响所导致的。

精神性阳痿的发病因素较多，一般情况下有以下几种：由于性无知或家庭教育不当，从而造成对性问题的神秘感、厌恶感、邪恶感和恐惧感。另外家庭矛盾或夫妻间感情不和，也会导致思想负担过重。还有过度疲劳、情绪激动、心情忧郁、环境不理想等都是精神性阳痿的主要因素。

刮痧疗法

取穴 背部：心俞、肝俞、脾俞、肾俞、次髎；腹部：关元、大赫；下肢部：曲泉、复溜、三阴交。

操作方法 施术者持握刮痧板，按由上而下或由内而外的顺序，刮拭受术者背部、腹部及下肢部，注意刮板与皮肤成45°。在刮痧部位反复刮拭，直至刮拭出痧痕为止，力度以患者感觉舒适为准。

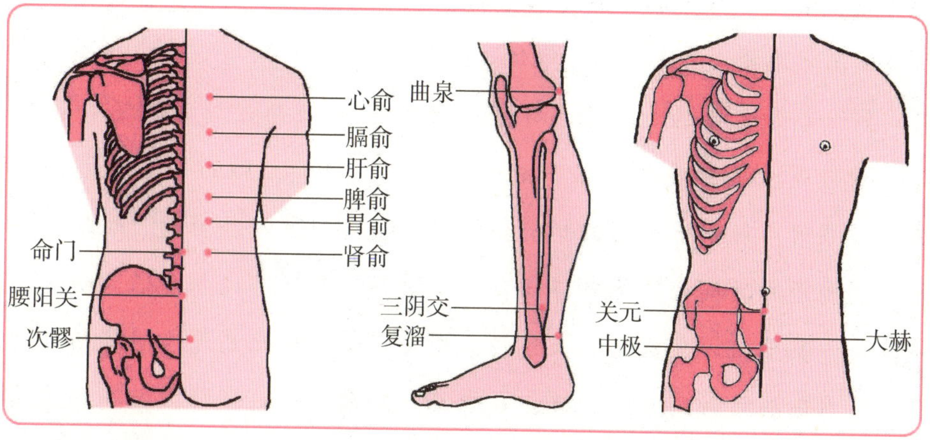

拔罐疗法

取穴 膈俞、胃俞、肾俞、命门、腰阳关、关元、中极。

操作方法 上述各穴每次选用3～4个，交替使用。先拔罐，留罐15～20分钟，起罐后用艾条温灸10分钟，以局部皮肤有温热感为度，加灸百会穴效果更佳。

温馨提示

多数阳痿是因为心理因素造成的，应先解决心理问题。注意休息，保证充足的睡眠，不要过于劳累。

早泄

早泄是指男子在性交时阴茎尚未接触阴道就自行射精或一经接触就立即射精的现象（一般青壮年男性在性交2～6分钟射精）。它多由精神过度紧张或严重神经衰弱引起，手淫也是其诱因之一。除适当服用镇静药外，需要解除顾虑，正确对待性生活，戒绝手淫，加强体力锻炼和进行体育疗法等。中医学认为，兼见面色苍白，精神萎靡，腰酸腿软，舌淡，脉沉弱者，多由命门火衰，肾气不固所致，治宜温肾、益精、固涩等法。兼见面红升火，咽干口燥，腰脊酸楚，舌红少津，脉弦细而数者，多由肾虚火旺所致，治宜滋肾、降火、固精等法。

早泄最为主要的形成因素有两方面。一是性感受过分敏感。这种情况，射精是受大脑皮质所控制的一种反射，假如大脑的兴奋性过高，那么，对脊髓内射精中枢的抑制就会减弱，稍有刺激就会射精。因此，新婚或久别重逢的时候，高度兴奋、害怕早泄而造成精神过分紧张，就容易射精过快，甚至双方生殖器尚未接触就发生射精。除此之外，阴茎局部过分敏感，当龟头接触到女方阴道，或者插入后因阴道内润滑、温暖和柔软的刺激，射精也很快发生。

在日常生活中，造成早泄的原因各种各样。大多数都是心理性，主要原因是由于长期快速射精所造成的。心理性原因有性知识贫乏、婚前性行为、夫妻关系不融洽、怕性交会损害健康、环境条件差等因素。除此之外，有快速手淫射精病史的人也非常容易出现早泄。青年早泄的大部分男性，通常都是妻子的“不耐烦”导致的。有很多年轻的妻子，认为“性生活是下流的事”，所以，每次与丈夫过性生活的时候总是催促丈夫“快点”完事，结果就造成了丈夫“习惯性早泄”。

刮痧疗法

取穴 背部：命门、肾俞；腹部：关元、中极；下肢部：足三里、三阴交、太溪。

操作方法 施术者持握刮痧板，按由上而下或由内而外的顺序，刮拭受术者背部、腹部及下肢部，与皮肤成45° 在刮痧部位反复刮拭，直至刮拭出痧痕为止，力度以患者感觉舒适为准。

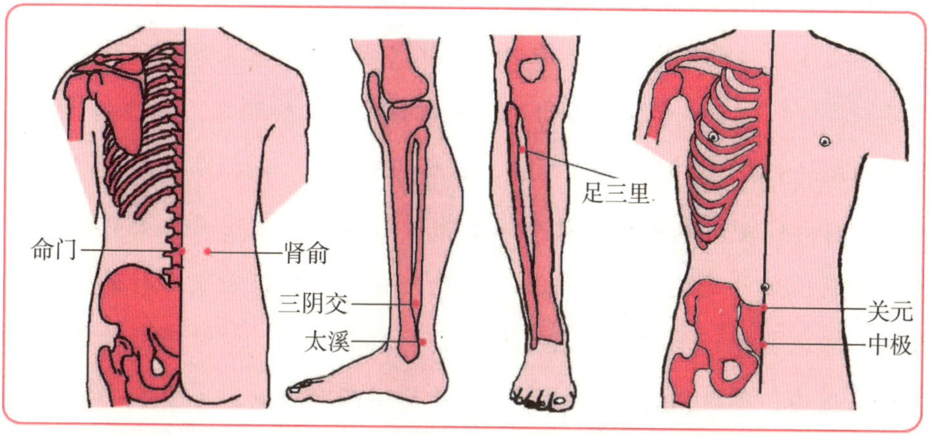

拔罐疗法

取穴 命门、肾俞、关元、中极、足三里、三阴交、太溪。

操作方法 以火罐单罐法吸拔上述穴位，留罐10～15分钟。每日或隔日1次。

温馨提示

注意精神调摄，节制房事。注意营养，忌醇酒厚味。

前列腺炎

前列腺炎是男性泌尿系统常见病，临床表现为会阴部坠胀疼痛，尿道口常有前列腺液溢出。以中、青年男性多见，有急性、慢性之分。急性期临床表现尿频、尿急、尿痛等膀胱刺激症状和终末血尿，以及会阴部、腰骶部及睾丸坠疼痛。慢性期临床表现为反复发作，排尿延迟、淋漓不尽、排尿或大便时尿道口有白色黏液溢出，伴头晕、乏力、性欲减退、遗精、早泄、阳痿、不育等。双腿屈膝分开，右手掌捂住阴部，五指在会阴部位用力，中指指端点按会阴，掌根和腕部着力，按顺时针方向揉转50次，换用左手按逆时针方向揉转50次，力度宜先轻后重，以局部有酸胀、轻微痛感为度。

在细菌性前列腺炎中，致病微生物与引起泌尿生殖道感染的致病菌相似，常见的致病菌是大肠埃希菌（大肠杆菌），少数是变形杆菌，克雷白杆菌，肠球菌等；革兰阳性菌引起感染的机会不多，绝对厌氧菌很少引起前列腺感染，革兰阳性菌在病因学中的作用尚有争议，大多数研究者同意肠球菌引起慢性前列腺炎，然而其他革兰阳性菌如葡萄球菌属、链球菌、细球菌、类白喉对前列腺炎也有致病作用。

急性细菌性前列腺炎：发病突然，有寒战和高热，尿频，尿急，尿痛，可发生排尿困难或急性尿潴留，临床上往往伴发急性膀胱炎，前列腺肿胀，压痛，局部温度升高，表面光滑，形成脓肿则有饱满或波动感。

慢性细菌性前列腺炎：有尿频，尿急，尿痛，排尿时尿道不适或灼热，排尿后和便后常有白色分泌物自尿道口流出，有时可有血精，会阴部疼痛，性功能障碍，精神神经症状，前列腺呈饱满，增大，质软，轻度压痛。病程长者，前列腺缩小，变硬，表面不完整，有小硬结。

慢性非细菌性前列腺炎及前列腺痛：临床表现类似慢性细菌性前列腺炎，但没有反复尿路感染病史，主要为尿路刺激，排尿困难症状，特别是慢性盆腔疼痛综合征的表现，某些患者的前列腺液中可培养出支原体、衣原体。

刮痧疗法

取穴 背腰部：肾俞、膀胱俞。腹部：关元、中极、水道、归来。

下肢部：脾经、阴陵泉、三阴交、复溜、太溪。

操作方法 施术者持握刮痧板，按由上而下或由内而外的顺序，刮拭受术者背部、腹部及下肢部。注意刮板与皮肤成45°。在刮痧部位反复刮拭，直至刮拭出痧痕为止，力度以患者感觉舒适为准。

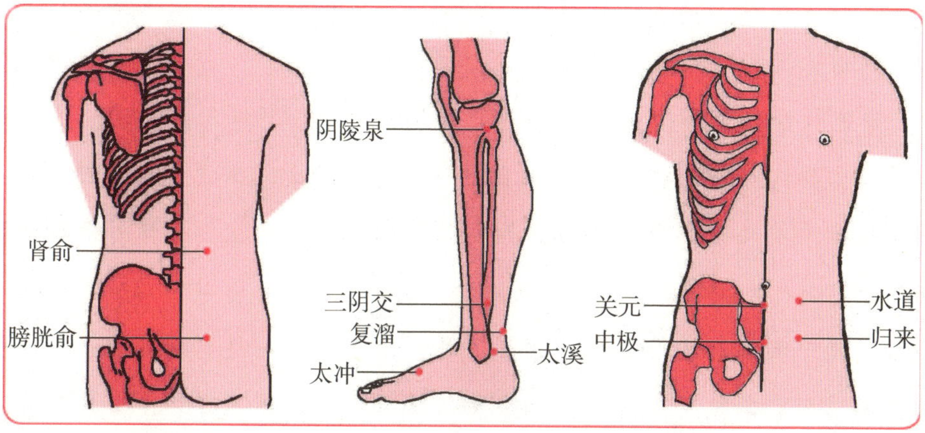

拔罐疗法

取穴 肾俞、膀胱俞、关元、中极、阴陵泉、三阴交、太溪、太冲。

操作方法 取上穴，以单纯火罐法吸拔穴位，留罐10～15分钟，每日或隔日1次。

温馨提示

前列腺炎患者忌饮用咖啡、酒等刺激性饮料及生姜等辛辣之品。患者忌长距离骑车、久坐、穿紧身衣裤。生活起居要有规律，保持情志舒畅，合理安排性生活。

不育症

男性不育症是指夫妇同居2年左右，未采取任何避孕措施，确定女方无不孕因素，由男方的原因而不能使女方受孕，称为男性不育症。男子不育的发病原因很多，如性功能障碍、先天发育不良、精子异常、精液异常、精液输出障碍等。导致不育的精液异常又有无精子、少精子、死精子过多、精子活动力低下、精液不液化等。中医学认为不育的病因病机为肾虚、血瘀、湿热、肝郁、血虚等。

不能过分焦急和忧虑，对待不育症要有耐心，坚持治疗。因为睾丸制造精子需要1个过程，一般从精原细胞演变成精子大约需要74天，精子从睾丸排出后又要在附睾中经过18天左右的成熟过程，才能排出体外。所以即使药物有效，也要在3个月后才能显效。因此，治疗不育症常以3个月为1个疗程，频繁换药对治疗是不利的。另外，情绪上的不稳定也可以造成生精功能和性功能的障碍，据统计，由于情绪障碍引起的不育约占全部不育人群的5%，可见稳定情绪、耐心治疗的重要性。

科学研究发现每天性交1次，精液质量会有所降低，隔1天精液质量就能够保持正常。若精液长期不予排出，精子又会在生殖道内老化而失去活力，并被其他细胞吞噬。因此，平时不要故意克制性生活要求，而把希望寄托在排卵日的前1天开始。隔天性交1次，这样就可以使精子与卵子结合的概率上升。

男性不育症有相当一部分是可以通过人群或个人预防得到解决的，这就要求所有人群，尤其是易罹人群进行性知识及生育知识普及教育。要按时接种疫苗，养成良好的个人卫生习惯，以预防各种危害男性生育能力的传染病，如流行性腮腺炎，性传播疾病等。要掌握一定的性知识，了解男性生理特征和保健知识，如果发现睾丸有不同于平时的变化，如肿大、变硬、凹凸不平、疼痛等，一定要及时诊治。如果您经常接触放射性物质，高温及毒物，一定要严格按照操作规定和防护章程作业，千万不要疏忽大意，如果近期想要孩子，最好能够脱离此类工作半年后再生育。

刮痧疗法

取穴 命门、脾俞、三阴交。

操作方法 患者取俯卧位，用涂刮痧油法刮取命门、脾俞穴，至出现痧痕为止；后刮取三阴交穴，至出现痧痕为止。每日1次。

拔罐疗法

取穴 肾俞、命门、关元。

操作方法 选取肾俞、命门、关元穴。操作时，患者取坐位，选取中口径玻璃罐以闪火法吸拔诸穴各10～15分钟，每日1次。

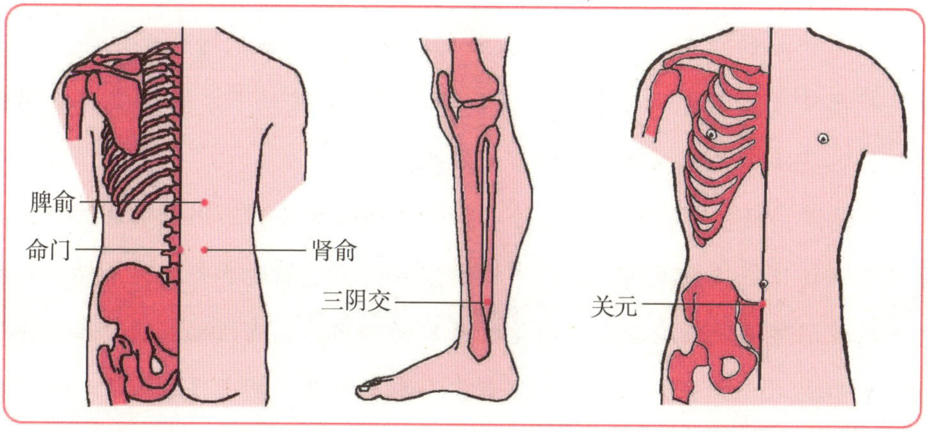

温馨提示

不育症，这种疾病的出现给男性患者的身心造成很大的影响。男性朋友一定要引起重视，患上疾病积极地进行科学治疗是能够治愈的，不能听信小广告治不育症，这是不科学的。

遗精

遗精是指不因性交而精液自行外泄的一种男性性功能障碍性疾病，如果有梦而遗精者称为“梦遗”；无梦而遗精者，甚至清醒的时候精液自行流出称为“滑精”。但是如果发育成熟的男子，每月偶有1～2次遗精，且次日无任何不适者，属生理现象，不是病态，不需要任何治疗。假若遗精比较频繁，每周达2次以上，且影响学习和工作者，则需要治疗，才不致影响身体健康。中医学认为，肾藏精，宜封固不宜外泄。凡劳心太过，郁怒伤肝，恣情纵欲，嗜食醇酒厚味，均可影响肾的封藏而遗精。

由于性的要求过分强烈不能克制，特别是在睡眠前思淫引起性兴奋，长时间使性活动中枢神经受到刺激而造成遗精（如经常读不健康读物，导致冲动发生遗精）。各脏器的功能不够健全，如大脑皮质功能不全，失去对低级性中枢的控制，而勃起中枢和射精中枢的兴奋性增强，也会发生遗精。性器官或泌尿系统的局部病变，如包茎、包皮过长、尿道炎、前列腺炎等，这些病变也可以刺激性器官而发生遗精。

少进烟、酒、茶、咖啡、葱蒜辛辣等刺激性物品。不用烫水洗澡，睡时宜屈膝侧卧位，被褥不宜过厚，内裤不宜过紧。遗精时不要中途忍精，不要用手捏住阴茎不使精液流出，以免败精贮留精宫，变生他病。遗精后不要受凉，更不要用冷水洗涤，以防寒邪乘虚而入。不看色情书画、录像、电影、电视，戒除手淫。适当参加体育活动、体力劳动和文娱活动，增强体质，陶冶情操。成人未婚或婚后久别1～2周出现一次遗精，遗精后并无不适，这是生理现象。千万不要为此忧心忡忡，背上思想包袱，自寻烦恼。

睡觉时盖被子不可裹挟太紧，特别不宜挤压着外生殖器入眠。有的人喜欢穿兜得紧绷的三角内裤睡觉，甚至还错误地认为，兜紧生殖器靠外力强压住，也许就可避免遗精，事实上，这反而更容易引发梦遗，因外力挤压而刺激生殖器发生频繁梦遗是常见的。正确的睡眠就应尽可能将身体放宽松自然，睡姿多取侧卧式，但不能将全身蜷缩一团。

刮痧疗法

取穴 八髎、肾俞、关元、大赫、三阴交、足三里等穴位。

操作方法 先刮拭背部的八髎、肾俞穴，以出现痧痕为宜。再刮拭腹部的关元、大赫，以产生痧痕为度。然后刮拭三阴交、足三里、太溪，直至出现痧痕为度。

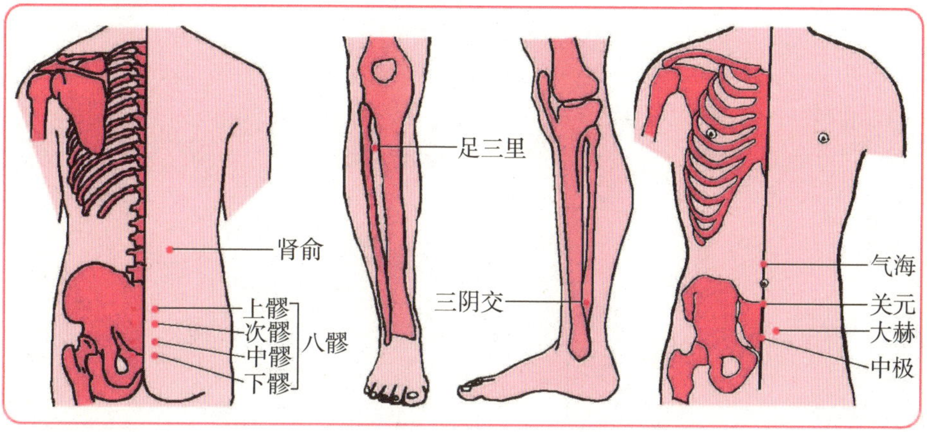

拔罐疗法

取穴 气海、关元、中极。

操作方法 采用火罐单罐法，将罐具吸定后，留罐15～20分钟；若肾精不固，起罐后用艾条温灸1分钟。每日1次，10次为1个疗程。

温馨提示

治疗期间应调整心情，放下思想包袱，同时也应注意勿把生理现象视为疾病，增加精神负担。成人未婚或婚后久别1～2周出现一次遗精，遗精后并无不适，这是生理现象。

九

常见皮肤病刮痧拔罐疗法

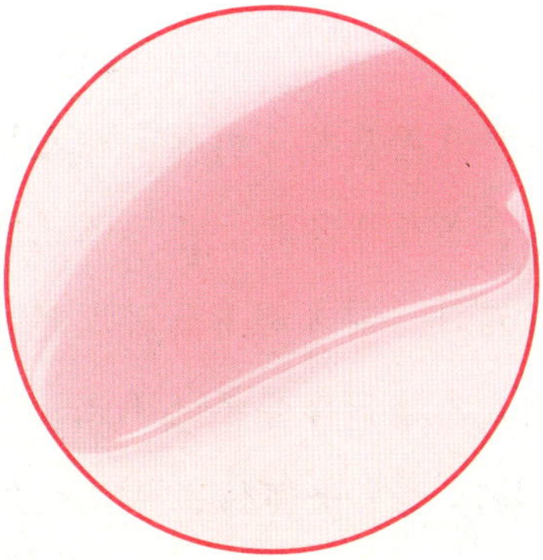

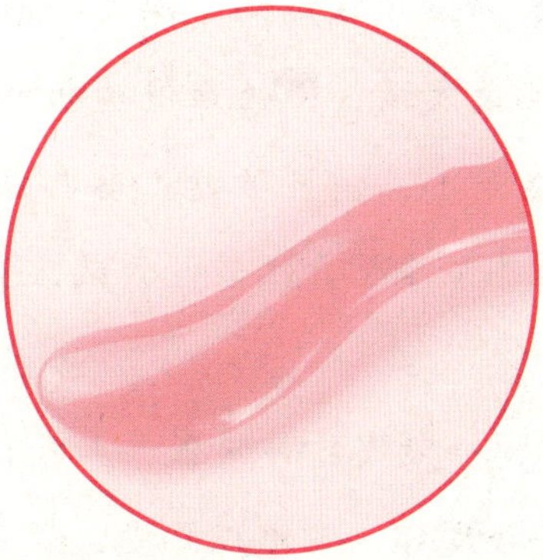

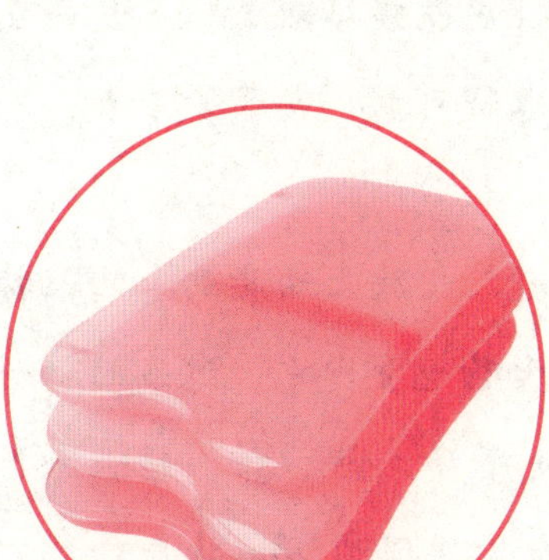

皮肤瘙痒症

皮肤瘙痒症是指皮肤无原发性损害，只有瘙痒及因瘙痒而引起的继发性损害的一种皮肤病。本病好发于老年人及成年人，多见于冬季。根据临床表现，可分全身性皮肤瘙痒症和局限性皮肤瘙痒症两种。前者周身皆可发痒，部位不定，此起彼伏，常为阵发性，以夜间为重。患者因痒而搔抓不止，皮肤常有抓痕、血痂、色素沉着等；后者瘙痒仅局限于某一部位，常见于肛门、外阴、头部、腿部、掌部等。中医学属风瘙痒、痒风等范畴。

发病的机体因素包括系统性疾病，如内分泌疾病（糖尿病、甲状腺功能亢进、类癌综合征等），肝胆疾病（原发性胆汁性肝硬化、胆道梗阻等），肾脏疾病（慢性肾衰竭、慢性血液透析病），血液病（缺铁性贫血、真性红细胞增多症等），恶性肿瘤（淋巴瘤、白血病等），神经性疾病（脊髓病、麻痹性痴呆等），感染性疾病（艾滋病、结核病、丝虫病等）等。

瘙痒发作常有定时，一般因精神紧张，入睡前，气温变化，饮酒及食辛辣食物最易引起，一经发作，常难以忍受，须强力搔抓，有时甚至借助器械搔抓，直至皮破血流，感觉疼痛，始可住手。由于频繁搔抓，皮肤常出现抓痕、血痂、色素沉着、湿疹化、苔藓化等继发损害。本病发生随年龄、季节而有不同，一般以老年人多见（老年性皮肤瘙痒症），冬夏易发（冬季皮痒症、夏季皮痒症），发于冬季者，春暖可愈；发于夏季者，入冬即轻。

少吃高脂肪食物，这是因为高脂肪食物会增加皮肤上油脂的负担，特别是皮肤表面的毛孔易发生堵塞的现象；糖类食物也要少吃，过多的糖会增加皮肤上细菌的繁殖，刺激皮肤，造成皮肤瘙痒。鱼、虾、蟹等海产品，是皮肤瘙痒的“过敏原”，它易使皮肤血管周围的活性物质释放出来，加剧皮肤的瘙痒，故应避免食用。

刮痧疗法

取穴 背部：肾俞；腹部：关元；上肢部：曲池、合谷；下肢部：阴廉、足三里、血海、承山。

操作方法 背部、腹部及上肢部穴位刮拭时可用重手法。在刮拭血海穴时可用揪痧或扯痧。

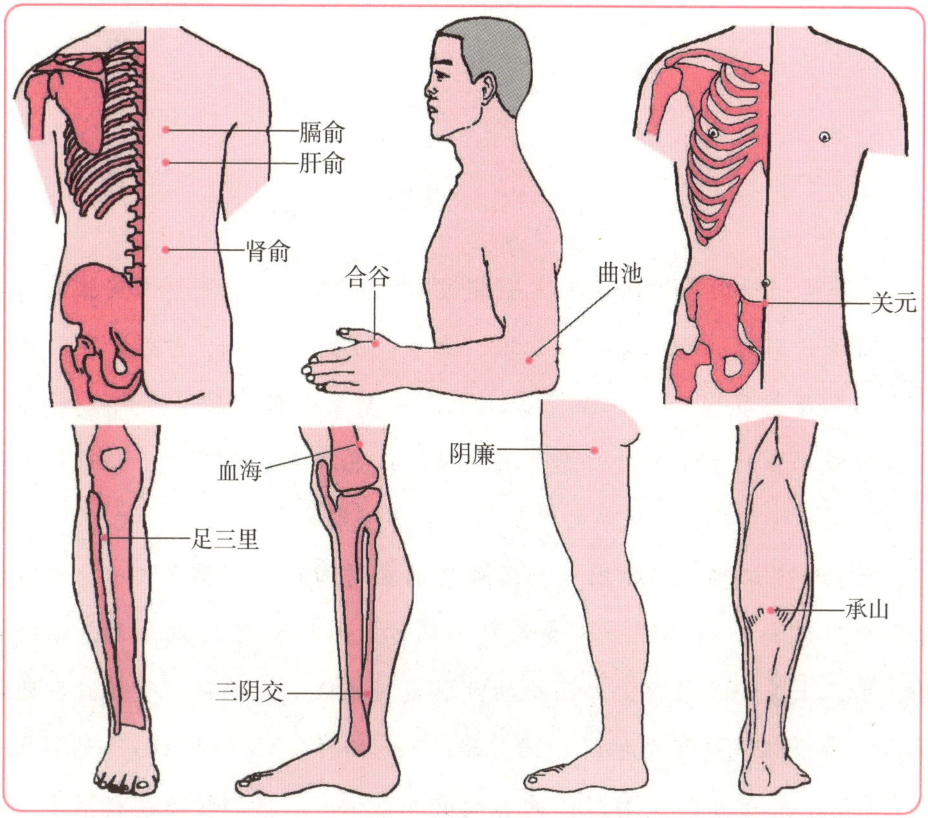

拔罐疗法

取穴 肝俞、膈俞、血海、三阴交。

操作方法 患者取坐位，用闪火法将罐吸拔在穴位上，留罐10～15分钟。每日1次。本法适用于血热化燥型，表现为皮肤瘙痒、色红、灼热，遇热加重，伴有口干、心烦、尿赤、舌红、苔黄等。

温馨提示

患者应注意少食酒类及鱼、虾、蟹、海鲜等发物，多食蔬菜水果；内衣要宽松，宜穿棉织品或丝织品，不穿毛织品；避免过度搔抓、摩擦及热水烫洗，不能用强碱肥皂水洗；生活要有规律，保持心情舒畅，注意局部卫生。

湿疹

湿疹是一种由多种内外因素引起过敏反应的急性、亚急性皮肤病。其临床特征分别为：急性湿疹为红斑、丘疹、水疱、脓疮、奇痒等，并在皮肤上呈弥漫性发布；慢性湿疹由急性湿疹演变而来，反复发作，长期不愈。皮肤肥厚，表面粗糙，患部皮肤呈暗红色及有色素沉着，呈苔藓样。男女老幼皆可发病，无明显的季节性，冬季较常发生。

很多研究证实，环境因素是湿疹患病率增加的重要原因之一，环境包括群体环境与个体环境。人类的群体环境致病因素是指室外大范围的空气，水，土壤，放射源，大面积的致敏花粉植被，大面积的气传致敏菌源等；个体小环境是指个体的生活环境，由于人们的生活约2/3的时间在室内，因此，个体小环境对湿疹的影响更加密切。人类的食物品种极多，一般可分为植物类、动物类、矿物类，在近代的食物中还经常应用一些化学合成的食物如糖精、醋酸、枸橼酸、香精、合成染料等，这些食物可引起食物的变态反应，从而导致湿疹的产生。

湿疹按病程不同分为急性、亚急性和慢性三种。急性湿疹：发病急，常呈对称分布，以头面、四肢和外阴部好发，在病程发展中，红斑、丘疹、水疱、脓疱、糜烂、结痂等各型皮疹可循序出现，但常有2～3种皮疹同时并存或在某一阶段以某型皮疹为主，常因剧烈瘙痒而经常搔抓，使病情加重；亚急性湿疹：急性湿疹炎症，症状减轻后，皮疹以丘疹、鳞屑、结痂为主，但搔抓后仍出现糜烂；慢性湿疹：多因急性、亚急性湿疹反复发作演变而成，亦可开始即呈现慢性炎症，患处皮肤浸润增厚，变成暗红色及色素沉着，持久不愈时，皮损纹变粗大，表现干燥而易发生皲裂，常见于小腿、手、足、肘窝、外阴、肛门等处。

尽管湿疹的病因不易明确，但我们仍然应该详细询问病史，进行必要的系统检查，尽量找出可能的病因，并加以去除。有过敏体质的人，除了在衣食住行等方面尽量避免接触容易引起过敏的物质（详见病因中的致敏物）以外，还应加强身体锻炼，以便改善过敏体质状态。

刮痧疗法

取穴 背部：大椎、肺俞、脾俞；上肢部：曲池、内关、合谷；下肢部：足三里、三阴交。

操作方法 患者在发病时刮拭各穴均应采用重刮法，以清热化湿。平常可根据辨证不同，选用不同的穴位刮拭，调理体质。

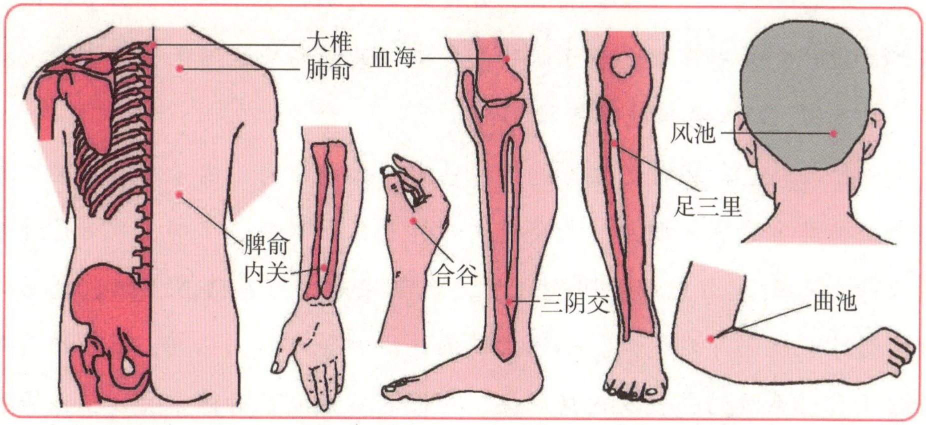

拔罐疗法

取穴 大椎、肺俞、脾俞、足三里、三阴交。

操作方法 采用火罐法在上述穴位拔罐，留罐10～15分钟。每日1次，病愈即止。

温馨提示

忌辛辣食物及海鲜、牛肉、羊肉等发物。皮损处忌过度搔抓、热水烫洗及肥皂等碱性刺激。

神经性皮炎

神经性皮炎是一种皮肤神经功能障碍性皮肤病，多见于颈部，易复发。发病时患处有阵发性剧烈瘙痒感，随后出现密集成群的针头玉米粒大小的皮色或褐色多角形扁平立疹，皮肤逐渐增厚，形成局限性肥厚斑块，呈苔藓样，除颈部外，也发生于肘、大腿内侧，前臂及会阴部。多因精神紧张、兴奋、忧郁及神经衰弱等，致使气血失调、阴气耗伤、血虚燥热；或脾胃湿热，复感风邪，蕴于肌肤而发病。此病与中医学上的牛皮癣、摄领疮相类似，故又称单纯性苔藓。

一般来说，本病的发生与遗传、感染、代谢障碍、内分泌、神经因素等都有着非常紧密的联系。主要是由精神紧张、兴奋、忧郁，或者是神经衰弱等引起的气血失调，阴气耗伤，血虚燥热；以及脾胃湿热、复感风邪，蕴于肌肤而导致发病。如过饮醇酒、咖啡等辛热兴奋剂，或服用某些作用于神经系统的药物及内裤摩擦，摩擦为本病发病的最重要因素，搔抓等局部刺激，均为诱因。物理性刺激因素常促使本病发生。

从分布的角度来看，可以把这种病分成两类，一种是限局性，另一种是泛发性。本病的好发部位主要是颈侧、项部、额部，其次就是骶尾、肘窝、腘窝。当然，还有腰背、两髋、外阴、肛门、腹股沟、眼睑、头皮、四肢等地方。通常来说，都是呈对称分布，有的会沿皮肤皱褶及皮神经分布出现线状的排列。

神经性皮炎与中医学上的牛皮癣、摄领疮等病症是相类似的。神经性皮炎的患者适合食用清凉、祛风的食物，最好不要食用油腻、生冷和致敏性食物、刺激性食物。

刮痧疗法

取穴 颈背部：风池、天柱、肺俞；上肢部：曲池；下肢部：足三里、血海、委中。

操作方法 以四肢远端穴位为主，手法宜重，病变局部皮肤不要刮拭。

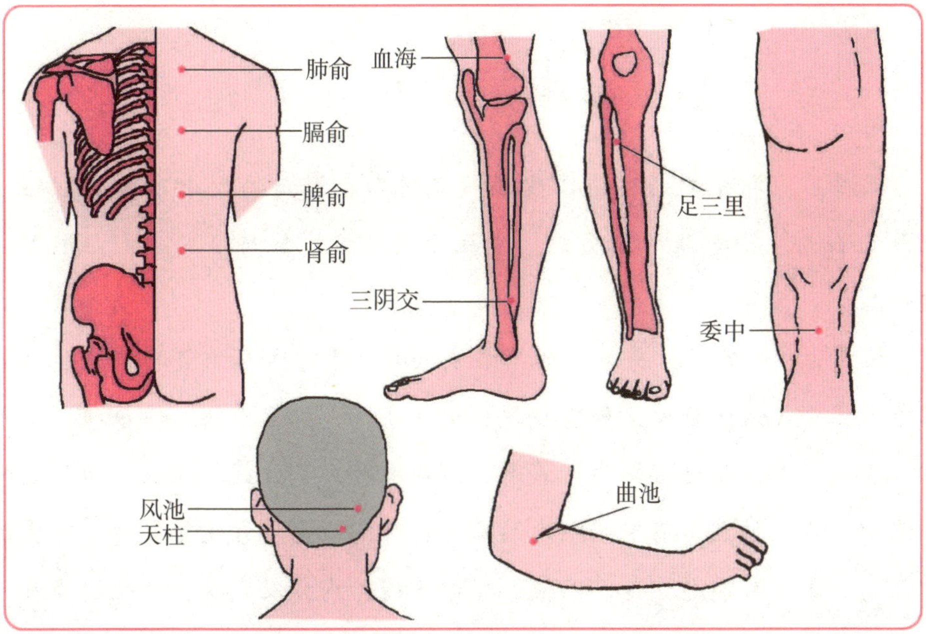

拔罐疗法

取穴 膈俞、脾俞、肾俞、曲池、风池、三阴交。

操作方法 双侧穴位交替使用。患者取合适体位，用闪火法将罐吸拔在穴位上，留罐10～15分钟。每日1次。本法适用于血虚风燥型，表现为皮损粗糙、肥厚、灰白，呈苔藓样变，病程较长，伴有头晕、心悸、失眠、舌淡苔白。

温馨提示

注意生活饮食起居，切记避风寒。避免局部刺激，如清洁用品、碱性肥皂、毛料等。避免精神压力过大，保持乐观开朗的心情。避免搔抓，可随身携带止痒的药膏，一有痒感马上擦药而非搔抓。

银屑病

银屑病，即牛皮癣，是以皮肤覆盖银白色鳞屑的大小不等的红斑、点状出血为主要症状的皮肤病。中医无此病名，然与松皮癣（白疕）相类似。

该病为一种常见、易复发的慢性皮肤病。冬季加剧，夏季减轻。初起为红色丘疹，逐渐扩大至融合成片，边界清楚，町呈点状、钱币状、地图状、盘状等。皮损覆盖银白色鳞屑，剥去鳞屑可见红斑及点状出血，此为银屑病皮损之特点。有不同程度的瘙痒，缠绵难愈，常反复发作。现代医学认为，本病可能与遗传、感染、代谢障碍、内分泌影响、精神因素及免疫紊乱等有关，病因尚未定论。

细菌感染，可以诱发或加重银屑病。45%的银屑病患者中可以找到诱发感染。链球菌感染，尤其是咽炎是最常见的诱因。牙周脓肿、肛周蜂窝织炎和脓疱疮等均可分离到链球菌。链球菌感染可以引起点滴状银屑病发病，特别是在儿童及青少年中。也可引起脓疱型银屑病或加重斑块型银屑病。有时，鼻窦、呼吸道、胃肠道、泌尿生殖系统感染也可以引起银屑病加重。HIV感染也可以加重银屑病。精神压力和银屑病的关系已经非常明确，它既可以诱使银屑病发病，也可以加重已有的银屑病。加重往往在精神刺激后几周到几个月内发生。

银屑病的发生与复发受多种因素影响，有的患者是因上呼吸道感染而发病，有的患者是由于过度精神紧张而发病，而有的患者则为受潮着凉而发病，这就需要患者学会总结，摸索发病规律。局部感染灶是诱发银屑病的一个重要原因，尤其是感冒后，并发扁桃体炎、气管炎，需要积极治疗，尽量缩短病程，扁桃体反复发炎与银屑病发作有密切关系者，可考虑扁桃体切除术，这一点对青少年患者尤为重要。

银屑病的诱发原因很多，只有患者在日常生活中多加注意，注意环境卫生，积极消除诱发因素如忌酒，忌辛辣、鱼虾、海味、羊肉及腥发动风之物，慎防感冒、扁桃体发炎，患病要到正规医疗部门治疗，慎用有些控制性药物等，才能减少复发机会。

刮痧疗法

取穴 肺俞、肝俞、肾俞、风池、内关、神门、血海、三阴交、足三里、飞扬。

操作方法 用平面刮法由上而下分段刮拭背部两侧的肺俞、肝俞至肾俞。用平面刮法分别刮拭风池、内关、神门穴。用平面按揉法点按下肢的血海、三阴交，用平面刮法刮拭下肢的足三里及飞扬穴。

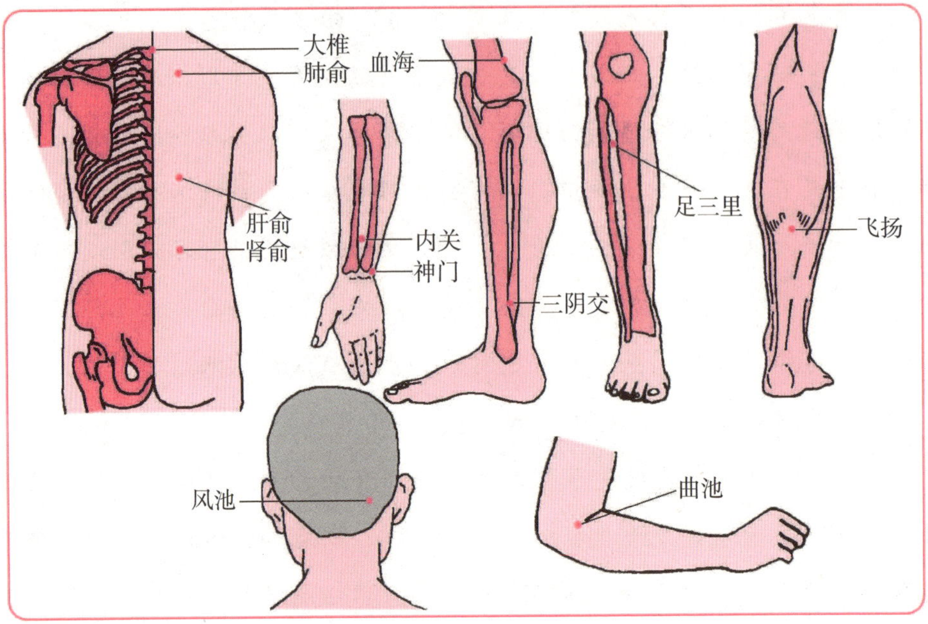

拔罐疗法

取穴 大椎、曲池。

操作方法 对局部常规消毒，用三棱针在曲池穴上点刺，以微出血为度，然后在大椎处拔罐，留罐5～10分钟。每日1次，10次为1个疗程，每个疗程之间间隔5天。

温馨提示

防止本病的发生与发作，要尽量避免各种诱发因素，忌烟酒，限制辛辣刺激性食物的摄入；加强身体锻炼，减少上呼吸道感染；用药要慎重，病变急性期忌用刺激性强的外用药物，不宜用热水烫洗。

带状疱疹

带状疱疹是一种由病毒引起的皮肤病，可发生于身体任何部位，但以腰背多见。患者感染病毒后，往往暂无症状，病毒潜伏在脊髓后根神经节的神经元中，在机体免疫功能减退时才引起发病，如感染、肿瘤、外伤、疲劳及使用免疫抑制药时等。本病好发于三叉神经、椎神经、肋间神经和腰底神经的分布区，初起时患部往往有瘙痒、灼热或痛的感觉，有时有全身不适、发热、食欲不振等前驱期症状，随后有不规则的红斑、斑丘疹出现，很快演变成绿豆大小的集簇状小水疱，疱液澄清，周围绕以红晕。数日内水疱干涸，可有暗黑色结痂，或出现色素沉着。与此同时不断有新疹出现，新旧疹群依神经走行分布，排列呈带状，疹群之间皮肤正常。有些患者皮损完全消退后，仍可留有神经痛，多数患者在发病期间疼痛明显，少数患者可无疼痛或仅有轻度痒感。中医学认为，本病的发生多因情志内伤，肝郁气滞，日久化火而致肝胆火盛，外受毒邪而发。中医学属缠腰火丹、缠腰龙、蜘蛛疮范畴。

皮肤的病变主要在表皮，水疱位于表皮的深层，在疱内及边缘处可见明显肿胀的气球状表皮细胞，在变性的细胞核中可见嗜酸性核内包涵体。与皮疹相应的神经节内也有病变，表现为脊髓后柱节段性脊髓灰质炎，神经节和神经后根有剧烈炎症反应，真皮内的感觉神经纤维在皮疹出现后不久也出现明显变性。常先有轻度的前驱症状，如发热，乏力，全身不适，食欲不振，局部淋巴结肿痛及患处皮肤灼热，感觉过敏或神经痛等。

显著神经痛是本病的特征症状，一般常在皮疹出现以前或与皮疹同时出现，年龄愈大疼痛愈剧烈，大多数老年患者由于神经节炎症后引起的纤维化常遗留顽固的神经痛，可持续数月至数年，严重者可遗留长时间的神经麻痹。本病病程，儿童及年轻人2～3周，老年人3～4周，愈后极少复发，严重病例，特别皮疹泛发者往往提示免疫功能缺陷及潜在的恶性肿瘤，应及早检查发现。

刮痧疗法

取穴 头部：太阳、头维、阳白、攒竹、下关、翳风、颊车、地仓；上肢部：曲池、外关、合谷；下肢部：足三里、血海、三阴交、阳陵泉。

操作方法 采用常规刮拭手法，刮拭头部穴位时宜轻柔。刮拭背部及上肢穴位时宜采用重手法，也可配合梅花针放血疗法。

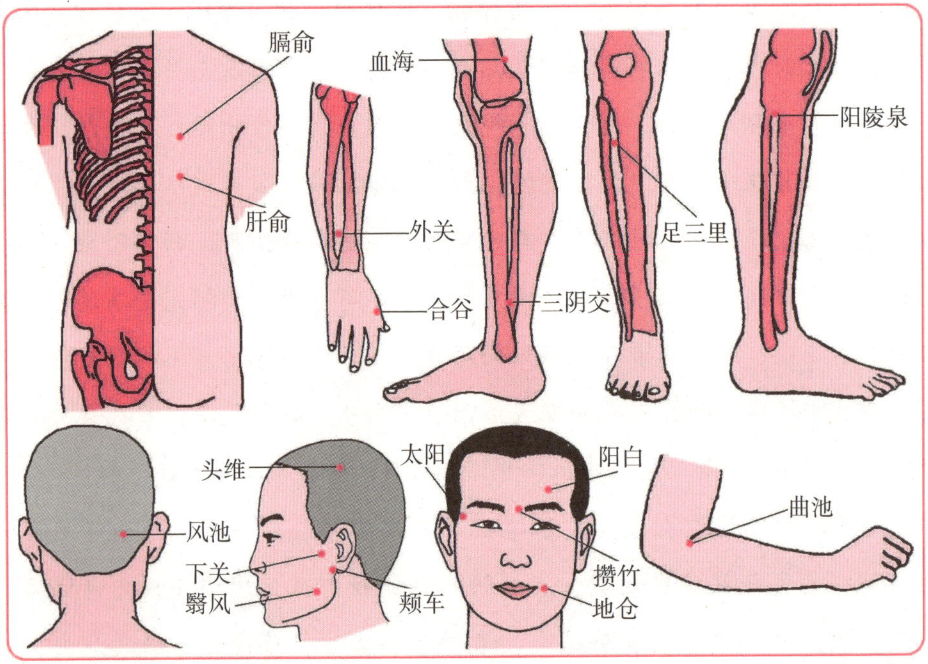

拔罐疗法

取穴 肝俞、膈俞、阳陵泉、三阴交、阿是穴。

操作方法 患者取坐位，用闪火法将中等大小的玻璃罐吸拔在穴位上，留罐10～15分钟。每日1次。

温馨提示

忌食油腻、生冷，以易消化的食物为宜，摄入充足的水分。加强体育锻炼，注意休息，提高机体抗病能力。

荨麻疹

荨麻疹俗称风疹块，以皮肤黏膜小血管扩张及渗透性增加而出现红色或白色风团为主的皮损为特征。可发生于全身各部位，先有皮肤瘙痒，随即出现红色或白色风团，大小形态不一，常高出皮面。一般持续数分钟至数小时，甚至数天，此起彼伏，可自行消退，不留痕迹。若严重者可伴全身症状，如发热、头痛、气喘、腹痛、腹泻等。短期内痊愈者为急性。若反复发作数月以上者为慢性。本病属中医"瘾症""风瘾疹"范围，多认为素体湿热内蕴，复感风寒，郁于皮腠而发。或肠内有虫，或食鱼鲜虾蟹、药物等过敏所致；或气血有虚，营卫不足，肤失所养而致。常反复发作，经久不愈者，多为气血亏虚。

各种感染因素均可引起本病，最常见的是引起上感的病毒和金黄色葡萄球菌，其次是肝炎，传染性单核细胞增多症和柯萨奇病毒等；寄生虫感染，如蛔虫、钩虫、血吸虫、丝虫、阿米巴和疟原虫等；细菌感染如急性扁桃体炎、牙槽脓肿、鼻窦炎、脓疱疮、败血症等。

根据病程分为急性和慢性，前者经数天或数周可治愈，后者则反复发作持续数月。

急性荨麻疹起病较急，皮损常突然发生，为限局性红色大小不等的风团，境界清楚，形态不一，可为圆形，类圆形或不规则形，开始孤立散在，逐渐可随搔抓而增多增大，互相融合成不整形，地图形或环状，友口微血管内血清渗出急剧，压迫管壁，风团可呈苍白色，周围有红晕，皮肤凹凸不平，呈橘皮样。

慢性荨麻疹发病约占荨麻疹的2/3，风团反复发生，时多时少，常经年累月不愈，可达2个月以上，病程时轻时重，如晨起或临睡前加重，有的无一定规律，全身症状一般较轻，大多数患者找不到病因。

荨麻疹的发病与饮食有着一定的联系，某些食物可能诱发荨麻疹。可诱发荨麻疹的食物多为动物性蛋白食物，如鱼虾、海鲜、蛋类、奶类等，有些植物性蛋白食物也可能会诱发此病。另外，一些含有人工色素、酵母菌、防腐剂等人工添加剂食品也可能导致荨麻疹的病发。

人们要做好室内外的清洁工作，尤其是有荨麻疹病史的人，要注意做好室内外的清洁卫生工作，家中尽量要少养宠物，患者应避免吸入花粉、粉尘等。而且患者应远离风寒、暑湿、燥火、虫毒之类的环境。避免由于喝酒、受热、情绪激动等加重皮肤血管扩张，加重荨麻疹。

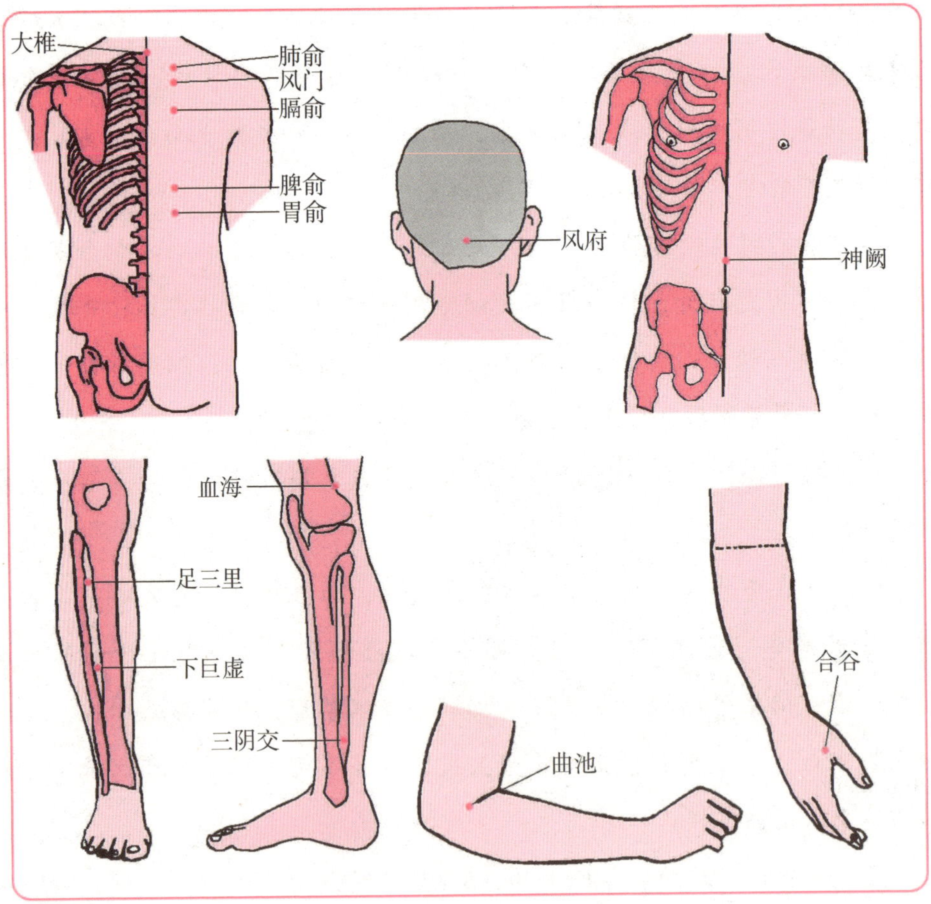

刮痧疗法

取穴 颈背部：风府、大椎、膈俞；上肢部：曲池、合谷；下肢部：足三里、血海。

操作方法 背部、上肢部和下肢部穴位可用重手法，刮出痧痕为宜。

拔罐疗法

取穴 风热：取大椎、风门、肺俞、曲池、神阙、血海；血虚：取风门、脾俞、胃俞、神阙、血海、足三里。

操作方法 风热：神阙穴用闪罐法。大椎、曲池两穴用梅花针轻叩刺，以皮肤微微出血为度，之后拔罐，以有较多血点冒出皮肤为度。余穴用单纯拔罐法，留罐10分钟，每日1次，3次为1个疗程。血虚：神阙穴用闪罐法。余穴用艾条行温和灸，以皮肤感觉温热、舒适为度，后留罐10分钟，每日1次，3次为1个疗程。

温馨提示

忌辛辣刺激性食物及鱼、虾、蟹等含异体蛋白质的食品。避免过度劳累，消除紧张、忧郁等。加强体育锻炼，提高机体抵抗力，防止复发。